G. Rohe, F. Scheinichen, S. Thate

Prüfungstrainer Rettungssanitäter

Georg Rohe, Frank Scheinichen, Stefan Thate

Prüfungstrainer Rettungssanitäter

Prüfungsfragen – Fallbeispiele – kommentierte Lösungen

2. Auflage

ELSEVIER

Elsevier GmbH, Bernhard-Wicki-Str. 5, 80636 München, Deutschland
Wir freuen uns über Ihr Feedback und Ihre Anregungen an kundendienst@elsevier.com

ISBN 978-3-437-48212-0
eISBN 978-3-437-05439-6

2. Auflage 2023

Wichtiger Hinweis
Die medizinischen Wissenschaften unterliegen einem sehr schnellen Wissenszuwachs. Der stetige Wandel von Methoden, Wirkstoffen und Erkenntnissen ist allen an diesem Werk Beteiligten bewusst. Sowohl der Verlag als auch die Autorinnen und Autoren und alle, die an der Entstehung dieses Werkes beteiligt waren, haben große Sorgfalt darauf verwandt, dass die Angaben zu Methoden, Anweisungen, Produkten, Anwendungen oder Konzepten dem aktuellen Wissensstand zum Zeitpunkt der Fertigstellung des Werkes entsprechen. Der Verlag kann jedoch keine Gewähr für Angaben zu Dosierung und Applikationsformen übernehmen. Es sollte stets eine unabhängige und sorgfältige Überprüfung von Diagnosen und Arzneimitteldosierungen sowie möglicher Kontraindikationen erfolgen. Jede Dosierung oder Applikation liegt in der Verantwortung der Anwenderin oder des Anwenders. Die Elsevier GmbH, die Autorinnen und Autoren und alle, die an der Entstehung des Werkes mitgewirkt haben, können keinerlei Haftung in Bezug auf jegliche Verletzung und/oder Schäden an Personen oder Eigentum, im Rahmen von Produkthaftung, Fahrlässigkeit oder anderweitig übernehmen.

Für die Vollständigkeit und Auswahl der aufgeführten Medikamente übernimmt der Verlag keine Gewähr.
Geschützte Warennamen (Warenzeichen) werden in der Regel besonders kenntlich gemacht (®). Aus dem Fehlen eines solchen Hinweises kann jedoch nicht automatisch geschlossen werden, dass es sich um einen freien Warennamen handelt.

Bibliografische Information der Deutschen Nationalbibliothek
Die Deutsche Nationalbibliothek verzeichnet diese Publikation in der Deutschen Nationalbibliografie; detaillierte bibliografische Daten sind im Internet über https://www.dnb.de abrufbar.

25 26 27 28 5 4 3 2

In ihren Veröffentlichungen verfolgt die Elsevier GmbH das Ziel, genderneutrale Formulierungen für Personengruppen zu verwenden. Um jedoch den Textfluss nicht zu stören sowie die gestalterische Freiheit nicht einzuschränken, wurden bisweilen Kompromisse eingegangen. Selbstverständlich sind **immer alle Geschlechter** gemeint.

Planung: Katharina Frank, München
Projektmanagement: Christine Kosel, München
Redaktion und Abbildungsmanagement: Dr. Nikola Schmidt, Berlin
Herstellung: Kadja Gericke, Dürnau
Rechteklärung: Maria Rinck, München
Satz: abavo GmbH, Buchloe/Deutschland
Druck und Bindung: Drukarnia Dimograf Sp. z o. o., Bielsko-Biała/Polen
Umschlaggestaltung: SpieszDesign, Neu-Ulm
Titelfotografie: © colourbox.com

Aktuelle Informationen finden Sie im Internet unter **www.elsevier.de**

Vorwort

Liebe zukünftige Rettungssanitäterinnen und Rettungssanitäter, liebe Leserinnen und Leser,

die Vorbereitung auf die Prüfungen im Rettungsdienst erfordert neben dem Erlernen praktischer Fertigkeiten die Auseinandersetzung mit einem sehr umfangreichen theoretischen Stoffgebiet. Die Notwendigkeit, in relativ kurzer Zeit viel Neues lernen und behalten zu müssen, bereitet häufig Schwierigkeiten. Das vorliegende Buch ist von uns konzipiert worden, um Ihre Prüfungsvorbereitung zu optimieren.

Das einführende Kapitel „Lernen kann man lernen" gibt wichtige Ratschläge zu effektiven Lernmethoden und Arbeitstechniken. Sie sollten dieses Kapitel schon in einem frühen Stadium Ihrer Prüfungsvorbereitung lesen, idealerweise gleich zu Beginn Ihrer Ausbildung.

Der Hauptteil beginnt mit den Fragen, danach folgen die kommentierten Lösungen. Die Fragen sind von uns in Reihenfolge und Thematik so ausgewählt worden, dass Sie mit Hilfe der Kommentare nach dem Durcharbeiten einmal die wichtigsten Inhalte eines Themengebiets wiederholt haben.

Besondere Mühe haben wir uns mit den Antwortkommentaren gegeben. „Nicht auswendig lernen, sondern verstehen" ist der Grundsatz, mit dem wir Ihre Prüfungsvorbereitung begleiten möchten. Wenn Sie einen Sachverhalt verstehen, behalten Sie die damit zusammenhängenden Fakten besser und können sowohl in der schriftlichen als auch in der mündlichen Prüfung entsprechende Fragen beantworten. Auf diese Weise lernen Sie sehr viel effizienter, als wenn Sie nach Beantwortung einer Frage lediglich das Ergebnis „richtig" oder „falsch" vermittelt bekommen. Die Fragen sind zum Teil anspruchsvoll. Aber gerade das längere Überlegen und die intensive Beschäftigung mit einer Frage und dem Lösungskommentar sowie auch das Nachschlagen in einem Lehrbuch führen zum Verstehen und Einprägen des Wissensstoffes.

Im Fragen- und Lösungskapitel 16 finden Sie 7 Fallbeispiele, die sich in Ihrer Art und in der Zusammensetzung der Fragen an den Vorgaben zur schriftlichen Rettungssanitäterprüfung orientieren. Hier können Sie eine schriftliche Prüfung simulieren und gleichzeitig fallbezogen und praxisnah lernen.

Wir bedanken uns herzlich bei Frau Katharina Frank und Frau Christine Kosel für die Unterstützung seitens des Elsevier-Verlags und Frau Dr. Nikola Schmidt für das Lektorat. Besonders aber danken wir unseren Familien für die zeitlichen Freiräume während der Arbeit an diesem Buch.

Wir hoffen, dass der „Prüfungstrainer Rettungssanitäter" guten Anklang findet und wünschen allen Leserinnen und Lesern, die sich auf eine Prüfung im Rettungsdienst vorbereiten, Erfolgserlebnisse und Freude beim Lernen sowie ein erfolgreiches Abschneiden bei der Prüfung. Wir möchten Sie zu Anregungen und konstruktiver Kritik ermuntern, damit wir dieses Buch verbessern können.

Dr. Georg Rohe
Frank Scheinichen
Stefan Thate

Wegweiser durch das Buch

Nach einer Einführung zu effektiven Arbeitstechniken und Lernmethoden besteht der erste Teil des Buches aus einer Fragensammlung. Die Fragen sind nach Themengebieten geordnet, sodass sie zur Rekapitulation und zur Lernkontrolle nach dem Durcharbeiten eines entsprechenden Lehrbuchkapitels verwendet werden können. Neben Fragen zum Ankreuzen, bei denen Sie sich für eine von in der Regel fünf möglichen Antworten (A–E) entscheiden müssen, gibt es Fragen zum Ausfüllen, bei denen Sie die Lösungen selbst formulieren müssen. Im Kapitel 16 sind 7 Fallbeispiele zur Prüfungssimulation enthalten, deren Fragen praxisnah und übergreifend alle Themengebiete behandeln.

Der zweite Teil des Buches enthält die Lösungen sowie die erläuternden Kommentare, die das abgefragte Wissen verständlich und einprägsam machen sollen.

Abbildungsnachweis

Der Verweis auf die jeweilige Abbildungsquelle befindet sich bei allen Abbildungen im Werk am Ende des Legendentextes in eckigen Klammern.

A400	Reihe Pflege konkret, Elsevier/Urban & Fischer
J747	Thomas Engbert, Design & Kommunikation, Kroonsgard
L106	Henriette Rintelen, Velbert
L108	Rüdiger Himmelhan, Heidelberg
L138	Martha Kosthorst, Borken
L143	Heike Hübner, Berlin
L157	Susanne Adler, Lübeck
L190	Gerda Raichle, Ulm
L231	Stefan Dangl, München
M1226/V492	Georg Rohe, Oldenburg/abavo GmbH, Buchloe
O101/L143	Martin Siemer, msi medien, Wildeshausen/Heike Hübner, Berlin
P529	Christian Boike, Balve
S700	Sobotta-Archiv: Sobotta. Atlas der Anatomie des Menschen, div. Aufl., Elsevier Urban & Fischer

Fehler gefunden?

An unsere Inhalte haben wir sehr hohe Ansprüche. Trotz aller Sorgfalt kann es jedoch passieren, dass sich ein Fehler einschleicht oder fachlich-inhaltliche Aktualisierungen notwendig geworden sind.
Sobald ein relevanter Fehler entdeckt wird, stellen wir eine Korrektur zur Verfügung. Mit diesem QR-Code gelingt der schnelle Zugriff.

https://else4.de/978-3-437-48212-0

Wir sind dankbar für jeden Hinweis, der uns hilft, dieses Werk zu verbessern. Bitte richten Sie Ihre Anregungen, Lob und Kritik an folgende E-Mail-Adresse: kundendienst@elsevier.com

Inhaltsverzeichnis

Georg Rohe

Lernen kann man lernen – effektive Vorbereitung auf die Rettungssanitäter-Prüfung

Die Vorbereitung auf die Prüfung zum Rettungssanitäter (RS) erfordert neben dem Erlernen praktischer Fertigkeiten die Auseinandersetzung mit einem sehr umfangreichen theoretischen Stoffgebiet. Die Notwendigkeit, in relativ kurzer Zeit viel Neues lernen zu müssen, bereitet häufig Schwierigkeiten.

Viele Lernprobleme haben ihre Ursache in mangelhaften Lernmethoden und unzweckmäßigen Arbeitstechniken. Deshalb zeigen wir Ihnen hier die wichtigsten Prinzipien für eine zielorientierte Prüfungsvorbereitung und geben Tipps, wie Sie eine effektive Arbeitsroutine entwickeln können.

Die Grundeinstellung: Lernen als Job

Während die tägliche Arbeitszeit in der praktischen Ausbildungsphase und die tägliche Unterrichtszeit im theoretischen Ausbildungsabschnitt zum RS festgelegt sind, bleibt die Einteilung und Planung der eigenen Lernzeiten Ihnen selbst überlassen. Diese Entscheidungsfreiheit kann zur Belastung werden, wenn viel Zeit und Energie mit der ständig aufs Neue wiederkehrenden Beantwortung der Fragen: „Wann ist der richtige Zeitpunkt zum Lernen? Sollte ich heute lernen oder nicht?“ vergeudet wird.

„Ich brauche den Druck, um richtig lernen zu können“, ist eine häufig gehörte Aussage. Es ist jedoch wissenschaftlich nachgewiesen, dass das Lernen unter Druck nicht zu besseren Ergebnissen führt. Diese Arbeitstechnik kann ganz im Gegenteil eine körperliche und psychische Überbeanspruchung zur Folge haben, die zu Gedächtnisblockaden und zu den gefürchteten „Blackout“-Situationen während einer Prüfung führen kann.

Besser ist es, das tägliche Lernen schon vom Beginn der Ausbildung an ganz selbstverständlich als Teil des Jobs anzusehen und das tägliche Lernpensum genau wie den täglichen Gang zur Arbeits- bzw. Ausbildungsstelle zur Routine werden zu lassen. Setzen Sie sich feste Zeiten, um zu lernen. Eignen Sie sich für die tägliche Lernarbeit die gleiche Mentalität wie für Ihre praktische Tätigkeit an, bei der Sie sich auch nicht jeden Morgen die Grundsatzfrage stellen: „Lohnt es sich, dass ich heute hingehe? Ist jetzt der richtige Zeitpunkt, um zu arbeiten?“

Fassen Sie das Lernen als einen festen Bestandteil Ihrer Arbeit auf, der täglich erledigt werden muss.

Die Zeitplanung: Lernen und Freizeit trennen

Um seine Zeiteinteilung zu planen und sich realistische Lernziele zu setzen, ist es zunächst notwendig, den eigenen Tages- und Wochenablauf selbstkritisch zu betrachten:

- Welche Zeiträume an welchen Tagen kann ich für das Lernen einplanen?
- Welche Zeiträume sind durch andere Aufgaben besetzt?
- Welche Zeiträume möchte ich für Freizeitaktivitäten freihalten?

Wenn man vor dem häufig genannten Problem: „Ich komme einfach nicht zum Lernen“ steht, ist es sinnvoll, für die Dauer einer Woche aufzuschreiben, womit man täglich seine Zeit verbracht hat. So gewinnen Sie ein Gefühl dafür, welche Zeiträume für das Lernen zur Verfügung stehen und welche Prioritäten Sie persönlich für die Zeit der Prüfungsvorbereitung setzen wollen.

Entscheidend ist eine langfristige, realistische Zeitplanung, die dann auch tatsächlich täglich umgesetzt werden kann. Immer wieder ist zu beobachten, dass Lernende in der Prüfungsvorbereitung zu hohe zeitliche Anforderungen an sich stellen.

Erst in den letzten Wochen und Tagen vor der Prüfung sollte der Zeitaufwand maximiert und der Tagesablauf soweit möglich auf die Prüfungsvorbereitung ausgerichtet werden. Aber auch in dieser intensiven Lernphase sollte die tägliche Lernzeit nicht mehr als maximal 5–6 Std. betragen, natürlich von regelmäßigen Pausen unterbrochen.

Zweckmäßig und an die Konzentrationsfähigkeit unseres Gehirns angepasst sind die aus der Schulzeit bekannten Lerneinheiten von ca. 45 Min. Nach jeder Lerneinheit sollte eine kurze Pause (z. B. um eine Tasse Kaffee oder Tee zu trinken) und nach 2–3 Lerneinheiten eine längere Unterbrechung, möglichst mit etwas Bewegung an der frischen Luft, eingeplant werden.

Nehmen Sie sich ernsthaft vor, die geplanten Lernzeiten einzuhalten und zur Routine werden zu lassen. Trennen Sie streng zwischen Lernzeit und Freizeit und halten Sie die Lernzeit durch, auch wenn Sie merken, dass Ihre Gedanken immer wieder abschweifen und Sie das Gefühl haben, die Zeit völlig nutzlos zu verbringen. Durch die tägliche Lernarbeit, möglichst zur gleichen Zeit, am gleichen Ort und mit den gleichen Abläufen, wird unser Gehirn trainiert und schon durch die äußeren Signale (Ort, Zeit, Abläufe) „auf Lernen eingestellt“.

Mit zunehmendem Training wird es Ihnen leichter fallen, sich zu konzentrieren und Sie werden Ihre Aufmerksamkeits- und Gedächtnisleistung erhöhen. Wenn es Ihnen gelingt, Ihre tägliche Lernzeit konsequent einzuhalten, werden Sie auch Ihre Freizeit unbelastet von einem schlechten Gewissen und dem Gedanken „Eigentlich müsste ich ja noch … “ genießen können.

Trennen Sie streng zwischen Lernzeit und Freizeit. Halten Sie die Lernzeit durch und genießen Sie die Freizeit.

Die Arbeitszeit: Lernen, wenn Sie fit sind

Es ist bekannt, dass die Leistungs- und Aufnahmefähigkeit unseres Gehirns im Tagesrhythmus erheblich schwankt. Am aufnahme- und lernfähigsten sind wir vormittags in der Zeit von ca. 7:00–13:00 Uhr. Danach kommt es bis ca. 16:00 Uhr zu einem leichten Einbruch der Leistungskurve (Mittagsmüdigkeit). Anschließend ist die Lernfähigkeit bis ca. 21:00 Uhr wieder deutlich besser, um dann rapide abzufallen und in der Nacht den Tiefpunkt zu erreichen (➤ Abb. 1).

Hieraus ist zu folgern, dass die täglichen Lernzeiten möglichst auf den Vormittag oder den späten Nachmittag und frühen Abend gelegt werden und das Leistungstief am frühen Nachmittag für andere Tätigkeiten oder idealerweise für eine wirkliche Pause genutzt werden sollte. Das Lernen bis tief in die Nacht strengt dagegen sehr an und ist vergleichsweise ineffektiv.

Natürlich ist dieser Grundrhythmus der Leistungskurve des Gehirns nicht bei allen Menschen völlig identisch ausgeprägt. Auch können äußere Einflüsse eine wichtige Rolle für die Festlegung der optimalen Lernzeit spielen, so z. B. die verminderten Ablenkungen durch die Familie, wenn die Lernzeit auf den Abend gelegt wird. Wichtig ist, dass Sie Ihren persönlichen Leistungsrhythmus beachten und Ihre regelmäßigen Lernzeiten daran orientieren.

Finden Sie die für Sie beste Zeit zum Lernen heraus und nutzen Sie diese.

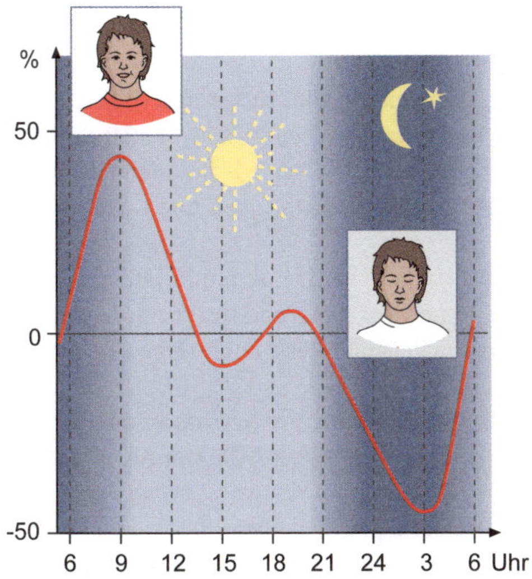

Abb. 1 Tagesleistungskurve [L157]

Der Lernplan: Lernen, was wichtig ist

Für eine gute Prüfungsvorbereitung ist es notwendig, den Lernstoff zielgerichtet auszuwählen und die verschiedenen Themen nach Wichtigkeit für die Prüfung zu ordnen:

- Was muss ich wissen?
- Wie genau muss ich den Themenbereich kennen?

Hinweise hierzu werden durch die Lehrpersonen im theoretischen Unterricht gegeben und Sie können sie anhand von früheren schriftlichen und mündlichen Prüfungsthemen in Erfahrung bringen. Gleichzeitig müssen Sie Ihren eigenen Kenntnisstand in den verschiedenen Gebieten ehrlich einschätzen:

- Welche Gebiete kenne ich schon ganz gut?
- Welche Gebiete sind für mich neu und muss ich erst erarbeiten?

Anhand der genannten Einschätzungen ergibt sich das Lernsoll, das mit der zur Verfügung stehenden Zeit abgestimmt werden muss. Sie sollen nun konkret planen, welche Bücher, welche Skripte, welche Prüfungsfragen etc. Sie in welcher Reihenfolge jeweils bis zu welchem Termin durchgearbeitet haben wollen. Auf diese Weise können Sie den Lernstoff in überschaubare Wochen- und Tagesaufgaben aufteilen. Das planmäßige Abarbeiten dieser „Etappenziele", für die Sie sich dann auch belohnen sollten, wirkt motivierend und steigert hierdurch wiederum die Leistungsfähigkeit des Gehirns.

Es kommt häufig vor, dass das Lernsoll und die zur Verfügung stehende Zeit während einer Prüfungsvorbereitung mehrfach neu aufeinander abgestimmt werden müssen. Meist ist eine Unterschätzung des tatsächlichen Zeitbedarfs die Ursache, manchmal das Hinzukommen neuer Aspekte und Informationen für die Prüfung. Auf jeden Fall sollten deshalb schon bei der ersten Prüfungsplanung Zeitreserven von ca. 25 % in die Prüfungsvorbereitung mit eingeplant werden. Reservieren Sie die letzten Tage vor der Prüfung, um den Stoff zu wiederholen und planen Sie diesen Zeitraum nicht mehr für die Erarbeitung neuer Themen ein. Am letzten Tag vor der Prüfung sollten Sie spätestens ab dem Nachmittag entspannen. Die Lernpsychologie lehrt, dass kurz vor der Prüfung „gewaltsam" angelesenes Wissen den Zugriff des Gedächtnisses auf zuvor gelernte Kenntnisse blockieren kann. Dies führt dann zum sog. „Blackout".

> Erstellen Sie sich einen genauen Plan, bis wann Sie welchen Stoff erarbeitet haben wollen. Planen Sie Zeitreserven mit ein. Passen Sie Ihren Plan immer wieder an Ihre Lernfortschritte an.

Der Arbeitsplatz: Lernen ohne Ablenkung

Schon durch die Auswahl des Arbeitsplatzes für die Prüfungsvorbereitung können wir unsere Konzentrationsfähigkeit beeinflussen. So sollte die Lernarbeit möglichst immer am gleichen Arbeitsort stattfinden, der nicht für Freizeitaktivitäten genutzt wird. Auf diese Weise entsteht durch ständige Wiederholung in unserem Gehirn unbewusst das Signal, am Arbeitsplatz eine erhöhte Aufmerksamkeitsfähigkeit und Gedächtnisleistung bereitzustellen.

Der Arbeitsplatz sollte aufgeräumt und die Arbeitsmittel sollten gut geordnet sein. Ein „äußeres Chaos" am Arbeitsplatz bewirkt unbewusst ein „inneres Chaos" in unserem Gedächtnis und stört beim Lernen.

Ablenkungen wie Musik, Fernsehen, Zeitschriften etc. beanspruchen unbewusst immer einen Teil der Aufmerksamkeit des Gehirns und erschweren deshalb das Lernen.

Ebenso ist es kontraproduktiv, beim Lernen ständig erst suchen zu müssen, um eine bestimmte Aufzeichnung, einen geeigneten Schreibstift etc. zu finden. Es sollten also alle benötigten Arbeitsmittel unmittelbar und übersichtlich zur Verfügung stehen.

Natürlich kann man auch ohne die genannten Voraussetzungen etwas lernen. Allerdings ist nachgewiesen, dass neue Informationen dann schwieriger im Langzeitgedächtnis verankert werden. Dass zu einem optimalen Arbeitsplatz auch gute Beleuchtung und eine vernünftige Sitzmöglichkeit gehören, sollte selbstverständlich sein.

> Nutzen Sie möglichst stets denselben Arbeitsplatz und gestalten Sie ihn geordnet und übersichtlich.

Das eigentliche Lernen: Motivieren, Verstehen, Reproduzieren

So wichtig die Einstellung zur Arbeit, die Zeitplanung, der Lernplan und die Gestaltung des Arbeitsplatzes auch sind – durch ihre Optimierung allein haben Sie letztlich immer noch nichts gelernt. Wie können Sie also zweckmäßig vorgehen, um sich den eigentlichen Lernprozess zu erleichtern? Unser Kurzzeitgedächtnis kann sich nur 5–9 neue Begriffe für einige Minuten merken. Wie können Sie es erreichen, die vielen neuen Fakten in das Langzeitgedächtnis zu überführen? Die Lerntheorie nennt hier drei wichtige Faktoren: **Motivation, Einsicht** und **Reproduktion.**

Motivation: Lernen mit Belohnung

Eine hohe Motivation erleichtert es, bisher unbekannte Fakten im Gedächtnis zu behalten. Wir alle kennen es, dass wir Dinge, für die wir uns wirklich interessieren, ohne Probleme auch bis ins Detail im Gedächtnis behalten können, ohne dass wir uns dafür besonders anstrengen müssten. Wie können wir diesen Effekt beim Lernen ausnutzen?

Eine gute Methode, die Motivation und das Interesse für den Lernstoff zu erhöhen, ist die Verknüpfung des Lernens mit Erfolgserlebnissen und Belohnungen. In der Lernpsychologie wird diese Methode **positive Verstärkung** genannt.

Die oben beschriebene Erstellung eines Lernplans, bei dem der demotivierend umfangreiche und unüberschaubare Gesamtlernstoff in kleine übersichtliche Teilziele mit Tages- und Wochenaufgaben aufgeteilt wird, ist bereits eine Anwendung dieser Methode.

Die erfolgreiche Erledigung der Teilaufgaben mit dem sich dadurch einstellenden guten Gefühl des Vorankommens, welches dann noch durch kleine Selbstbelohnungen (z. B. Kinobesuch, Essen gehen etc.) verstärkt wird, erhöht die Motivation und führt zu besseren Gedächtnisleistungen.

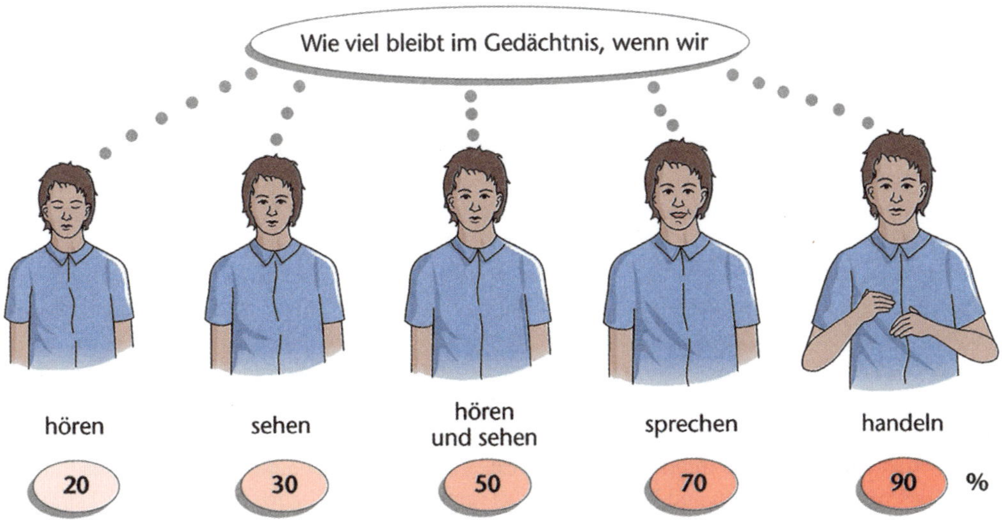

Abb. 2 Lernkanäle [L157]

Den gleichen Effekt haben Situationen, in denen man die gelernten Informationen anwenden oder weitergeben kann und dadurch Anerkennung erfährt, z. B. wenn man von medizinischen Laien als „Sachverständiger" zu einem Krankheitsbild befragt wird. Ebenfalls erhöht es unsere Motivation und Gedächtnisleistung, wenn wir uns auf viele unterschiedliche Arten mit den Themen unseres Lernstoffs beschäftigen und dabei möglichst viele unserer Sinnesorgane beteiligen. So haben psychologische Untersuchungen gezeigt, dass wir

- 10 % von dem behalten, was wir lesen,
- 20 % von dem behalten, was wir hören,
- 30 % von dem behalten, was wir sehen,
- 50 % von dem behalten, was wir hören und sehen,
- 70 % von dem behalten, worüber wir selbst sprechen,
- 90 % von dem behalten, was wir selbst ausprobieren und ausführen (➤ Abb. 2).

Vorschläge für eine aktive Auseinandersetzung mit dem Stoff:

- Im Einsatzdienst erlebte Notfälle mithilfe eines Lehrbuchs ausführlich rekapitulieren und theoretisch aufarbeiten
- In Lerngruppen miteinander über ein Thema diskutieren
- Fachzeitschriften lesen, Podcasts hören und Lehrvideos über notfallmedizinische Themen anschauen
- Kongresse und Fortbildungsveranstaltungen besuchen, notfallmedizinische Internetportale und sonstige außerberufliche Gelegenheiten nutzen, um sich mit dem Themengebiet auseinander zu setzen.

Beschäftigen Sie sich auf möglichst viele unterschiedliche Arten mit notfallmedizinischen und rettungsdienstlichen Themen. Belohnen Sie sich für die Einhaltung des Lernplans.

Einsicht: Lernen durch Verständnis

Informationen und Daten lassen sich besser in das Langzeitgedächtnis überführen, wenn dort bereits Anknüpfungspunkte oder Assoziationen vorhanden sind, die mit den neuen Inhalten verbunden werden können. Bildlich gesprochen funktionieren diese wie „Haken", an denen man neue Lerninhalte befestigen kann.

Gleichermaßen können wir uns Informationen, deren Sinnzusammenhang wir verstanden haben, erheblich einfacher merken als eine scheinbar zusammenhangslose Aneinanderreihung von Fakten. Hieraus ergeben sich einige Tipps für das Erarbeiten von neuem Lernstoff:

Wenn Sie ein neues Kapitel in einem Lehrbuch durcharbeiten möchten, sollten Sie den Abschnitt zunächst grob überfliegen und dabei die Überschriften, hervorgehobene Textstellen, Bilder und Tabellen betrachten. Hierdurch gewinnen Sie eine erste Übersicht über die neuen Lerninhalte. Gleichzeitig sollten Sie versuchen, sich neugierig auf den Text zu machen. Betrachten Sie die Bilder und stellen Sie Fragen an den Text, die Sie beantwortet haben möchten.

Eine einfache Methode hierfür ist das Umformulieren der Abschnittsüberschriften in Fragen: Heißt eine Überschrift beispielsweise „Schutz vor Strahlenschäden", so können Sie daraus die Frage formulieren: „Wie kann man sich vor Strahlenschäden schützen?". Beim ersten Betrachten des Textes könnten sie dann z. B. die hervorgehobenen Wörter „Einwirkdauer" und „Abstand" sowie eine Zeichnung finden. Oder Sie erinnern sich vielleicht an eine Rettungsdienstübung zu einem Strahlenunfall, an der Sie teilgenommen haben. So haben Sie sich schon vor dem eigentlichen Lesen motiviert und eine erste Idee zum neuen Thema bekommen.

Jetzt werden Sie die weiteren Informationen des Textes, z. B. die Beschreibung des Abstandsquadratgesetzes, mit diesen ersten Gedanken und Ideen verknüpfen und so leichter behalten können. Einige Lehrbücher geben auch Lernzielübersichten zu Beginn eines Kapitels, die sehr gut für die Vorbereitung auf den eigentlichen Text genutzt werden können.

Wenn Sie beim Lesen etwas nicht verstehen oder wenn Fragen auftauchen, gehen Sie nicht darüber hinweg. Formulieren Sie diese Fragen genau aus und notieren Sie sie, um diese Unklarheiten dann möglichst bald im theoretischen Unterricht oder im Gespräch mit Kollegen durchzusprechen. Auf diese Weise beschäftigen Sie sich intensiv mit den schwierigen oder zunächst unverständlichen Passagen und werden sie gut im Gedächtnis behalten.

Wenn Sie den Lernstoff auswählen und Ihren persönlichen Lernplan erstellen, ist es wichtig darauf zu achten, dass Sie sich vom Allgemeinen zum Speziellen, von den Grundlagen zum Detailwissen vorarbeiten.

Es macht wenig Sinn, Multiple-Choice-Fragen zu beantworten, wenn Sie sich mit dem eigentlichen Thema noch gar nicht grundlegend beschäftigt haben. Sie würden viele Details erfahren, die Sie aber zum größten Teil nicht im Gedächtnis behalten, weil dort noch keine Anknüpfungspunkte, keine „Haken" (s. o.) sind, an denen Sie die neuen Informationen „befestigen" könnten.

Dagegen ist es sinnvoll, zunächst ein Fachlehrbuch zusammen mit den Skripten und Mitschriften aus dem theoretischen Unterricht oder einem Arbeitsbuch durchzuarbeiten und anschließend durch die Bearbeitung von Fragen die für die Prüfung wichtigen Details zu wiederholen und das eigene Verständnis zu überprüfen. Für diesen Teil der Prüfungsvorbereitung ist der „Prüfungstrainer Rettungsdienst" gedacht.

> Versuchen Sie, gedankliche Zusammenhänge zu bilden. Lassen Sie schwierige Passagen nicht aus, sondern versuchen Sie, genau zu formulieren, was Sie nicht verstehen.

Reproduktion: Lernen mit eigenen Worten

Für die Erarbeitung eines Lernstoffs aus Büchern und Skripten gibt es eine wichtige Grundregel: „Das Buch muss mehr geschlossen als geöffnet sein". Damit ist gemeint, dass auf jede aufnehmende Lernphase (lesen, hören, betrachten) eine ausdrückende Lernphase folgen sollte, in der Sie bei geschlossenem Buch das gerade Aufgenommene rekapitulieren.

Um sich Wissensstoff für eine Prüfung anzueignen, reicht es nicht aus, sich wie beim Schmökern eines Romans oder einer Zeitung nur passiv berieseln zu lassen. Es ist unumgänglich, aktiv mit dem Lernstoff zu arbeiten, um die Informationen in das Langzeitgedächtnis zu befördern.

So können Sie sich nach dem Lesen eines Abschnitts den Inhalt mit eigenen Worten laut selbst erzählen und zusammenfassen. Ebenso kann man bei komplizierten Inhalten eigene Skizzen entwerfen, um sich die Zusammenhänge darzustellen. Einige Lehrbücher enthalten jeweils am Ende eines Kapitels auch Wiederholungsfragen, mit deren Hilfe man den Inhalt aktiv reproduzieren kann.

Schon die alten Römer wussten: „Repititio est mater studiorum" (Wiederholung ist die Mutter des Lernens). Wir können uns diese Erkenntnis zunutze machen, wenn wir schwer zu merkende Fakten, Zahlenwerte, Zusammenhänge etc. im Gedächtnis behalten wollen. Ein einfaches, aber sehr effektives Hilfsmittel ist eine Lernkartei:

Wir schreiben Dinge, die wir uns nicht gut merken können, mit einer dazugehörigen Frage auf eine Karteikarte.

- In Fach 1 des Karteikastens kommen alle neu geschriebenen Karten. Diese werden täglich überprüft.
- Kann eine Frage sicher beantwortet werden, kommt die Karte in Fach 2, dessen Karten nur noch alle 3 Tage überprüft werden.
- Können Fragen aus Fach 2 sicher beantwortet werden, kommen sie in Fach 3. Diese Karten werden nur noch einmal pro Woche durchgearbeitet.
- Ist schließlich auch hier die Antwort auf eine Frage sicher im Gedächtnis, kommt die Karte in Fach 4, das nur noch kurz vor der Prüfung einmal wiederholt werden muss.

Rekapitulieren Sie die Lerninhalte in Ihren Gedanken und reproduzieren Sie sie, indem Sie den Lernstoff mit eigenen Worten oder Skizzen darstellen und zusammenfassen. Wiederholen Sie regelmäßig Lernstoff, den Sie sich nicht gut merken können.

Fazit: Lernen kann man lernen

In den vorangehenden Abschnitten haben wir Ihnen einige wichtige Hinweise für die Optimierung der Lernarbeit mit auf den Weg gegeben. Dieses ist natürlich keine Garantie für den Lernerfolg. Dennoch können Sie mit einer Prüfungsvorbereitung, die die genannten Kriterien berücksichtigt, dem Prüfungstermin mit der Zuversicht, gut vorbereitet zu sein, entgegensehen. Sie dürfen und sollten sich selbst Mut machen und die Prüfung als positive Gelegenheit sehen, das Wissen, das Sie sich über die gesamte Vorbereitungszeit angeeignet haben, zu zeigen.

Zusammenfassung: Strategien zur Optimierung der Prüfungsvorbereitung

- Langfristige, realistische Zeitplanung mit Festlegung der täglichen Lernzeit
- Konkreten Lernplan erstellen und erreichbare Wochen- und Tagesziele festlegen
- Diszipliniertes Einhalten der geplanten täglichen Lernzeit
- Regelmäßige Lernpausen auch in der Zeit der unmittelbaren Prüfungsvorbereitung
- Geordneter Arbeitsplatz
- Klare räumliche und zeitliche Trennung von Lernen und Freizeitaktivitäten
- Motivationen schaffen
- Viele Sinne am Lernprozess beteiligen, unterschiedliche Medien nutzen
- Mit Einsicht lernen, Zusammenhänge bilden
- Aktive Reproduktion und Zusammenfassung des Lernstoffes mit eigenen Worten
- Regelmäßige Wiederholung von schwer zu behaltenden Themen und Fakten
- Positive Einstellung zur Prüfung

I Prüfungsfragen und Fallbeispiele zur Prüfungssimulation

KAPITEL **1**

Stefan Thate

Hygiene, Infektionskrankheiten und Arbeitsschutz

1.1 Ordnen Sie die folgenden Begriffe richtig zu:

Fachbegriff	**Bedeutung**
A) Asepsis	1. Gezielte Verminderung von Mikroorganismen
B) Sterilisation	2. Verfahren zur Vernichtung von Krankheitserregern
C) Hygiene	3. Im Krankenhaus erworbene Schäden
D) Hospitalismus	4. Maßnahmen zur Vorbeugung von Infektionskrankheiten
E) Antisepsis	5. Keimfreiheit

1.2 Welche Aussagen über das Tragen von Einmalhandschuhen sind richtig?

- ☐ A Wer Handschuhe trägt, muss seine Hände nicht desinfizieren.
- ☐ B Das feuchte Milieu innerhalb des Handschuhs ist ein guter Nährboden für Bakterien.
- ☐ C Einmalhandschuhe können zerreißen.
- ☐ D Gepuderte Latexhandschuhe bergen ein erhöhtes Allergiepotenzial.
- ☐ E Einmalhandschuhe sind generell vom Unternehmer zu stellen.

1.3 Nennen Sie drei Beispiele für den Übertragungsweg bei einer Tröpfcheninfektion.

- ______________________________
- ______________________________
- ______________________________

1.4 Über welche Übertragungswege besteht die Ansteckungsgefahr bei Kontaktinfektionen?

____

____

____

1.5 Welche der aufgeführten Aussagen zu Hygienemaßnahmen im Rettungsdienst sind zutreffend?

- ☐ A Die Schutzkleidung muss täglich gewechselt werden.
- ☐ B Bei Patientenkontakt müssen grundsätzlich Einmalhandschuhe getragen werden.
- ☐ C Die Schutzkleidung muss einer geeigneten Wäscherei zugeführt werden.
- ☐ D Der gesamte Innenraum des Rettungsmittels ist nach jedem Transport einer Wischdesinfektion zu unterziehen.
- ☐ E Die Trage muss nach jedem Patiententransport mit neuer Wäsche bezogen werden.

1.6 Welche Wirkung hat eine Desinfektion?

- ☐ A Alle Bakterien und Viren werden abgetötet.
- ☐ B Verringerung der Erregerzahl, um eine Infektion zu verhindern
- ☐ C Tierische Schädlinge werden bekämpft.
- ☐ D Die Keimzahl wird durch verstärkte Reinigung reduziert.
- ☐ E Der Raumgeruch wird verbessert.

1.7 In welchem Gesetz wird die Bekämpfung und Verhütung von übertragbaren Krankheiten geregelt?

- ☐ A Bundesseuchengesetz
- ☐ B Infektionsschutzgesetz
- ☐ C Bundeshygienegesetz
- ☐ D Empfehlungen der Ständigen Impfkommission
- ☐ E Unfallverhütungsvorschrift

1.8 Was versteht man im Sinne des Infektionsschutzgesetzes unter den folgenden Begriffen?

- **Kranker** ______

- **Krankheitsverdächtiger** ______

- **Ausscheider** ______

- **Ansteckungsverdächtiger** ______

1.9 Welche Erkrankungen sind gemäß §6 des Infektionsschutzgesetzes bei Krankheitsverdacht, Erkrankung sowie Tod unter Angabe des Patientennamens an das Gesundheitsamt zu melden?

- ☐ A Botulismus
- ☐ B Akute Virushepatitis
- ☐ C Masern
- ☐ D Meningokokken-Meningitis
- ☐ E Tollwut

1.10 Wer ist laut §8 Infektionsschutzgesetz zur Meldung oder Mitteilung von übertragbaren Krankheiten verpflichtet?

______

1

1.11 Welche Aussagen zum Transport eines Patienten mit einer nach dem Infektionsschutzgesetz meldepflichtigen Erkrankung sind richtig?

- ☐ A Der Transport darf nur von gegen die entsprechende Erkrankung geimpften Personen durchgeführt werden.
- ☐ B Die von den entsprechenden Behörden herausgegebenen Hygienevorschriften müssen dem Transportpersonal vor dem Transport bekannt sein.
- ☐ C Die Mitglieder des Transportteams müssen während des Transports stets einen Mundschutz tragen.
- ☐ D Vor und nach dem Transport muss vom Transportteam eine Händedesinfektion durchgeführt werden.
- ☐ E Nach dem Transport ist stets eine Wischdesinfektion durchzuführen.

1.12 Wofür steht die Abkürzung MRSA?

____

____

1.13 Welche Präparate müssen bei der Schlussdesinfektion nach dem Krankentransport eines mit MRSA besiedelten Patienten angewendet werden?

____

____

____

1.14 Welche Aussagen zu Nadelstichverletzungen sind richtig?

- ☐ A Das sog. „Recapping" ist ein guter Schutz vor Nadelstichverletzungen.
- ☐ B Nach einer Nadelstichverletzung sollte die Wunde umgehend desinfiziert werden.
- ☐ C Eine Blutentnahme beim Nadelstichverletzten ist wichtig.
- ☐ D Eine Blutentnahme bei dem Patienten, mit dessen Blut der Nadelstichverletzte Kontakt hatte, ist wichtig.
- ☐ E Eine umgehende Vorstellung in einer Notfallambulanz mit sofortiger Laboruntersuchung der abgenommenen Blutproben ist wichtig.

1.15 Welche Schutzimpfungen kommen für Rettungsdienstpersonal in Betracht?

1.16 Persönliche Schutzausrüstung ist dem Arbeitnehmer vom Unternehmer kostenlos zu stellen. Welche Schutzziele müssen im Rettungsdienst und Krankentransport erfüllt werden?

1.17 Die Anwendung physikalischer Grundsätze ist bei der Umlagerung von Patienten und dem Bewegen von Lasten generell geeignet, um rückenschonend zu arbeiten. Wie lautet das Hebelgesetz?

1.18 Welche Grundregeln zum Heben und Transportieren von Lasten sollten grundsätzlich angewandt werden?

☐ A Mit geradem Rücken und aufgerichtetem Oberkörper heben.
☐ B Ruckartiges Anheben verringert den Kraftaufwand und sollte bevorzugt werden.
☐ C Beim Tragen und Heben ist eine Verdrehung der Wirbelsäule zu vermeiden.
☐ D Last aus der Hocke heben und körpernah halten.
☐ E Last mit gestreckten Armen halten.

1.19 Zum rettungsdienstlichen Alltag gehört Stress in verschiedenem Umfang dazu. Welche beschriebenen Zeiträume gehören zu den sog. Stressphasen?

____

____

____

KAPITEL

2

Stefan Thate

Gerätekunde und Arbeitstechniken

2.1 Ist die palpatorische Blutdruckmessung im Rettungsdienst ausreichend?

2.2 Beschreiben Sie das korrekte Vorgehen bei der manuellen Blutdruckmessung.

2.3 Welche Aussagen zur Blutdruckmessung treffen zu?

- ☐ A Eine zu schmale Blutdruckmanschette misst höhere Werte als den tatsächlichen Blutdruck.
- ☐ B Die Manschettenbreite sollte etwa ⅓ der Oberarmlänge betragen.
- ☐ C Unterschiedliche Blutdruckwerte am rechten und linken Arm sollten unter Notfallbedingungen als Messungenauigkeit gewertet werden.
- ☐ D In der Notfallmedizin sind die palpatorische Blutdruckmessung und die auskultatorische Blutdruckmessung als gleichwertig einzustufen.
- ☐ E Mehrfache aufeinander folgende Fehlmessungen eines automatischen Blutdruckmessgeräts sollten unter Notfallbedingungen mit der hohen Störanfälligkeit dieser Geräte begründet und als Messfehler interpretiert werden.

2.4 Welche der folgenden Aussagen zur Bestimmung des Blutzuckers sind richtig?

- ☐ A Die Untersuchung sollte mit Kapillarblut erfolgen.
- ☐ B Die Messgeräte unterliegen nicht dem Medizinproduktegesetz.
- ☐ C Blutzuckermessgeräte müssen regelmäßigen Funktionskontrollen unterzogen werden.
- ☐ D Die Blutzuckerbestimmung aus venösem Blut ist nicht möglich.
- ☐ E Der normale Blutzucker eines Erwachsenen liegt bei 40 mg %.

2.5 Wann ist die Anwendung des Rautek-Griffs indiziert?

____

____

2.6 Wie wird der Rautek-Griff durchgeführt?

____

____

____

2.7 Zur Immobilisation und Rettung von Patienten kann das Rettungskorsett (Kendrick-Extrication-Device®) eingesetzt werden. Welche der folgenden Aussagen sind richtig?

- ☐ A Eine Reihenfolge beim Schließen der Gurte ist unerheblich.
- ☐ B Der obere Brustgurt bleibt zunächst locker und wird erst unmittelbar vor dem Umlagern zugezogen.
- ☐ C Ein Einsatz zur Schachtrettung ist nicht zulässig.
- ☐ D Die Hüftgurte sind im Regelfall zu kreuzen.
- ☐ E Die Verwendung einer Halskrause ist zwingend erforderlich.

2.8 Welche Aussage zu Transportmitteln und Transporttechniken ist richtig?

- ☐ A Die Vakuummatratze ist durch das Spineboard ersetzbar.
- ☐ B Auf einer Fahrtrage sind Patienten nur im Fahrzeug anzugurten.
- ☐ C Beim Umlagern des Patienten sollte der am Kopfende positionierte Helfer das Kommando haben.
- ☐ D Die Schaufeltrage ist ein ideales Transportmittel zum Abseilen.
- ☐ E Das Tragetuch ist nur zum Umbetten einsetzbar.

2.9 Welche Aussage zur Linksseitenlage ist richtig?

- ☐ A Sie dient der Prophylaxe eines Vena-cava-Kompressionssyndroms.
- ☐ B Sie wird bei Schwangeren mit Blutungen aus der Scheide angewandt.
- ☐ C Sie beschreibt den Neigungseffekt bei Einsatzfahrten in Rechtskurven.
- ☐ D Es handelt sich um eine komplizierte Kindeslage in der Austreibungsphase.
- ☐ E Es handelt sich um eine naturheilkundliche Maßnahme zur Einleitung der Wehentätigkeit.

2.10 Bei welchem Krankheitsbild kommt die Stufenbettlagerung zum Einsatz?

____

2.11 Nennen Sie fünf Materialien, die zur Durchführung der venösen Punktion im Rettungsdienst benötigt werden:

- ______________________________
- ______________________________
- ______________________________
- ______________________________
- ______________________________

2.12 Welche Besonderheiten sind bei der Venenpunktion von Kindern zu beachten?

- ☐ A Durch eine zu starke Stauung kann die Darstellung der Venen verschlechtert werden.
- ☐ B Kinder zum Schreien anregen, damit die Venen sich besser stauen.
- ☐ C Lässt sich auch durch den Notarzt kein venöser Zugang erreichen, ist dieser aber zwingend geboten, kann auch auf einen intraossären Zugang zurückgegriffen werden.
- ☐ D Venen lassen sich oftmals besser ertasten als optisch darstellen.
- ☐ E Oft sind am Fußrücken Venen darstellbar.

2.13 Welche Aussagen zum Freimachen der Atemwege sind zutreffend?

- ☐ A Der Mund wird mit dem Esmarch-Handgriff geöffnet.
- ☐ B Die Einführtiefe des Katheters beim oralen Absaugen wird anhand der Distanz vom Mundwinkel bis zum Ohrläppchen bemessen.
- ☐ C Druckstöße in den Bereich zwischen Nabel und Rippenbogen können indiziert sein.
- ☐ D Beim nasalen Absaugen wird die Einführtiefe des Katheters anhand der Distanz von der Nasenspitze bis zum Ohrläppchen abgeschätzt.
- ☐ E Zum Freihalten der Atemwege können Nasopharyngealtuben eingesetzt werden.

2.14 Welche Maßnahmen zum Freihalten der Atemwege können die Aspirationsgefahr bei einem bewusstlosen Patienten vermindern?

2.15 Eine kontrollierte Beatmung …

- ☐ A kann mit Beatmungsbeutel und Maske durchgeführt werden.
- ☐ B gilt als Standardverfahren in der Notfallmedizin.
- ☐ C ist mit der assistierten Beatmung gleichzusetzen.
- ☐ D wird immer unter zusätzlicher Einstellung eines PEEP von 10 cm H_2O vorgenommen.
- ☐ E ist dadurch gekennzeichnet, dass die Atemsteuerung (z. B. Atemzugvolumen und Atemfrequenz) nicht vom Patienten beeinflusst wird.

2.16 Welche Aussage zur Beutel-Masken-Beatmung ist richtig?

- ☐ A Jede Maskenbeatmung birgt das Risiko der Magenüberblähung.
- ☐ B Bei Erwachsenen ist der Kopf in Neutralposition zu lagern.
- ☐ C Im Rettungsdienst ist eine Beatmung mit Raumluft meist ausreichend.
- ☐ D Das Einlegen eines Guedel-Tubus ist unnötig.
- ☐ E Der C-Griff beschreibt das Ausdrücken des Beutelvolumens mit der Hand.

2.17 Warum sollte (sofern vorhanden) das Druckbegrenzungsventil am bei der Beutel-Masken-Beatmung auf 20 cmH_2O eingestellt werden?

2.18 Die Intubation eines Notfallpatienten gelingt nicht. Welche Möglichkeiten des weiteren Vorgehens sind richtig?

- ☐ A Weitere Maskenbeatmung mit eingelegtem Guedel-Tubus
- ☐ B Versuch der Beatmung mit einer Larynxmaske
- ☐ C Versuch der Beatmung mit einem Larynxtubus
- ☐ D Versuch der Beatmung mit einem Combitubus
- ☐ E Koniotomie und Beatmung über einen eingeführten Tubus

2.19 Nennen Sie fünf Materialien, die für die endotracheale Intubation vorbereitet sein müssen:

- ____________________
- ____________________
- ____________________
- ____________________
- ____________________

2.20 Wie kann nach der Intubation eine ösophageale Fehllage des Tubus sicher ausgeschlossen werden?

- ☐ A Auskultieren des Brustkorbs ergibt beidseitige Atemgeräusche.
- ☐ B Die Tubusinnenwand beschlägt.
- ☐ C Atemexkursionen von Thorax und Abdomen sind erkennbar.
- ☐ D Die Messung der Sauerstoffsättigung mit dem Pulsoxymeter ergibt eine SpO_2 von 96 %.
- ☐ E Die Kapnometrie ergibt über mehrere Atemhübe gleichmäßige CO_2-Werte.

2.21 Eine Sauerstoffflasche hat ein Fassungsvermögen von 11 l. Das Manometer zeigt einen Restdruck von 120 bar an. Wie viele Liter befinden sich noch in der Flasche?

____

2.22 Ordnen Sie den farbkodierten Ableitungen eines 4-poligen EKG-Kabels die korrekten Ableitungsorte zu:

Ableitungen	**Ableitungsorte**
A) Rot	1. Linker Unterbauch oder linker unterer Thorax
B) Gelb	2. Rechter Unterbauch oder rechter unterer Thorax
C) Grün	3. Linke Schulter
D) Schwarz	4. Rechte Schulter

2

2.23 Benennen Sie die Ableitungsorte des EKG für die Brustwandableitungen nach Wilson.

- V_1: __________
- V_2: __________
- V_3: __________
- V_4: __________
- V_5: __________
- V_6: __________

2.24 Welche grundsätzlichen Regeln gelten bei der elektrischen Defibrillation mit Paddles?

☐ A Gesamte Kontaktfläche der Defi-Paddles mit Gel benetzen.
☐ B Ein Defi-Paddle parasternal rechts, das andere im Bereich der Herzspitze (Apex) positionieren.
☐ C Defi-Paddles kräftig aufdrücken.
☐ D Die Stromstärke bei monophasischen Geräten unterscheidet sich nicht von Geräten mit biphasischem Impuls.
☐ E Alle Beteiligten sind unmittelbar vor jeder Schockabgabe zu warnen.

KAPITEL

3

Georg Rohe

Beurteilung von Verletzten und Kranken

3.1 Welche der folgenden pathologischen Atemmuster weisen bei einem bewusstlosen Patienten auf eine Schädigung des Zentralen Nervensystems bzw. des Atemzentrums hin?

- ☐ A Cheyne-Stokes-Atmung
- ☐ B Kußmaul-Atmung
- ☐ C Biot-Atmung
- ☐ D Bradypnoe
- ☐ E Orthopnoe

3.2 Wie unterscheiden sich qualitative von quantitativen Bewusstseinsstörungen? Nennen Sie drei Formen der quantitativen Bewusstseinsstörung.

____

____

____

____

3.3 Welche Aussagen zur Glasgow Coma Scale treffen zu?

- ☐ A Zu den Bewertungskategorien gehört das Auftreten einer Pupillenerweiterung.
- ☐ B Zu den Bewertungskategorien gehört die beste motorische Reaktion auf Reize.
- ☐ C Zu den Bewertungskategorien gehört die beste verbale Antwort.
- ☐ D Die maximal erreichbare Punktzahl beträgt 15 Punkte.
- ☐ E Die minimal erreichbare Punktzahl beträgt 1 Punkt.

3.4 Ab welchem Wert der Glasgow Coma Scale geht man von einer tiefen Bewusstlosigkeit mit Ausfall der Schutzreflexe aus?

____

3.5 Bei einem erwachsenen Menschen spricht man von einer physiologischen Tachykardie bei …

- ☐ A einem Puls von 140/Min. beim Jogging.
- ☐ B einem Ruhepuls unter 60/Min.
- ☐ C einem systolischen Blutdruck über 160 mmHg.
- ☐ D einer Herzfrequenz von 120/Min. im Volumenmangelschock.
- ☐ E einem Puls von 110/Min. während einer angsteinflößenden Situation.

3.6 Welche Herzfrequenzen in Ruhe liegen im Normbereich für die angegebene Patientenaltersgruppe?

- ☐ A 80-jähriger Patient mit einer Herzfrequenz von 123/Min.
- ☐ B 40-jährige Patientin mit einer Herzfrequenz von 38/Min.
- ☐ C Kleinkind mit einer Herzfrequenz von 140/Min.
- ☐ D Säugling mit einer Herzfrequenz von 89/Min.
- ☐ E 70-jährige Patientin mit einer Herzfrequenz von 72/Min.

3.7 Welche Blutdruckwerte in Ruhe liegen im Normbereich für Erwachsene?

- ☐ A 80/55 mmHg
- ☐ B 130/75 mmHg
- ☐ C 150/95 mmHg
- ☐ D 170/100 mmHg
- ☐ E 110/60 mmHg

3.8 Welche Aussagen über den Ersteindruck (General Impression) beim Eintreffen bei einem Notfallpatienten sind richtig?

- ☐ A Der Vorgang soll maximal 2 Min. dauern.
- ☐ B Es sollen die Allergien des Patienten in Erfahrung gebracht werden.
- ☐ C Es soll der Blutdruck gemessen werden.
- ☐ D Es soll der Puls gefühlt werden.
- ☐ E Es soll die Hautfärbung des Patienten beurteilt werden.

3.9 Benennen Sie die Schritte des ABCDE-Schemas in der Erstuntersuchung von verletzten und akut erkrankten Patienten.

- A: ______
- B: ______
- C: ______
- D: ______
- E: ______

3.10 Erklären Sie, wie das ABCDE-Schema im Sinne der Handlungsmaxime „Treat first, what kills first" angewendet wird:

______

______

______

______

______

3.11 In welcher Reihenfolge müssen nach dem ABCDE-Schema die folgenden Maßnahmen bei einem Traumapatienten durchgeführt werden: Anlage einer Beckenschlinge, HWS-Immobilisierung, Sauerstoffgabe, Entlastung eines Spannungspneumothorax, Anlegen eines venösen Zugangs?

1. ______
2. ______
3. ______
4. ______
5. ______

3.12 Welche der folgenden Anamnesethemen gehören nicht zum SAMPLER-Abfrageschema?

- ☐ A Allergien
- ☐ B Sprachkenntnisse
- ☐ C Lebensalter
- ☐ D Präerkrankungen
- ☐ E Schwangerschaft

3.13 Nennen Sie vier sichere Todeszeichen:

- ______________________
- ______________________
- ______________________
- ______________________

KAPITEL

4

Georg Rohe

Reanimation

4.1 In welcher Reihenfolge treten die folgenden Symptome bei einem kardial bedingten Kreislaufstillstand (z. B. durch Kammerflimmern) auf: Schnappatmung/Atemstillstand, Mydriasis, Bewusstlosigkeit, irreversible Hirnschädigung?

1. ______________________________
2. ______________________________
3. ______________________________
4. ______________________________

4.2 Nennen Sie die potenziell reversiblen Ursachen eines Kreislaufstillstands, die als die „4Hs" und „HITS" bekannt sind:

4 Hs	HITS
H______________	H______________
H______________	I______________
H______________	T______________
H______________	S______________

4.3 Welche Rhythmusstörung ist bei erwachsenen Patienten mit Kreislaufstillstand initial am häufigsten zu beobachten?

- ☐ A Asystolie
- ☐ B Pulslose elektrische Aktivität (PEA)
- ☐ C Ventrikuläre Tachykardie
- ☐ D Kammerflimmern
- ☐ E Vorhofflimmern

4.4 Welche der folgenden Aussagen zur Herzdruckmassage sind richtig?

- ☐ A Durch die Thoraxkompressionen wird eine kardiale Auswurfleistung von ca. 60–80 % des Normalkreislaufs erzielt.
- ☐ B Eine Herzdruckmassage bei unerkanntem noch bestehenden Spontankreislauf schädigt das Herz.
- ☐ C Jede Unterbrechung der Thoraxkompressionen führt zu einem sofortigen Zusammenbruch des aufgebauten Minimalkreislaufs.
- ☐ D Die vollständige Entlastung zwischen den Thoraxkompressionen ist für die Auswurfleistung ebenso wichtig wie die richtige Drucktiefe.
- ☐ E Bei der Herzdruckmassage sollen die Kompressionsphase und die Dekompressionsphase gleich lang sein.

4.5 Im Vergleich zur Beutel-Maskenbeatmung ohne Sauerstoffanschluss kann man die inspiratorische Sauerstoffkonzentration (FiO_2) durch Anwendung eines Beatmungsbeutels mit einem Demand-Ventil …

- ☐ A annähernd verdoppeln.
- ☐ B annähernd verdreifachen.
- ☐ C annähernd verfünffachen.
- ☐ D annähernd verzehnfachen.

4.6 Nennen Sie zwei Möglichkeiten der Elektrodenposition bei der Defibrillation:

______________________________ -Position

______________________________ -Position

4.7 Welche Aussagen zur Defibrillation sind richtig?

- ☐ A Bei der Defibrillation von Kindern mit Defi-Paddles sollte möglichst kein Kontaktgel benutzt werden.
- ☐ B Die Schockabgabe sollte am Ende einer Exspiration erfolgen.
- ☐ C Die Defi-Pads sollten nicht über implantierte Herzschrittmacher oder AICD-Geräte aufgeklebt werden.
- ☐ D Je schneller ein Kammerflimmern defibrilliert wird, umso höher ist die Wahrscheinlichkeit einer erfolgreichen Defibrillation.
- ☐ E Bei Frauen sollte das im Bereich der Herzspitze anzulegende Paddle auf die linke Brust aufgesetzt werden.

4.8 Bei einer pulslosen elektrischen Aktivität (PEA) …

- ☐ A ist im EKG eine „Nulllinie“ zu sehen.
- ☐ B sind im EKG immer P-Wellen zu sehen.
- ☐ C besteht eine Dissoziation von elektrischer und mechanischer Herzaktion.
- ☐ D muss vor Beginn der Herzdruckmassage eine Defibrillation erfolgen.
- ☐ E muss vor Beginn der Reanimation nach dem Carotispuls getastet werden.

4.9 Welche der folgenden EKG-Diagnosen bei einem Kreislaufstillstand gehören zu den defibrillierbaren Herzrhythmen?

- ☐ A Pulslose elektrische Aktivität (PEA)
- ☐ B Kammerflattern
- ☐ C Kammerflimmern
- ☐ D Ventrikuläre Tachykardie
- ☐ E Asystolie

4.10 Welche Aussagen zur folgenden EKG-Ableitung sind richtig (> Abb. 4.1)?

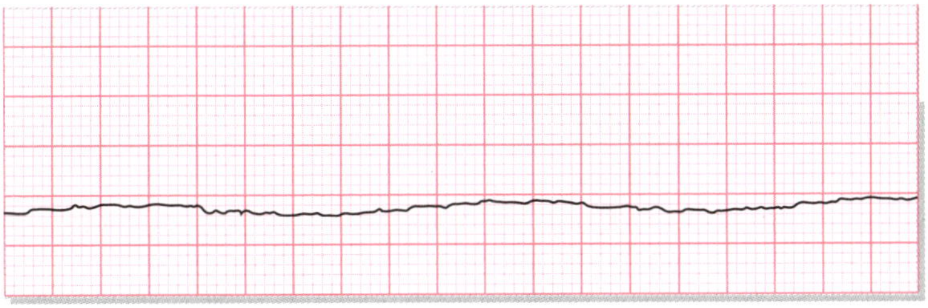

Abb. 4.1 EKG-Streifen [L157]

- ☐ A Die EKG-Ableitung kann durch eine lockere EKG-Elektrode verursacht sein.
- ☐ B Das EKG kann bei einem klinisch toten Patienten abgeleitet worden sein.
- ☐ C Das EKG kann bei einem Patienten mit sicheren Todeszeichen abgeleitet worden sein.
- ☐ D Es kann ein sehr feines Kammerflimmern vorliegen.
- ☐ E Die EKG-Ableitung kann durch eine falsche EKG-Einstellung verursacht sein.

4.11 Nennen Sie drei Möglichkeiten der Atemwegssicherung im Rahmen des Advanced Life Supports (ALS) während einer Reanimation:

- ______________________________
- ______________________________
- ______________________________

4

4.12 Welche beiden Medikamente werden im Rahmen des Advanced Life Support (ALS) in den ERC-Algorithmen genannt und bei einer Reanimation benötigt?

- ______________________________
- ______________________________

4.13 Welche Aussagen zur Applikation von Medikamenten während einer Reanimation sind richtig?

☐ A Applikationsform der ersten Wahl ist die intravenöse Injektion.
☐ B Eine intraossäre Applikation soll der endobronchialen Medikamentengabe vorgezogen werden.
☐ C Eine intraossäre Medikamentengabe ist für Erwachsene nicht geeignet.
☐ D Nach intravenöser Medikamenteninjektion über eine Armvene sollen mindestens 20 ml Infusionslösung gegeben werden.
☐ E Die nasale Applikation über ein MAD-System wird als gleichwertig zur intraossären Injektion angesehen.

4

4.14 Welche Aussagen zur medikamentösen Therapie während einer Reanimation treffen zu?

☐ A Adrenalin (z. B. Suprarenin®) wird bei der Reanimation wegen seiner gefäßverengenden (vasokonstriktorischen) Eigenschaften im Gefäßsystem eingesetzt.
☐ B Adrenalin verbessert die Erregungsleitung im Herzen.
☐ C Bei intraossärer Gabe von Adrenalin (z. B. Suprarenin®) sollte bei der Reanimation die zwei- bis dreifache Menge im Vergleich zur intravenösen Gabe verabreicht werden.
☐ D Eine Nebenwirkung der hochdosierten Adrenalingabe ist die Erweiterung der Pupillen (Mydriasis).
☐ E Amiodaron (z. B. Cordarex®) ist das Antiarrythmikum der ersten Wahl bei anhaltendem Kammerflimmern trotz Defibrillation.

4.15 Wann wird nach dem aktuellen Algorithmus des Advanced Life Support (ALS) bei einer Reanimation eines Patienten mit einem defibrillierbaren Rhythmus die erste Dosis Adrenalin (z. B. Suprarenin®) verabreicht?

☐ A Sofort, sobald ein intravenöser oder intraossärer Zugang vorhanden ist
☐ B Nach dem ersten Defibrillationsversuch, sobald die Thoraxkompressionen wieder aufgenommen wurden
☐ C Nach dem zweiten Defibrillationsversuch, sobald die Thoraxkompressionen wieder aufgenommen wurden
☐ D Unmittelbar vor dem dritten Defibrillationsversuch
☐ E Nach dem dritten Defibrillationsversuch, sobald die Thoraxkompressionen wieder aufgenommen wurden

4.16 Nennen Sie Hinweise auf das Wiedereintreten eines Spontankreislaufs (ROSC) während einer Reanimation:

____

____

____

4.17 Nach Wiedereintreten eines ausreichenden Spontankreislaufs nach einer Reanimation sollte der Patient ...

- ☐ A gewärmt werden.
- ☐ B auf eine möglichst tiefe Körpertemperatur gekühlt werden.
- ☐ C hyperventiliert werden (angestrebter $etCO_2$-Wert 30 mmHg).
- ☐ D mit möglichst hoher inspiratorischer Sauerstoffkonzentration beatmet werden.
- ☐ E eine Sauerstoffsättigung von 94–98 % erreichen.

4.18 Bei Erwachsenen sind kardiale Erkrankungen die häufigsten Ursachen für einen Kreislaufstillstand. Was sind die häufigsten Ursachen bei Kindern?

____

____

____

____

____

4.19 Worin unterscheiden sich die für den Rettungsdienst geltenden aktuellen Reanimationsalgorithmen für Kinder und Erwachsene?

- ☐ A Das Verhältnis von Herzdruckmassagen zu Beatmungen ist unterschiedlich.
- ☐ B Der Algorithmus für Kinder beginnt im Unterschied zum Algorithmus für Erwachsene mit der Durchführung von initialen Beatmungen.
- ☐ C Bei der Reanimation von Kindern soll im Gegensatz zu Erwachsenen auch nach einer Intubation während der Beatmungshübe eine Pause der Herzdruckmassage erfolgen.
- ☐ D Die im Algorithmus benannten reversiblen Ursachen für einen Kreislaufstillstand sind unterschiedlich.
- ☐ E Es werden für Kinder und Erwachsene unterschiedliche Medikamente empfohlen.

4.20 Was ist bei der Reanimation eines ca. 3-jährigen Kleinkindes zu beachten?

- ☐ A Das Verhältnis von Herzdruckmassagen zu Beatmungen beträgt 5 zu 1.
- ☐ B Der Beginn der Reanimationsmaßnahmen darf nicht durch die Notarztnachforderung verzögert werden.
- ☐ C Die Eltern sollten während der Reanimation nicht anwesend sein.
- ☐ D Bei einem leblosen Kind ohne normale Atmung sollte mit Reanimationsmaßnahmen begonnen werden.
- ☐ E Die Drucktiefe bei der Herzdruckmassage sollte etwa ein Drittel des Thoraxdurchmessers betragen.

4.21 Worin unterscheidet sich die Reanimation von Neugeborenen von der Reanimation von Kleinkindern?

___

___

___

KAPITEL

5

Frank Scheinichen

Medikamentenapplikation und Pharmakologie

5.1 Erklären Sie den Unterschied zwischen Handels- und Wirkstoffnamen und nennen Sie ein Beispiel.

____

____

____

5.2 Erklären Sie den Begriff „Agonist“:

____

____

5.3 Nennen Sie drei wichtige Anforderungen, die an die Applikationsform eines Medikaments gestellt werden:

- ______________________________
- ______________________________
- ______________________________

5.4 Nennen Sie die beiden Arten bzw. Gruppen von Infusionslösungen, die im Rettungsdienst gebräuchlich sind:

- ______________________________
- ______________________________

5.5 Welche Eigenschaften besitzen kristalloide Infusionslösungen, die im Rettungsdienst zur Anwendung kommen?

- ☐ A Die Verweildauer im Blutgefäßsystem beträgt mehrere Stunden.
- ☐ B Die Verweildauer im Blutgefäßsystem beträgt ca. 30 Min.
- ☐ C Es können allergische Reaktionen auftreten.
- ☐ D Die Infusionslösungen sind isoton konzentriert.
- ☐ E Die Lösung besteht aus Stärkemolekülen.

5.6 Bei welcher Applikationsform tritt die Medikamentenwirkung am schnellsten ein?

- ☐ A Intravenös (i. v.)
- ☐ B Intramuskulär (i. m.)
- ☐ C Subkutan (s. c.)
- ☐ D Oral
- ☐ E Intraossär (i. o.)

5.7 Erklären Sie den Begriff „parenteral" im Rahmen der Medikamentenapplikation:

____

____

5.8 Erklären Sie, ob eine rektale Medikamentengabe enteral oder parenteral erfolgt:

____

____

5.9 Nennen Sie die deutschen Begriffe:

- Analgetikum = ______________________________
- Diuretikum = ______________________________
- Sedativum = ______________________________
- Antihypertonikum = ______________________________
- Antiemetikum = ______________________________

5.10 Nennen Sie drei Besonderheiten bei der Dokumentation der Gabe eines Betäubungsmittels:

- ______
- ______
- ______

5.11 Nennen Sie die 8 „R“ der Medikamentengabe:

R ______

R ______

R ______

R ______

R ______

R ______

R ______

R ______

5.12 Zu welchen Medikamentengruppen gehört das Medikament „Aspirin®“ (Acetylsalicylsäure)?

- ______
- ______
- ______

5.13 Sie werden zu einem Patienten in einem Altenheim gerufen. Der Patient hat zwei Fentanylpflaster. Über welchen Applikationsweg erfolgt die Aufnahme des Wirkstoffs?

______

______

5.14 In welcher Richtlinie wird der Einsatz von Stichschutzeinrichtungen an Kanülen gefordert?

5.15 Beschreiben Sie Ihr Vorgehen bei der Vorbereitung einer Infusion zur Anwendung am Patienten:

5.16 Eine angeschlossene Infusion läuft nicht. Nennen Sie drei mögliche Ursachen:

-
-
-

KAPITEL

6

Georg Rohe

Herz-Kreislauf-System und Wasser- und Elektrolythaushalt

6.1 Welche Aussagen zur Lage des Herzens sind richtig?

- ☐ A Das Herz liegt im Mediastinum, genau mittig zwischen dem Brustbein und der Wirbelsäule.
- ☐ B Das Herz ist im Mediastinum so gelagert, dass es durch die Atembewegungen von Lunge und Zwerchfell nicht mitbewegt wird.
- ☐ C Die Bewegung der Herzspitze ist bei vielen Menschen an der Kreuzungsstelle von Medioklavikularlinie und 5. Zwischenrippenraum (Interkostalraum, ICR) links zu ertasten.
- ☐ D Die Herzachse zeigt von hinten oben links nach vorne unten rechts.
- ☐ E Im Mediastinum verlaufen die zum rechten Vorhof ziehende obere und untere Hohlvene (V. cava) und die aus der linken Herzkammer entspringende Hauptschlagader (Aorta).

6.2 Benennen Sie die anatomischen Schichten der Herzwand von innen nach außen:

1. ______________________________

2. ______________________________

3. ______________________________

4. ______________________________

6.3 Das Perikard …

- ☐ A dient der Verankerung des Herzens im Mediastinum.
- ☐ B besteht auf seiner Innenseite aus einem glatten Plattenepithel und außen aus einer bindegewebigen Hüllschicht.
- ☐ C ist im Bereich des linken Ventrikels deutlich dicker als im Bereich des rechten Ventrikels.
- ☐ D ist mit dem Myokard verwachsen.
- ☐ E bildet bei einem Perikarderguss die Außenwand der Flüssigkeitsansammlung.

6.4 In welcher Reihenfolge passiert das Blut die vier Herzklappen?

1. ______
2. ______
3. ______
4. ______

6.5 Beschreiben Sie den Aufbau und die Funktion der Herzklappen. Verwenden Sie dabei folgende Begriffe: Segelklappen, Taschenklappen, Systole (Auswurfphase), Diastole (Füllungsphase):

______

______

______

______

______

______

______

______

6.6 Welche Aussagen zur Blutversorgung des Herzmuskels sind richtig?

☐ A Die Blutversorgung des Herzmuskels erfolgt durch die Herzkranzarterien (Koronararterien).

☐ B Die linke Koronararterie teilt sich kurz nach ihrem Ursprung in zwei Hauptäste.

☐ C Die Koronararterien entspringen kurz hinter der Pulmonalklappe aus dem Lungenarterienstamm (Truncus pulmonalis).

☐ D Bei einem Verschluss einer Koronararterie wird der Herzmuskel von einem anderen Koronararterienast mitversorgt.

☐ E Das venöse Blut aus dem Herzmuskel fließt über den Sinus coronarius in den rechten Vorhof.

6.7 Welche Aussagen zur Erregungsbildung und Reizleitung im Herzmuskel sind richtig?

- ☐ A Es gibt Herzmuskelzellen, die auf die Reizleitung spezialisiert sind.
- ☐ B Der elektrische Impuls aus dem Reizleitungssystem des Herzens führt dazu, dass sich alle Muskelzellen des Herzens gleichzeitig kontrahieren.
- ☐ C Der Reiz zur Kontraktion des Myokards entsteht im Kreislaufzentrum in der Medulla oblongata und wird über das Rückenmark und einzelne Nerven an den Herzmuskel weitergeleitet.
- ☐ D Nach einer abgelaufenen Erregung sind die Herzmuskelzellen für kurze Zeit nicht sofort wieder erregbar.
- ☐ E Kommt es während der relativen Refraktärperiode (vulnerable Phase) der Herzmuskelaktionspotenziale zu einem erneuten elektrischen Reiz, kann ein Kammerflimmern ausgelöst werden.

6.8 Beschreiben Sie die Reihenfolge der Erregungsausbreitung im Herzen anhand der erregungsleitenden anatomischen Strukturen:

1. ____________________
2. ____________________
3. ____________________
4. ____________________
5. ____________________
6. ____________________
7. ____________________

6.9 Der AV-Knoten …

- ☐ A ist der primäre Schrittmacher des Herzens.
- ☐ B hat eine niedrigere Eigenerregungsfrequenz als der Sinusknoten.
- ☐ C liegt im Einmündungsbereich der V. cava superior im rechten Vorhof.
- ☐ D verzögert kurzzeitig die Weiterleitung der elektrischen Impulse.
- ☐ E gibt elektrische Impulse an die Muskulatur des rechten und linken Vorhofs ab.

6

6.10 Erläutern Sie die Begriffe „primäres Schrittmacherzentrum", „sekundäres Schrittmacherzentrum" und „tertiäres Schrittmacherzentrum" des Herzens:

____

____

____

____

____

____

____

6.11 Welche Aussagen zur Erregungsleitung im Herzen treffen zu?

- ☐ A Vorhöfe und Herzkammern werden gleichzeitig erregt.
- ☐ B Wenn Sinusknoten und AV-Knoten ausfallen, führt dies zum Herzstillstand.
- ☐ C Die autonome Erregungsbildung im Herzmuskel wird vom Kreislaufzentrum im Hirnstamm nicht beeinflusst.
- ☐ D Das Herzschlagvolumen ändert sich nicht, wenn eine Erregung nicht vom Sinusknoten, sondern vom AV-Knoten ausgeht.
- ☐ E Die Eigenfrequenz des AV-Knotens liegt bei ca. 40–60/Min.

6.12 Erläutern Sie folgende Begriffe:

- **Inotropie:** ______________________________

____

- **Chronotropie:** ______________________________

____

- **Dromotropie:** ______________________________

____

- **Bathmotropie:** ______________________________

____

6.13 In welcher/n der folgenden Phase/n des Herzzyklus sind alle Herzklappen geschlossen: Anspannungsphase, Austreibungsphase, Entspannungsphase, Füllungsphase? Erläutern Sie kurz.

6.14 Welche Aussagen zum Herzzeitvolumen sind richtig?

☐ A Das Herzzeitvolumen eines Erwachsenen beträgt in Ruhe ca. 5 l/Min.
☐ B Das Schlagvolumen des linken Ventrikels beträgt beim Erwachsenen ca. 70 ml.
☐ C Das Schlagvolumen des rechten Ventrikels ist geringer als das des linken Ventrikels.
☐ D Das Herzzeitvolumen beim Gesunden kann unter Belastung bis auf maximal 10 l/Min. gesteigert werden.
☐ E Bei einer Herzfrequenz von 300/Min. ist das Herzzeitvolumen höher als bei einer Herzfrequenz von 80/Min.

6.15 Beschreiben Sie die Unterschiede im Wandaufbau von Arterien, Venen und Kapillaren:

- **Arterien:**
- **Venen:**
- **Kapillaren:**

6.16 Arterien ...

- ☐ A transportieren immer sauerstoffreiches Blut.
- ☐ B transportieren Blut vom Herzen weg.
- ☐ C haben Klappen, die den Blutfluss nur in eine Richtung erlauben.
- ☐ D sind meist muskelschwächer als Venen.
- ☐ E sorgen für die Windkesselfunktion im Blutkreislauf.

6.17 Welche Gefäße transportieren sauerstoffarmes Blut?

- ☐ A Die untere Hohlvene (V. cava inferior)
- ☐ B Die Lungenarterien (Aa. pulmonales)
- ☐ C Die Lungenvenen (Vv. pulmonales)
- ☐ D Die Halsschlagader (A. carotis)
- ☐ E Die Pfortader (V. portae)

6.18 Nennen Sie vier Mechanismen, die am venösen Rückstrom aus dem Körperkreislauf zum Herzen beteiligt sind:

- ____________________
- ____________________
- ____________________
- ____________________

6.19 Welche Aussagen zum Blutdruck treffen zu?

- ☐ A Der Blutdruck in den Arterien ist der systolische Blutdruck, der Blutdruck in den Venen ist der diastolische Blutdruck.
- ☐ B In den Kapillaren ist ein systolischer Blutdruck von 120 mmHg ein Normalwert.
- ☐ C Eine Sympathikusstimulation führt zu einer Steigerung des Blutdrucks.
- ☐ D Der mittlere arterielle Blutdruck ist der Mittelwert von zu verschiedenen Zeitpunkten gemessenen Blutdruckwerten.
- ☐ E Im Lungenkreislauf ist der Blutdruck geringer als im Körperkreislauf.

6.20 Welche Faktoren beeinflussen den Blutdruck?

- ☐ A Herzminutenvolumen
- ☐ B Blutvolumen im Kreislauf
- ☐ C Peripherer Strömungswiderstand des Kreislaufs
- ☐ D Gefäßweite der Arteriolen
- ☐ E Katecholaminausschüttung aus den Nebennieren

6.21 Welche Aussagen zur Kreislaufregulation sind richtig?

☐ A In den Kapillaren ist der Blutfluss langsamer als in den großen Arterien.
☐ B Der arterielle Blutdruck wird im Kreislaufzentrum in der Medulla oblongata über die Messung des Hirndrucks registriert und reguliert.
☐ C Die Aktivierung von parasympathischen Nervenfasern führt zur Katecholaminausschüttung aus der Nebenniere.
☐ D Die Aktivierung von sympathischen Nervenbahnen führt zur Vasokonstriktion.
☐ E Der größte Teil des Gesamtblutvolumens befindet sich im arteriellen Hochdrucksystem.

6.22 Erläutern Sie die Begriffe „kardiale Vorlast (Preload)" und „kardiale Nachlast (Afterload)":

- **Vorlast:** ____________________

____

____

- **Nachlast:** ____________________

____

____

6.23 Welche Aussagen zu den Blutbestandteilen treffen zu?

☐ A Ein 75 kg schwerer Mensch besitzt ca. 6 l Blut.
☐ B Der Sauerstoff bindende rote Blutfarbstoff wird Hämatokrit genannt.
☐ C Die Hauptaufgaben der Thrombozyten sind die Blutstillung und Blutgerinnung.
☐ D Die Leukozyten dienen der Infektions- und Immunabwehr.
☐ E Im Blutplasma sind Gerinnungsfaktoren enthalten.

6.24 Nennen Sie den Normalbereich für den roten Blutfarbstoff (Hämoglobin) bei der Frau und beim Mann:

- **Frau:** ____________________
- **Mann:** ____________________

6.25 Definieren Sie die folgenden Fachbegriffe:

- **Blutplasma:** ______________________________

____

- **Lymphe:** ______________________________

____

- **Hämoglobin:** ______________________________

____

6.26 Welche der folgenden Vorgänge gehören zum System der Blutstillung und Blutgerinnung?

☐ A Thrombozytenaggregation
☐ B Gerinnungsfaktorenaktivierung
☐ C Fibrinolyse
☐ D Leukozytenaktivierung
☐ E Vasokonstriktion

6.27 Die Blutgruppe eines Patienten nach dem AB0-Blutgruppensystem …

☐ A bezeichnet bestimmte Antigene der Erythrozytenmembran.
☐ B muss vor einer Notfalltransfusion mit Erythrozytenkonzentraten der Blutgruppe 0 bekannt sein.
☐ C wird auch als „Rhesusfaktor“ bezeichnet.
☐ D ist bei Blutspenden unter Verwandten ohne Bedeutung.
☐ E kann bei einer Transfusion von Blutplasma (z. B. Fresh Frozen Plasma, FFP) außer Acht gelassen werden.

6.28 Welche Aussagen zum Wasser- und Elektrolythaushalt sind richtig?

☐ A Das Körperwasser verteilt sich zu ca. zwei Dritteln intrazellulär und zu ca. einem Drittel extrazellulär.
☐ B Zum Extrazellulärraum gehören der Intravasalraum und das Interstitium.
☐ C In der extrazellulären Flüssigkeit ist die Natriumkonzentration höher als in der intrazellulären Flüssigkeit.
☐ D Die Kaliumkonzentration ist intravasal höher als intrazellulär.
☐ E Ein Absinken der Osmolarität in der extrazellulären Flüssigkeit führt zum Einstrom von Wasser in die Zellen.

6.29 Benennen Sie die Arten und die ungefähren Mengen der Flüssigkeitsausfuhr bei einem physiologischen Wasserhaushalt mit einer Flüssigkeitsaufnahme von ca. 2,5 l pro Tag:

6.30 Was bedeutet der Begriff „Exsikkose"? Durch welchen einfachen Test können Sie einen Hinweis auf eine Exsikkose bekommen?

6.31 Beschreiben Sie bei den folgenden Erkrankungen, ob eine Dehydratation oder eine Hyperhydratation vorliegt. Benennen Sie außerdem, ob es sich um eine isotone, hypotone oder hypertone Störung des Wasser- und Elektrolythaushalts handelt:

- **Coma diabeticum:**
- **Niereninsuffizienz mit Anurie:**
- **Schwere Gastroenteritis mit Diarrhö und Erbrechen:**
- **Beinaheverdursten:**
- **Diabetes insipidus:**

6.32 Definieren Sie die Begriffe „Azidose" und „Alkalose":

- **Azidose:** ______________________

____

- **Alkalose:** ______________________

____

6.33 Beschreiben Sie bei den folgenden Erkrankungen, ob eine Azidose oder eine Alkalose vorliegt. Benennen Sie außerdem, ob es sich um eine respiratorische oder eine metabolische Störung des Säure-Basen-Haushalts handelt:

- **Coma diabeticum:** ______________________

____

- **Hochgradige Niereninsuffizienz:** ______________________

____

- **Hyperventilationstetanie:** ______________________

____

- **Hypoventilation bei Opiatintoxikation:** ______________________

____

6.34 Benennen Sie den elektrophysiologischen Vorgang zu den genannten EKG-Merkmalen:

- **P-Welle:** ______________________
- **PQ-Strecke:** ______________________
- **QRS-Komplex:** ______________________
- **ST-Strecke:** ______________________
- **T-Welle:** ______________________

6.35 Welche Erkrankungen können mit einem 3-poligen EKG-Kabel nicht sicher erkannt bzw. ausgeschlossen werden?

☐ A AV-Block III. Grades
☐ B Akuter Herzinfarkt
☐ C Vorhofflimmern
☐ D Sinusbradykardie
☐ E Kammertachykardie

6.36 Benennen Sie grundlegende Anhaltspunkte der EKG-Beurteilung:

____

____

____

____

____

____

____

____

____

6.37 Bei welcher Herzfrequenz spricht man bei einem Erwachsenen von einer Bradykardie und einer Tachykardie?

- **Bradykardie:** ______________________________
- **Tachykardie:** ______________________________

6.38 Welche Aussagen zum Herzrhythmus im EKG sind richtig?

☐ A Supraventrikuläre Extrasystolen sind am verbreiterten QRS-Komplex zu erkennen.
☐ B Regelmäßige QRS-Komplexe beweisen eine gute Pumpfunktion des Herzens.
☐ C Ein Kammerflimmern wird vom Betroffenen häufig als „Herzrasen" oder „Herzjagen" beschrieben
☐ D Schrittmacherimpulse aus Erregungsbildungszentren (Automatiezentren) der Kammermuskulatur führen zu verbreiterten und deformierten QRS-Komplexen.
☐ E Extrasystolen können manchmal vom Patienten als „Herzstolpern" wahrgenommen werden.

6.39 Eine supraventrikuläre Tachykardie ...

☐ A hat eine Herzfrequenz von mehr als 100 Impulsen pro Minute.
☐ B wird durch ektope Schrittmacherzentren (Automatiezentren) in den Herzkammern ausgelöst.
☐ C hat schmale QRS-Komplexe.
☐ D kann ohne medikamentöse Therapie wieder zum normalen Sinusrhythmus zurückkehren.
☐ E kann zu Hypotonie, Schwindel und Angina-pectoris-Beschwerden führen.

6.40 Eine Sinustachykardie kann auftreten bei …

☐ A einem Volumenmangelschock.
☐ B hohem Fieber.
☐ C der Inhalation mit Salbutamol in hoher Dosierung.
☐ D einem AV-Block III. Grades.
☐ E akuter Herzinsuffizienz.

6.41 Bei dem folgenden EKG (➢ Abb. 6.1) …

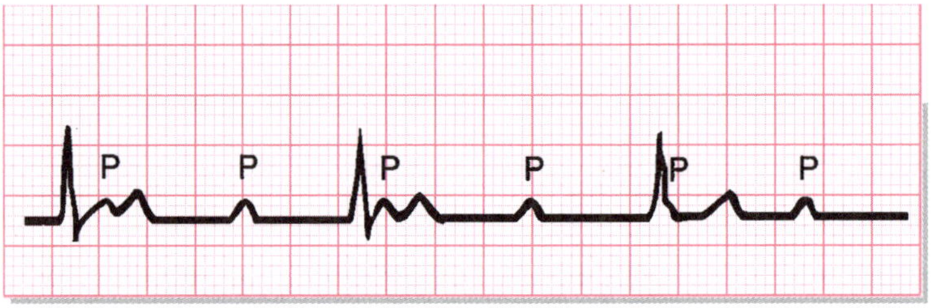

Abb. 6.1 EKG [L108]

☐ A schlagen Vorhöfe und Kammern unabhängig voneinander.
☐ B kann es zu einer Synkope (plötzlicher kurzzeitiger Bewusstseinsverlust) kommen.
☐ C kann ein Herzinfarkt die Ursache sein.
☐ D sollte bei instabilem Kreislauf eine Defibrillation versucht werden.
☐ E kann die Anwendung eines externen transthorakalen Herzschrittmachers indiziert sein.

6.42 Bei dem folgenden EKG (➢ Abb. 6.2) …

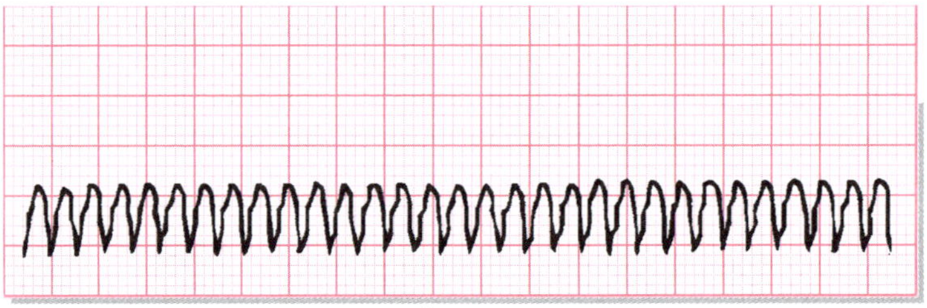

Abb. 6.2 EKG [L143]

☐ A kann als Sofortmaßnahme ein präkordialer Faustschlag ausgeübt werden.
☐ B kann ein funktioneller Herz-Kreislauf-Stillstand mit Pulslosigkeit vorliegen.
☐ C kann ein Übergang zum Kammerflimmern erfolgen.
☐ D ist das typische Bild eines Wechselstrom-Störeinflusses zu sehen.
☐ E liegt das typische EKG einer Herzschrittmacher-Fehlfunktion vor.

6

6.43 Nennen Sie die drei Stadien des Schocks:

- **Stadium I:** ______________________________

____

- **Stadium II:** ______________________________

____

- **Stadium III:** ______________________________

____

6.44 Bis zu welchem prozentualen Anteil am Gesamtblutvolumen kann ein Blutverlust von einem gesunden Menschen durch körpereigene Mechanismen kompensiert werden?

Bis zu einem Blutverlust von ca. ______ % des Gesamtblutvolumens.

6.45 Wie wird der Schockindex berechnet und welcher Schockindex ist im Schockstadium I zu erwarten?

Schockindex = ______________________________

____

____

6.46 Nennen Sie die vier pathophysiologischen Grundformen des Schocks:

- ______________________________
- ______________________________
- ______________________________
- ______________________________

6.47 Ordnen Sie den genannten Begriffen aus der Pathophysiologie bzw. der klinischen Symptomatik jeweils eine passende Schockform zu:

Pathophysiologie bzw. Symptomatik	Schockform
Histaminfreisetzung	______
Halsvenenstauung	______
Endotoxinausschüttung	______
Sympathikolyse (Ausfall des Sympathikus)	______
Blutverlust	______

6.48 Bei welchen Formen des Schocks liegt eine Dysregulation des Gefäßsystems mit pathologischer Vasodilatation vor?

- ☐ A Kardiogener Schock
- ☐ B Neurogener Schock
- ☐ C Anaphylaktischer Schock
- ☐ D Hypovolämischer Schock
- ☐ E Septischer Schock

6

6.49 Die Anwendung eines transkutanen Herzschrittmachers im Rettungsdienst …

- ☐ A kann zur Auslösung eines Kammerflimmerns führen.
- ☐ B kann bei bradykarden Herzrhythmusstörungen indiziert sein.
- ☐ C macht bei wachen Patienten häufig eine Analgesie und Sedierung nötig.
- ☐ D ist das Mittel der Wahl bei Kammerflimmern.
- ☐ E erfolgt über Klebeelektroden, die in gleicher Position wie bei einer Defibrillation aufgebracht werden.

6.50 Erläutern Sie, was mit den Begriffen „Vorwärtsversagen" und „Rückwärtsversagen" bei einer Herzinsuffizienz gemeint ist:

- **Vorwärtsversagen:** ______

______

- **Rückwärtsversagen:** ______

______

6.51 Nennen Sie sechs Symptome einer globalen Herzinsuffizienz:

- ____________________
- ____________________
- ____________________
- ____________________
- ____________________
- ____________________

6.52 Typische Zeichen einer akuten dekompensierten Linksherzinsuffizienz sind …

☐ A niedriger Blutdruck und Tachykardie.
☐ B Orthopnoe.
☐ C Kreislaufzentralisation mit kalten Extremitäten.
☐ D auskultatorisch feuchte Rasselgeräusche über der Lunge.
☐ E Zyanose.

6.53 Welche Maßnahmen können bei einer akuten Herzinsuffizienz indiziert sein?

☐ A Schocklagerung
☐ B Unblutiger Aderlass
☐ C Gabe von Furosemid (z. B. Lasix®)
☐ D Infusion von 2.000 ml kristalloider balancierter Infusionslösung
☐ E NIV mit einer CPAP-Maske

6.54 Welche der folgenden Erkrankungen können durch eine Arteriosklerose mit Plaquebildung verursacht werden?

☐ A Myokardinfarkt
☐ B Hypertonie
☐ C Lungenembolie
☐ D Myokarditis
☐ E Perikarderguss

6

6.55 Nennen Sie die drei Krankheitsbilder, die unter der Diagnose „akutes Koronarsyndrom" zusammengefasst werden. Durch welche Untersuchungen können diese Diagnosen unterschieden werden?

- ______________________________
- ______________________________
- ______________________________

6.56 Erläutern Sie die folgenden Formen einer Angina pectoris:

- **Stabile Angina pectoris:** ______________________________
- **Instabile Angina pectoris:** ______________________________
- **Prinzmetal-Angina:** ______________________________

6.57 Welche Befunde bei akutem Thoraxschmerz mit Dyspnoe geben Hinweise auf Differenzialdiagnosen zum akuten Koronarsyndrom?

☐ A Patient trägt einen Gipsverband nach einer Unterschenkelfraktur.
☐ B Akut einsetzender, sehr starker, „reißender" Thoraxschmerz mit Ausstrahlung in den Rücken
☐ C Kaltschweißigkeit, Übelkeit und Blässe
☐ D Atemabhängigkeit der Thoraxschmerzen
☐ E Einseitig fehlendes Atemgeräusch

6.58 Mit welchen Komplikationen muss bei einem akuten Myokardinfarkt gerechnet werden?

- ☐ A Ventrikuläre Tachykardie und Kammerflimmern
- ☐ B Kardiales Lungenödem
- ☐ C Kardiogener Schock
- ☐ D AV-Block III. Grades
- ☐ E Hypertensive Krise

6.59 Welche Medikamente sind bei einem akuten Koronarsyndrom indiziert?

- ☐ A Morphin
- ☐ B ASS (z. B. Aspisol®)
- ☐ C Fenoterol (z. B. Berotec®-Dosieraerosol)
- ☐ D Heparin
- ☐ E Nitroglycerin-Spray (z. B. Nitrolingual®)

6.60 Ab welchen Werten spricht man von einem Bluthochdruck (Hypertonie)?

___

6.61 Was ist der Unterschied zwischen einem hypertensiven Notfall und einer hypertensiven Krise?

___

___

___

___

6.62 Welche Aussagen zum hypertensiven Notfall sind richtig?

- ☐ A Typische Zeichen sind Kopfschmerz, Sehstörungen und Übelkeit.
- ☐ B Bei systolischen Blutdruckwerten unter syst./diast. 180/120 mmHg kann ein hypertensiver Notfall ausgeschlossen werden.
- ☐ C Eine möglichst schnelle Senkung des Blutdrucks in den Normbereich (unter 140 mmHg systolisch) muss angestrebt werden.
- ☐ D Fehler bei der Medikamenteneinnahme zählen zu den typischen Ursachen.
- ☐ E Die zerebrale Autoregulation ist in ihrer Funktion beeinträchtigt.

6.63 Welche Komplikationen können Folge einer hypertensiven Krise sein?

- ☐ A Arterieller Gefäßverschluss
- ☐ B Akutes Koronarsyndrom
- ☐ C Kardiales Lungenödem
- ☐ D Lungenembolie
- ☐ E Intrazerebrale Blutung

6.64 Nennen Sie zwei Formen von Synkopen:

- ____________________
- ____________________

6.65 Ursachen einer Synkope können sein:

- ☐ A Emotionaler Stress, Angst
- ☐ B Langes Stehen
- ☐ C Herzrhythmusstörungen
- ☐ D Herzklappenfunktionsstörung
- ☐ E Hypovolämie bei unzureichender Trinkmenge

6.66 Erläutern Sie die Begriffe „Thrombose" und „Embolie".

- **Thrombose:** ____________________
- **Embolie:** ____________________

6.67 Eine Embolie ...

- ☐ A bezeichnet den Verschluss eines Gefäßlumens durch ein eingeschwemmtes Strömungshindernis.
- ☐ B ist eine typische Komplikation bei Bettlägerigkeit.
- ☐ C ist eine typische Komplikation bei Vorhofflimmern und Herzinsuffizienz.
- ☐ D kann Arterien und Venen betreffen.
- ☐ E kann zu einem akuten Rechtsherzversagen mit kardiogenem Schock führen.

6.68 Eine Thrombose …

- ☐ A führt zu einem akuten Linksherzversagen mit kardiogenem Schock.
- ☐ B bezeichnet den Verschluss eines Gefäßlumens durch eine Blutpfropfbildung im Gefäß.
- ☐ C ist eine typische Komplikation bei Bettlägerigkeit.
- ☐ D kann Arterien und Venen betreffen.
- ☐ E ist eine typische Komplikation nach einer Operation an der unteren Extremität.

6.69 Nennen Sie die typischen Symptome bei einem arteriellen Gefäßverschluss (Schlagwort: „die 6 Ps“):

P ____________________

P ____________________

P ____________________

P ____________________

P ____________________

P ____________________

6.70 Innerhalb welcher Zeit nach einem akuten vollständigen Verschluss einer Extremitätenarterie muss eine Wiederherstellung des Blutflusses erfolgen, um die Gefahr einer Amputation abzuwenden?

____

6.71 Welche Maßnahmen können bei einem akuten arteriellen Gefäßverschluss der A. femoralis indiziert sein?

- ☐ A Schmerztherapie durch Injektion von Opioiden
- ☐ B Passives Durchbewegen und Massieren des betroffenen Beins
- ☐ C Anlegen eines Wickelverbands mit einer elastischen Binde
- ☐ D Hochlagern des betroffenen Beins
- ☐ E Intravenöse Injektion von Heparin

6.72 Welche Maßnahmen können bei einem venösen Gefäßverschluss der V. femoralis indiziert sein?

- ☐ A Schmerztherapie durch Injektion von Ketamin oder Opioiden
- ☐ B Kühlung des betroffenen Beins
- ☐ C Oberkörperhochlagerung mit herabhängenden Beinen („Herzbettlagerung“)
- ☐ D Vermeidung von unnötiger Bewegung der Extremität
- ☐ E Intravenöse Injektion von Heparin

6.73 Welche anamnestischen und klinischen Befunde sind typisch für eine Lungenembolie?

- ☐ A Bettlägerigkeit des Patienten
- ☐ B Plötzlich einsetzende Dyspnoe und Thoraxschmerz
- ☐ C Auskultatorisch feuchte Rasselgeräusche und Brodeln über der Lunge
- ☐ D Schocksymptomatik mit Tachykardie und Hypotonie
- ☐ E Halsvenenstauung

6.74 Welche Maßnahmen können bei Verdacht auf eine Lungenembolie indiziert sein?

- ☐ A Oberkörperhochlagerung
- ☐ B Sauerstoffinsufflation
- ☐ C Schockbekämpfung durch rasche Infusion von 2 l Vollelektrolytlösung
- ☐ D Intravenöse Injektion von Opioiden (z. B. Morphin)
- ☐ E Intravenöse Injektion von Heparin

6.75 Welche Aussagen zum Aortenaneurysma treffen zu?

- ☐ A Ein Aortenaneurysma kann im thorakalen Aortenbereich und in der Bauchaorta vorkommen.
- ☐ B Eine Aortendissektion (Aneurysma dissecans) entsteht durch einen Einriss der inneren Aortenwandschicht (Intima).
- ☐ C Bei einem gedeckt perforierten Bauchaortenaneurysma sind Rücken- und Bauchschmerzen mit Ausstrahlung in die Beine typisch.
- ☐ D Die Schmerzsymptomatik bei einer Aortendissektion der thorakalen Aorta kann den Beschwerden bei einem akuten Herzinfarkt ähneln.
- ☐ E Bei einem Aortenaneurysma kann eine Differenz der Blutdruckwerte zwischen beiden Armen oder eine ein- oder beidseitige Pulslosigkeit der Beine ein typisches Zeichen sein.

KAPITEL

7

Georg Rohe

Respiratorisches System

7.1 Nennen Sie die anatomischen Strukturen der oberen und unteren Atemwege, die die Einatemluft auf ihrem Weg zur Lunge zurücklegt:

____

____

____

____

____

____

7.2 Welche Anteile des Kehlkopfes sind durch die Haut tastbar?

- ☐ A Schildknorpel
- ☐ B Stimmbänder
- ☐ C Ringknorpel
- ☐ D Epiglottis (Kehldeckel)
- ☐ E Ligamentum conicum

7.3 Bezeichnen Sie die anatomischen Strukturen beim laryngoskopischen Blick auf den Kehlkopf (➢ Abb. 7.1):

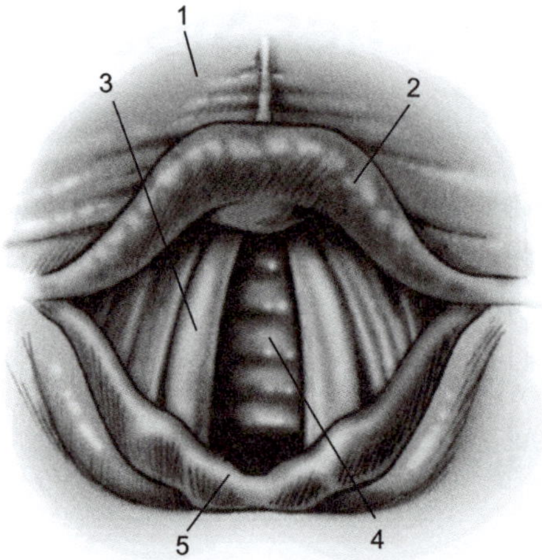

Abb. 7.1 Blick auf den Larynxeingang [L108]

1. __________

2. __________

3. __________

4. __________

5. __________

7.4 Welche Aussagen zur Anatomie der Atemorgane sind richtig?

- ☐ A Der knöcherne Thorax besteht aus 14 Rippenpaaren, die durch Gelenke mit dem Sternum verbunden sind.
- ☐ B Die Trachea ist beim Erwachsenen ca. 10–15 cm lang.
- ☐ C Die beiden Lungenflügel sind völlig identisch (spiegelbildlich gleich) aufgebaut.
- ☐ D Das Zwerchfell bildet die Grenze zwischen Brustraum und Bauchraum.
- ☐ E Ein Anheben der Rippen führt zu einer Vergrößerung des Thoraxvolumens.

7.5 Welche Aussagen zu den Atemorganen sind richtig?

- ☐ A An der Bifurkation zieht der rechte Hauptbronchus steiler nach unten als der linke.
- ☐ B Die Epiglottis verschließt beim Schlucken den Ösophagus.
- ☐ C Die Alveolen sind mit Flimmerepithel ausgekleidet.
- ☐ D Surfactant vermindert die Oberflächenspannung in den Alveolen.
- ☐ E Beim Lungenödem verlängert sich die Diffusionsstrecke zwischen Alveole und Lungenkapillaren.

7.6 Erklären Sie den Begriff „Totraumvolumen“:

____

____

____

7.7 In welchen Räumen ist unter physiologischen Bedingungen Luft enthalten?

- ☐ A Im Pleuraspalt
- ☐ B Im Bauchraum außerhalb der Darmschlingen
- ☐ C Im Interkostalraum
- ☐ D In den Nasennebenhöhlen
- ☐ E Im anatomischen Totraum

7.8 Bei einer Verletzung der Thoraxwand mit Eröffnung des Pleuraspalts nach außen …

- ☐ A entweicht Luft aus dem Pleuraspalt nach außen.
- ☐ B kollabiert die Lunge.
- ☐ C entwickelt sich immer ein Spannungspneumothorax.
- ☐ D ist eine zum Überleben ausreichende Atmung nicht mehr möglich.

7.9 Am Ende einer normalen Exspiration (Atemruhelage)

- ☐ A herrscht im Pleuraspalt ein negativer Druck (Unterdruck).
- ☐ B ist das Zwerchfell entspannt.
- ☐ C entspricht das Lungenvolumen dem inspiratorischen Reservevolumen.
- ☐ D entspricht das Lungenvolumen dem Residualvolumen.
- ☐ E findet kein Gasaustausch zwischen Alveolen und Lungenkapillaren statt.

7.10 Mit welcher Formel können Sie das Atemminutenvolumen berechnen?

Atemminutenvolumen = ______________________________

7.11 Mit welchem Atemmanöver lässt sich die Vitalkapazität eines Menschen messen und wie groß ist sie bei einem Erwachsenen ungefähr?

____

____

____

7.12 Erklären Sie die Begriffe „Residualvolumen" und „Totalkapazität":

- **Residualvolumen:** ________________________________

____

- **Totalkapazität:** ________________________________

____

7.13 Welche Aussagen zur Atmung sind richtig?

- ☐ A Ein Atemminutenvolumen von 6 l/Min. ist bei einer Atemfrequenz von 40/Min. für einen Erwachsenen nicht ausreichend.
- ☐ B Bei erschwerter Exspiration kann die Bauchmuskulatur als Atemhilfsmuskel eingesetzt werden.
- ☐ C Die Volumendifferenz zwischen maximaler Inspiration und maximaler Exspiration heißt Atemzugvolumen.
- ☐ D Bei einem einseitigen Pneumothorax ist der zum Überleben notwendige Gasaustausch nicht mehr möglich.
- ☐ E Das Totraumvolumen beträgt beim Erwachsenen ca. 50 ml.

7.14 Nennen Sie die normalen Atemfrequenzen für die angegebene Altersklasse:

Alter	Atemfrequenz
Neugeborenes	________________
Säugling	________________
Schulkind	________________
Jugendliche und Erwachsene	________________

7.15 Warum kann es durch eine Fraktur der Halswirbelsäule im Bereich von C1 bis C5 zum Atemstillstand des Patienten kommen?

____

____

____

____

7.16 Füllen Sie die Tabelle zur Zusammensetzung der normalen Inspirations- und Exspirationsluft aus:

	Inspirationsluft (Vol. %)	Exspirationsluft (Vol. %)
Stickstoff (N_2)	______	______
Sauerstoff (O_2)	______	______
Kohlendioxid (CO_2)	______	______
Edelgase	______	______

7.17 Welche Aussagen zum Sauerstofftransport sind richtig?

- ☐ A Die Differenz zwischen den Sauerstoffpartialdrücken in der Alveole und in den Lungenkapillaren ist die treibende Kraft für die äußere Atmung.
- ☐ B Die Sauerstoffdiffusion vom Alveolarraum in die Lungenkapillare („äußere Atmung") ist von der Distanz zwischen diesen Strukturen (Diffusionsstrecke) abhängig.
- ☐ C Sauerstoff wird im Blut hauptsächlich in physikalisch gelöster Form transportiert.
- ☐ D Den Sauerstoffverbrauch in den Zellen mit dem Stoffwechselprodukt Kohlendioxid nennt man innere Atmung.
- ☐ E Kohlendioxid bindet besser an Hämoglobin als Sauerstoff.

7.18 Tragen Sie die Normalwerte zu den arteriellen und venösen Sauerstoff- und Kohlendioxidpartialdrücken ein:

	Lungenarterie („venös")	Arteriell
Sauerstoffpartialdruck	______ mmHg	______ mmHg
Kohlendioxidpartialdruck	______ mmHg	______ mmHg

7.19 Das Atemzentrum …

- ☐ A liegt in der Großhirnrinde.
- ☐ B ist durch seine anatomische Lage vor Hirndruck geschützt.
- ☐ C reagiert auf die Rückmeldungen von Chemorezeptoren in Aorta und A. carotis.
- ☐ D bewirkt eine vermehrte Atmung bei Anstieg des pH-Werts (Alkalose).
- ☐ E bewirkt eine vermehrte Atmung bei Anstieg des Kohlendioxidpartialdrucks (Hyperkapnie).

7.20 Welcher der vom Atemzentrum zur Atemregulation verwendeten Parameter hat bei gesunden Menschen den größten Einfluss auf das Atemminutenvolumen?

7.21 Was genau gibt der Wert der pulsoxymetrischen Sauerstoffsättigung (SpO_2) an?

7.22 Wie ist der Normalbereich der pulsoxymetrischen Sauerstoffsättigung unter Raumluftatmung?

7.23 Welche Aussage zum Sauerstofftransport ist richtig?

- ☐ A Sauerstoff wird im Blut hauptsächlich in physikalisch gelöster Form transportiert.
- ☐ B Kohlendioxid wird im Blut hauptsächlich in Form von Bikarbonat transportiert.
- ☐ C Bei einer pulsoxymetrisch gemessenen Sauerstoffsättigung von 95 % kann ein Sauerstoffmangel in den Organen von Notfallpatienten ausgeschlossen werden.
- ☐ D Bei einer pulsoxymetrischen Sättigung von 95 % kann von einem ausreichenden Atemminutenvolumen ausgegangen werden.

7.24 Bei einem beatmeten Patienten ist ein kapnometrisch gemessener endexspiratorischer Kohlendioxidpartialdruck ($p_{et}CO_2$) …

- ☐ A von 65 mmHg ein Hinweis auf zu hohes Atemminutenvolumen.
- ☐ B von 20 mmHg ein Hinweis auf einen zu niedrigen Sauerstoffanteil im Inspirationsgas (FiO_2 zu niedrig).
- ☐ C von 20 mmHg unter Reanimation bei einem Patienten mit Herz-Kreislauf-Stillstand ein Hinweis auf eine gut durchgeführte Herzdruckmassage.
- ☐ D von 40 mmHg nach der Intubation ein Hinweis für eine endotracheale Tubuslage.
- ☐ E von 65 mmHg ein Normalwert.

7.25 Welche Aussagen zur Sauerstoffinhalation im Rettungsdienst sind richtig?

- ☐ A Bei einem kreislaufstabilen Patienten mit der Diagnose eines akuten Myokardinfarkts sollte der pulsoxymetrische Zielbereich der Sauerstoffsättigung 94–98 % betragen.
- ☐ B Bei einem Patienten mit chronisch-obstruktiver Lungenerkrankung sollte auf eine O_2-Inhalation verzichtet werden.
- ☐ C Bei Verwendung einer Sauerstoffbrille sollte der Flow höchstens 6 l/Min. betragen.
- ☐ D Bei Verwendung einer Sauerstoffmaske mit Reservoir sollte der Flow mindestens 6 l/Min. betragen.
- ☐ E Eine Sauerstoffinhalation sollte nur unter Verwendung von Atemluftbefeuchtern angewendet werden.

7.26 Nennen Sie typische Symptome einer chronisch-obstruktiven Bronchitis (COPD):

____

____

____

____

7.27 Erklären Sie die Entstehung eines chronischen Cor pulmonale im Rahmen einer COPD:

____

____

____

____

____

7.28 Bei chronisch-obstruktiver Bronchitis …

- ☐ A kommen Infekte mit akuter Atemnot häufig vor.
- ☐ B sind ein produktiver Husten und eine erniedrigte Sauerstoffsättigung typisch.
- ☐ C sind inhalative β_2-Mimetika (z. B. Fenoterol) und Glukokortikosteroide (z. B. Budesonid) eine häufige Dauermedikation des Patienten.
- ☐ D sind auskultatorisch oft giemende und brummende Atemnebengeräusche zu hören.
- ☐ E ist ein anfallsartiger, akuter Beginn typisch für das Krankheitsbild.

7

7.29 Welche Veränderungen führen zur akuten Atemnot bei einem Asthmaanfall?

7.30 Welche klinischen Zeichen findet man typischerweise bei einem schweren Asthmaanfall?

- ☐ A Lippenzyanose
- ☐ B Lippenbremse und verlängertes Exspirium
- ☐ C Orthopnoe
- ☐ D Auskultatorisches Giemen und Brummen der Lunge
- ☐ E Hohes Fieber

7.31 Welche der folgenden Begriffe passen zur Entstehung des Krankheitsbildes Asthma bronchiale?

- ☐ A Histaminausschüttung
- ☐ B Linksherzbelastung
- ☐ C Bronchiale Obstruktion
- ☐ D Akutes Cor pulmonale
- ☐ E Tiefe Beinvenenthrombose

7.32 Durch welche pathophysiologischen Mechanismen entsteht beim schweren Asthmaanfall die akute Lebensgefahr?

- ☐ A Akute Durchblutungsstörung der Herzkranzgefäße
- ☐ B Akute Rechtsherzinsuffizienz
- ☐ C Akute Linksherzinsuffizienz
- ☐ D Erschöpfung des Patienten mit Hypoventilation und Hypoxie
- ☐ E Akute intrakranielle Druckerhöhung

7.33 Welche Medikamente werden beim akuten Asthmaanfall eingesetzt?

- ☐ A ASS (z. B. Aspisol®)
- ☐ B Inhalative β_2-Sympathomimetika (z. B. Salbutamol)
- ☐ C Inhalative Anticholinergika (z. B. Atrovent®)
- ☐ D Metoprolol (z. B. Beloc®)
- ☐ E Kortison (z. B. Solu-Decortin H®)

7.34 Was sind lebensbedrohende Komplikationen einer akuten Pneumonie?

____

____

7.35 Erklären Sie den Begriff „Aspiration":

____

____

7.36 Bei der Verlegung der oberen Luftwege durch einen größeren Fremdkörper (Bolusgeschehen) …

- ☐ A kann ein reflektorischer Herz-Kreislauf-Stillstand ausgelöst werden.
- ☐ B soll als erste Maßnahme ein Heimlich-Manöver durchgeführt werden.
- ☐ C ist ein exspiratorischer Stridor typisch.
- ☐ D ist eine akute Hustenattacke ein Leitsymptom.
- ☐ E soll bei einer Reanimation auf die Beatmung verzichtet werden.

7.37 Nennen Sie typische Symptome für ein Hyperventilationssyndrom:

____

____

____

____

____

____

7.38 Worin unterscheiden sich Hyperventilationssyndrom und Hyperventilationstetanie?

____

____

____

7.39 Welche Werte passen zu einer Hyperventilationstetanie?

- ☐ A pH-Wert über 7,45
- ☐ B pH-Wert unter 7,35
- ☐ C Exspiratorischer endtidaler CO_2-Wert ($p_{et}CO_2$) unter 35 mmHg
- ☐ D Exspiratorischer endtidaler CO_2-Wert ($p_{et}CO_2$) über 45 mmHg
- ☐ E SpO_2 = 82 %

KAPITEL

8 Neurologie und Psychiatrie

Frank Scheinichen

8.1 Welche Aussagen zum Nervensystem sind richtig?

- ☐ A Das Nervensystem ist immer unwillkürlich.
- ☐ B Das Nervensystem ist funktionell in das willkürliche und unwillkürliche Nervensystem unterteilt.
- ☐ C Anatomisch erfolgt eine Aufteilung in peripheres und zentrales Nervensystem.
- ☐ D Das periphere Nervensystem ist immer willkürlich.
- ☐ E Das Nervensystem besteht aus Gehirn und Rückenmark.

8.2 Wie heißt der Botenstoff, durch den die quergestreifte Muskulatur innerviert wird?

- ☐ A Acetylcholin
- ☐ B Adrenalin
- ☐ C ATP
- ☐ D Curare
- ☐ E Von-Willebrand-Faktor

8.3 Der Sympathikus ...

- ☐ A erhöht die Herzfrequenz.
- ☐ B verengt die Pupillen (Miosis).
- ☐ C bewirkt eine Bronchodilatation.
- ☐ D ist ein willkürlicher Nerv.
- ☐ E weitet die Pupille (Mydriasis).

8.4 In welcher Reihenfolge erfolgt die Erregungsleitung bei einer peripheren Reizaufnahme mit einer nachfolgenden Reaktion?

- ☐ A Afferente Nervenbahn – ZNS – efferente Nervenbahn
- ☐ B Efferente Nervenbahn – ZNS – afferente Nervenbahn
- ☐ C Motorische Nervenbahn – ZNS – sensible Nervenbahn
- ☐ D Sensible Nervenbahn – ZNS – motorische Nervenbahn

8.5 Wie viele Spinalnervenpaare besitzt der Mensch?

- ☐ 7
- ☐ 12
- ☐ 25
- ☐ 31
- ☐ 42

8.6 Welche Aussagen zu den Hirnnerven sind richtig?

- ☐ A Die Hirnnerven befinden sich nur im Gehirn.
- ☐ B Der Mensch hat 12 Hirnnerven.
- ☐ C Hirnnerven können sowohl sensibel als auch motorisch sein.
- ☐ D Der N. vagus ist der 10. Hirnnerv.
- ☐ E Hirnnerven können auch durch den Spinalkanal führen.

8.7 Welche Aussagen zur saltatorischen Erregungsleitung sind richtig?

- ☐ A Nicht an allen Nerven findet eine saltatorische Erregungsleitung statt.
- ☐ B Die saltatorische Erregungsleitung bewirkt gegenüber der kontinuierlichen Erregungsleitung eine schnellere Reizweiterleitung.
- ☐ C Die saltatorische Erregungsleitung bewirkt gegenüber der kontinuierlichen Erregungsleitung eine langsamere Reizweiterleitung.
- ☐ D Zur saltatorischen Erregungsleitung ist das Axon von den Schwann-Zellen umhüllt.
- ☐ E Wichtige Reflexe werden über die saltatorische Erregungsleitung weitergeleitet.

8.8 Benennen Sie die Hirnhäute von außen nach innen:

- ____________________
- ____________________
- ____________________

8.9 Welche Aufgaben und Eigenschaften hat die Liquorflüssigkeit?

- ☐ A Die Liquorflüssigkeit dient auch der nutritiven Versorgung des Gehirns.
- ☐ B Die Liquorflüssigkeit stellt eine Art „Stoßdämpfer“ für das Gehirn dar.
- ☐ C Die Liquorflüssigkeit liegt zwischen Pia mater und Arachnoidea.
- ☐ D Ein Erwachsener besitzt ca. 150 ml Liquor.
- ☐ E Die Liquorflüssigkeit besitzt einen Zuckergehalt von ca. 60 mg/dl.

8.10 Welche Aussagen sind richtig?

- ☐ A Die Feinkoordination von Bewegungen erfolgt im Großhirn.
- ☐ B Die Feinkoordination von Bewegungen erfolgt im Kleinhirn.
- ☐ C Das Atemzentrum befindet sich im Kleinhirn.
- ☐ D Das Rückenmark endet in Höhe des 1.–2. Lendenwirbels.
- ☐ E Das Rückenmark endet in den Sakralwirbeln.

8.11 Welche Aussagen zu Reflexen sind richtig?

- ☐ A Ein Reflex wird immer im Kleinhirn umgeschaltet.
- ☐ B Der Patellarsehnenreflex wird im Rückenmark umgeschaltet.
- ☐ C Ein soporöser Patient hat keine Schutzreflexe.
- ☐ D Ein komatöser Patient kann erhaltene Schutzreflexe haben.

8.12 Welche Aussagen zu Bewusstseinsstörungen sind richtig?

- ☐ A Ein somnolenter Patient ist auf (laute) Ansprache erweckbar.
- ☐ B Ein somnolenter Patient ist nur durch Schmerzreize erweckbar.
- ☐ C Ein komatöser Patient ist durch Schmerzreize erweckbar.
- ☐ D Ein komatöser Patient ist immer ohne Reflexe.
- ☐ E Ein soporöser Patient ist auf Ansprache erweckbar.

8.13 Welche Aussagen zur Glasgow Coma Scale (GCS) sind richtig?

- ☐ A Die GCS ist ein geeignetes Instrument, um die Verletzungsschwere polytraumatisierter Patienten zu ermitteln.
- ☐ B Ein Patient mit einem Kreislaufstillstand erhält nach der GCS 2 Punkte.
- ☐ C Die GCS ist zur Verlaufsdokumentation von Patienten mit neurologischen Schädigungen geeignet.
- ☐ D Ein Mensch ohne neurologische Defizite erreicht maximal 12 Punkte.
- ☐ E Bei der GCS wird unter anderem auch die Pupillenweite beurteilt.

8.14 Welche Aussagen zum Schlaganfall sind richtig?

- ☐ A Ein Schlaganfall bezeichnet eine plötzlich auftretende neurologische Symptomatik aufgrund einer zerebralen Durchblutungsstörung.
- ☐ B Häufige Ursache für einen Schlaganfall ist eine Arteriosklerose.
- ☐ C Ein Vorhofflimmern kann zu einem Schlaganfall führen.
- ☐ D Bradykarde Herzrhythmusstörungen können einen Schlaganfall auslösen.
- ☐ E Ein arterieller Hypertonus ist ein Risikofaktor für einen Schlaganfall.

8.15 Welche der folgenden Begriffe beschreiben wichtige Differenzierungen für einen Schlaganfall?

- ☐ A Blutiger/unblutiger Schlaganfall
- ☐ B PRIND
- ☐ C TIA
- ☐ D Progressive Stroke
- ☐ E Complete Stroke

8.16 In welchem Zeitfenster wird das gefährdete Umgebungsgebiet (Penumbra) eines Schlaganfall ebenfalls komplett geschädigt sein?

- ☐ A > 15 Min.
- ☐ B > 1 Std.
- ☐ C > 3 Std.
- ☐ D > 6 Std.
- ☐ E > 12 Std.

8.17 Welche Maßnahmen müssen bei einem Schlaganfall durchgeführt werden?

- ☐ A GCS bestimmen und Verlauf dokumentieren
- ☐ B Generelle Blutdrucksenkung auf 120 mmHg systolisch
- ☐ C Geeignete Zielklinik anfahren
- ☐ D Ggf. fiebersenkende Maßnahmen
- ☐ E Sauerstoffgabe

8.18 Welche Aussagen bezüglich des Blutdrucks bei einem Patienten mit akutem Schlaganfall treffen zu?

- ☐ A Bei den meisten Patienten mit einem akuten Schlaganfall ist eine Hypotonie zu beobachten.
- ☐ B Bei einem akuten Schlaganfall mit Hypertonie sollte der Blutdruck möglichst auf normale Werte (ca. 120/80 mmHg) gesenkt werden.
- ☐ C Bei einem Schlaganfallpatienten führt eine rasche Blutdrucksenkung zu einer Verschlechterung der Durchblutung in der minderversorgten Penumbra.
- ☐ D Bei einem Schlaganfall sollten Blutdruckwerte bis 280 mmHg systolisch toleriert werden.

8.19 Welche Aussagen zum Krampfanfall treffen zu?

- ☐ A Alkoholismus kann Ursache für einen Krampfanfall sein.
- ☐ B Bei einem Grand-mal-Anfall krampft der betroffene Patient generalisiert.
- ☐ C Fokale Krampfanfälle sind auf bestimmte Körperregionen begrenzt.
- ☐ D Fokale Krampfanfälle sind kleine und kurze Grand-mal-Anfälle.
- ☐ E Nach dem eigentlichen Krampfanfall kann ein Nachschlaf (Terminalschlaf) erfolgen.

8.20 Der Begriff „Petit-mal" bei einem Krampfanfall bezeichnet …

- ☐ A einen generalisierten Krampfanfall mit tonischen Krämpfen.
- ☐ B einen generalisierten Krampfanfall mit klonischen Krämpfen.
- ☐ C einen auf eine Körperregion beschränkten Krampfanfall.
- ☐ D eine kurzzeitige Bewusstseinsstörung (Absence).

8.21 Welche Maßnahmen müssen bei einem Krampfanfall durchgeführt werden?

- ☐ A Den noch krampfenden Patienten vor Verletzungen schützen
- ☐ B Bei einem Erwachsenen kann Diazepam auch als Rektiole verabreicht werden.
- ☐ C Dormicum kann über eine MAD-Applikationshilfe (Mucosal Application Device) über die Nasenschleimhäute appliziert werden.
- ☐ D Im Status epilepticus ist eine medikamentöse Krampfdurchbrechung erforderlich.
- ☐ E Die Zielklinik sollte eine neurochirurgische Abteilung besitzen.

8.22 Welche Aussagen zum Status epilepticus sind richtig?

- ☐ A Es handelt sich um einen lang andauernden Krampfzustand oder um eine Serie von Krampfanfällen, die sich in kurzen Abständen wiederholen.
- ☐ B Es besteht die Gefahr einer Aspiration.
- ☐ C Es kann zu einer zerebralen Hypoxie mit der Folge eines Hirnödems kommen.
- ☐ D Ursache kann eine Hypoglykämie sein.

8.23 Bei einem psychomotorischen Erregungssyndrom …

- ☐ A erscheint der Patient motorisch unruhig.
- ☐ B besteht eine akute Selbstgefährdung.
- ☐ C ist eine Sedierung mit Benzodiazepinen indiziert.
- ☐ D können endogene oder exogene Ursachen eine Rolle spielen.
- ☐ E kann das Rettungsfachpersonal durch aggressive Handlungen des Patienten gefährdet sein.

8.24 Ursachen für ein delirantes Syndrom können sein:

- ☐ A Entzug von Rauschmitteln (z. B. Alkohol)
- ☐ B Konsum von Opiaten
- ☐ C Elektrolytentgleisungen
- ☐ D Schwere Infektionen mit hohem Fieber
- ☐ E Einnahmefehler bei Medikamenten

KAPITEL

9

Georg Rohe

Traumatologie

Wunden und Wundversorgung

9.1 Nennen Sie den Schichtaufbau der Haut von außen nach innen:

1. ____________________
2. ____________________
3. ____________________

9.2 Nennen Sie acht verschiedene Wundarten:

- ____________________
- ____________________
- ____________________
- ____________________
- ____________________
- ____________________
- ____________________
- ____________________

9.3 Welche Aussagen zu den genannten Wundarten sind richtig?

☐ A Bei Bisswunden ist die Infektionsgefahr sehr hoch.
☐ B Der Dekubitus gehört zu den akuten Wunden.
☐ C Schürfwunden entstehen durch Abrieb der Haut.
☐ D Prellungen können mit schweren Gewebsverletzungen und Einblutungen einhergehen.
☐ E Bei Schnittwunden ist die Tiefenausdehnung der Verletzungen in der Regel gut einsehbar.

9.4 Welche Aussagen in Bezug auf Stichverletzungen sind richtig?

☐ A Stichverletzungen sind aufgrund des schmalen Stichkanals nicht bedrohlich.
☐ B Bei der Einsatzmeldung „Stichverletzung" steht zunächst der Eigenschutz im Vordergrund.
☐ C Stichverletzungen am Rumpf sind generell als lebensbedrohlich anzusehen.
☐ D Blutungen bei Stichverletzungen lassen sich durch Druck von außen leicht stillen.
☐ E Der tatsächliche Blutverlust ist kaum abzuschätzen.

9.5 Beschreiben Sie stichwortartig Maßnahmen zur Blutstillung bei einer bedrohlichen Blutung aus einer Wunde.

____

____

____

____

9.6 Für eine Abbindung bei einer Extremitätenverletzung gilt:

☐ A Sie ist ein geeignetes Mittel bei einer bedrohlich blutenden Wunde mit einem Fremdkörper, der die Anlage eines Druckverbandes verhindert.
☐ B Sie ist das Mittel der ersten Wahl bei blutenden Amputationsverletzungen.
☐ C Sie soll nur dann durchgeführt werden, wenn eine Blutstillung durch einen Druckverband oder eine direkte Wundkompression misslingt.
☐ D Sie ist schmerzfrei möglich.
☐ E Ein unzureichend festes Tourniquet kann zu einer Verstärkung des Blutverlustes führen

9.7 Welche Aussagen zu Fremdkörpern in Wunden sind richtig?

☐ A Fremdkörper sind grundsätzlich in der Wunde zu belassen.
☐ B Stark verschmutzte Fremdkörper sollten wegen der Infektionsgefahr entfernt werden.
☐ C Lange oder sperrige Fremdkörper in Wunden dürfen vor Ort auf ein transportfähiges Maß reduziert werden.
☐ D Die Wunde wird steril abgedeckt.
☐ E Fremdkörper können eine tamponierende Wirkung bezüglich einer Blutung haben.

9.8 Beschreiben Sie die Versorgung eines Amputats:

Verletzungen des Bewegungssystems

9.9 Welche Aussagen zum Knochenaufbau sind richtig?

- ☐ A Die Wachstumsfuge bezeichnet man als Diaphyse.
- ☐ B Das Periost ist schmerzempfindlich.
- ☐ C Bei Anwendung einer intraossären Kanüle muss diese mit der Spitze in der Spongiosa liegen.
- ☐ D Frakturen im Bereich der Wachstumszone können im Kindesalter Wachstumsstörungen zur Folge haben.

9.10 Nennen Sie die deutschen und lateinischen Eigennamen der Röhrenknochen des Ober- und Unterarms und des Ober- und Unterschenkels:

-
-
-
-
-
-

9.11 Beschreiben Sie den Aufbau eines Gelenks:

9.12 Wofür steht bei der Untersuchung von Verletzungen der Extremitäten die Abkürzung DMS?

D ______________________________

M ______________________________

S ______________________________

9.13 Beschreiben Sie den Unterschied zwischen den folgenden Begriffen:

- **Distorsion:** ______________________________

____

- **Luxation:** ______________________________

____

9.14 Nennen Sie fünf sichere Frakturzeichen:

- ______________________________
- ______________________________
- ______________________________
- ______________________________
- ______________________________

9.15 Ergänzen Sie die Tabelle zum möglichen Blutverlust bei geschlossenen Frakturen:

Faktur	**Blutverlust**
Oberarm:	______________ ml
Unterarm:	______________ ml
Becken:	______________ ml
Oberschenkel:	______________ ml
Unterschenkel:	______________ ml

9

9.16 Was ist bei der schonenden Ruhigstellung von Extremitätenfrakturen wichtig?

☐ A Vermeidung von zusätzlichen Schmerzen
☐ B Bei jeder Fraktur muss eine Reposition erfolgen und eine Schienung durchgeführt werden.
☐ C Eine offene Fraktur wird bei einem Traumapatienten im Rahmen des Ersteindrucks (General Impression) reponiert und steril abgedeckt.
☐ D Ruhigstellung der benachbarten Gelenke bei der Schienung einer Fraktur
☐ E Vermeidung einer zusätzlichen Schädigung von Gefäßen, Nerven und Weichteilgewebe

9.17 Beschreiben Sie die Gradeinteilung von offenen Frakturen:

Grad I: ______________________________
Grad II: ______________________________
Grad III: ______________________________
Grad IV: ______________________________

9.18 Welche der folgenden Aussagen zur Reposition und Ruhigstellung von Extremitätenfrakturen sind richtig?

☐ A Es sollen immer auch die benachbarten Gelenke ruhiggestellt werden.
☐ B Eine achsengerechte Position ist anzustreben.
☐ C Offene Frakturen dürfen nicht reponiert werden.
☐ D Oberschenkelfrakturen können mit einer Luftkammerschiene ruhiggestellt werden.
☐ E Die Verwendung von Dreiecktüchern ist im Rettungsdienst nicht sinnvoll.

9.19 Welche Aussagen zur Oberschenkelhalsfraktur sind zutreffend?

☐ A Sie betrifft zumeist ältere Patienten.
☐ B Typisches Zeichen ist eine Beinlängenverminderung auf der frakturierten Seite.
☐ C Sie verursacht keinerlei Schmerzen.
☐ D Das betroffene Bein ist häufig nach außen rotiert.
☐ E Die Ruhigstellung soll durch Anlage einer Luftkammerschiene erfolgen.

9.20 Welche Aussagen zu Beckenverletzungen sind richtig?

☐ A Bei einer Open-book-Fraktur kommt es zu einer Sprengung der Symphyse.
☐ B Die Untersuchung auf eine Beckenringfraktur bei Traumapatienten soll durch kräftige Kompression auf die Beckenschaufeln von oben und von der Seite erfolgen.
☐ C Bei Verletzungen im Becken kann es zu Blutverlusten nach innen von bis zu 5 l kommen.
☐ D Eine Beckenschlinge in Höhe des Beckenkamms unterhalb der Taille vermindert den Blutverlust bei Beckenfrakturen.
☐ E Zur optimalen Ruhigstellung und Fixierung des Beckens mit einer Beckenschlinge gehört die Außenrotation der Beine.

9.21 Welche Aussagen zur Wirbelsäule sind richtig?

☐ A Die Wirbelsäule besteht aus 33–34 Wirbelkörpern.
☐ B Zwischen den Wirbelkörpern befinden sich Bandscheiben.
☐ C Die Wirbelknochen bestehen aus Wirbelkörper und Wirbelbogen.
☐ D Der Spinalkanal wird ventral von den Wirbelkörpern und dorsal von den Wirbelbögen begrenzt.
☐ E Die Querfortsätze der Wirbelkörper sind am Rücken tastbar.

9.22 Beschreiben Sie vier Anzeichen einer Rückenmarksschädigung bei einer Wirbelsäulenverletzung:

- ____________________
- ____________________
- ____________________
- ____________________

9.23 Welche der folgenden Hinweise passen zu der Diagnose eines spinalen Schocks?

☐ A Tachykardie
☐ B Kalte Haut
☐ C Sturz aus großer Höhe
☐ D Blutdruckabfall
☐ E Motorradunfall

9.24 Welche Maßnahmen sind bei Verdacht auf eine Halswirbelsäulenverletzung richtig?

☐ A Rettung mit Schaufeltrage oder Spineboard
☐ B Stabilisierung der Halswirbelsäule mittels Stützkragen
☐ C Überstrecken des Halses zur Atemwegsicherung bei Bewusstlosigkeit
☐ D Nutzung von Kopffixierpolstern zusätzlich zu HWS-Stützkragen
☐ E Immobilisierung der gesamten Wirbelsäule durch Vakuummatratze zusätzlich zu HWS-Stützkragen

9.25 Warum ist es sinnvoll, dass die Stabilisierung der Halswirbelsäule im ABCDE-Schema unter A (Atemwegssicherung) behandelt wird?

____

____

____

____

____

Schädel-Hirn-Trauma

9.26 Welche Aussagen zur Anatomie des Schädels und des Gehirns treffen zu?

- ☐ A Der knöcherne Schädel kann in Hirnschädel und Gesichtsschädel unterteilt werden.
- ☐ B Beim Gesichtsschädel unterscheidet man knöchernes Schädeldach und Schädelbasis.
- ☐ C Das Rückenmark verlässt den Hirnschädel durch das Hinterhauptsloch (Foramen magnum).
- ☐ D Der Liquor wird in den inneren Kammern des Gehirns (Ventrikel) gebildet.
- ☐ E Liquor ist normalerweise nur innerhalb des Hirnschädels zu finden.

9.27 Über welche arteriellen Gefäße erfolgt die Blutversorgung des Gehirns?

9.28 Wie unterscheidet sich ein offenes von einem geschlossenen Schädel-Hirn-Trauma (SHT)?

9.29 Erklären Sie die Begriffe „Primäre Hirnschädigung" und „Sekundäre Hirnschädigung" anhand der Entstehungsmechanismen:

9.30 Nennen Sie typische Hinweise auf eine Commotio cerebri:

9.31 Erklären Sie den Begriff „symptomfreies Intervall" in Verbindung mit einem Schädel-Hirn-Trauma:

9.32 Welche Aussagen zur Schädelbasisfraktur treffen zu?

☐ A Ein Glasgow-Coma-Scale-Wert von größer als 8 schließt eine Schädelbasisfraktur aus.
☐ B Diagnostisch wegweisend ist ein wässrig-blutiger Ausfluss aus Nase oder Ohr.
☐ C Diagnosesichernd für eine Schädelbasisfraktur ist das Eintreten eines sog. „symptomfreien Intervalls".
☐ D Die harte Hirnhaut (Dura mater) kann verletzt sein.
☐ E Es besteht die Gefahr einer gefährlichen Infektion.

9.33 Welche Befunde sprechen bei einem Patienten mit Schädel-Hirn-Trauma für einen erhöhten intrakraniellen Druck?

☐ A Auftreten eines sog. „symptomfreien Intervalls"
☐ B Einseitige Pupillenerweiterung
☐ C Biot-Atmung
☐ D Auffällige Bradykardie
☐ E Niedriger Blutzuckerwert

9.34 Erklären Sie die folgenden Begriffe:

- **Intrakranielle Blutung:** ______________________________

____

- **Epidurales Hämatom:** ______________________________

____

- **Subdurales Hämatom:** ______________________________

____

- **Intrazerebrale Blutung (Massenblutung):** ______________________________

____

- **Subarachnoidalblutung:** ______________________________

____

9.35 Eine epidurale Blutung ...

- ☐ A ist äußerlich an der Ausbildung eines Monokel- oder Brillenhämatoms zu erkennen.
- ☐ B entsteht durch Verletzung venöser Gefäße (Brückenvenen).
- ☐ C führt zu einem Hämatom zwischen Dura mater und der Hirngewebsoberfläche.
- ☐ D kann zu einer Pupillenerweiterung auf der betroffenen Seite führen.
- ☐ E kann durch die innere Blutung in die Schädelhöhle zu einem Volumenmangelschock führen.

9.36 Sie werden zu einem älteren Patienten gerufen, der durch eine zunehmende Somnolenz auffällig geworden ist. Fremdanamnestisch können Sie eine Dauermedikation mit Marcumar® und ein Sturzereignis vor 3 Tagen in Erfahrung bringen. Welches der folgenden Krankheitsbilder kommt typischerweise in Betracht?

- ☐ A Epilepsie
- ☐ B Epidurales Hämatom
- ☐ C Subdurales Hämatom
- ☐ D Commotio cerebri
- ☐ E Schlaganfall

9.37 Welche Therapieprinzipien sind bei der Versorgung eines schweren Schädel-Hirn-Traumas richtig?

- ☐ A Lagerung in stabiler Seitenlage
- ☐ B Lagerung mit leicht erhöhtem Oberkörper
- ☐ C Immobilisierung der Halswirbelsäule
- ☐ D Intubation und kontrollierte Beatmung
- ☐ E Hypoventilation anstreben

Thoraxtrauma

9.38 Welche Organe können bei einer Stichverletzung im 4. ICR links verletzt sein?

- ☐ A Leber
- ☐ B Milz
- ☐ C Perikard
- ☐ D Herzkammer
- ☐ E Aorta

9.39 Erklären Sie den Begriff „paradoxe Atmung":

____

____

____

9.40 Welche Aussage zum Pneumothorax ist richtig?

- ☐ A Ein Pneumothorax ist für den betroffenen Patienten akut lebensbedrohlich.
- ☐ B Bei einem Pneumothorax ist eine sofortige Entlastungspunktion erforderlich.
- ☐ C Bei einem Pneumothorax sind die Halsvenen des Patienten gestaut.
- ☐ D Bei einem Pneumothorax ist die Adhäsion im Pleuraspalt aufgehoben.
- ☐ E Ursache für einen Pneumothorax ist immer ein Trauma.

9.41 Nennen Sie typische Zeichen eines Spannungspneumothorax:

- ______________________________
- ______________________________
- ______________________________
- ______________________________
- ______________________________

9.42 Welche Maßnahmen müssen bei einem Patienten mit einem Spannungspneumothorax und obstruktiver Schocksituation sofort durchgeführt werden?

- ☐ A Sauerstoffgabe
- ☐ B Schocklage
- ☐ C Volumengabe
- ☐ D Thoraxdrainage oder Entlastungspunktion
- ☐ E Sofortige Intubation und Beatmung

9.43 Wo soll eine Entlastungspunktion eines Spannungspneumothorax erfolgen?

Verletzungen des Abdomens (Abdominaltrauma)

9.44 Erklären Sie den Unterschied zwischen einem „stumpfen" und einem „spitzen" Bauchtrauma und nennen Sie jeweils zwei typische Verletzungsmechanismen:

- **Stumpfes Bauchtrauma:**
- **Spitzes Bauchtrauma:**

9.45 Erklären Sie den Begriff „zweizeitige Milzruptur":

9.46 Welche Aussagen zur Therapie bei einem Abdominaltrauma mit Schocksymptomatik sind richtig?

- ☐ A Es soll durch manuelle Untersuchung des Abdomens, möglichst mit eFAST Sonografie, das verletzte Organ festgestellt werden.
- ☐ B Im Vordergrund steht die Schocktherapie.
- ☐ C Es sollen mindestens 4 l kristalloide Lösung infundiert werden.
- ☐ D Der Blutdruck soll auf Normalwerte angehoben werden.
- ☐ E Eine Schmerztherapie sollte zurückhaltend durchgeführt werden, um die Symptomatik für die nachuntersuchende Klinik nicht zu verschleiern.

Verbrennungstrauma

9.47 Zwischen welchen Hautschichten bilden sich bei einer Verbrennung die Brandblasen?

____

9.48 Wie unterscheidet sich eine Verbrennung des Grades IIa vom Grad IIb? Welche Bedeutung hat dies für die Wundheilung?

____

____

____

____

____

9.49 Wieviel Prozent der Körperoberfläche eines Erwachsenen sind nach der Neuner-Regel nach Wallace betroffen, wenn eine Verbrennung auf das Gesicht und beide Ober- und Unterarme bis zu den Schultern ausgedehnt ist?

____

9.50 Welche Aussagen zur Pathophysiologie der Verbrennung sind richtig?

- ☐ A Auch nach Ende der äußeren Hitzeeinwirkung auf die Haut werden noch Zellen durch die aufgenommene thermische Energie geschädigt.
- ☐ B Es entstehen toxische Gewebszerfallsprodukte.
- ☐ C Durch die Schädigung der Kapillaren gelangen große Mengen von Flüssigkeit in das Gewebe.
- ☐ D Durch den Flüssigkeitsverlust werden die Fließeigenschaften des Blutes verbessert.
- ☐ E Die Hitzeeinwirkung führt zu Fieber.

9.51 Welche Aussagen zur Therapie einer Verbrennung sind richtig?

- ☐ A Eine Verbrennung sollte mindestens 30 Min. mit möglichst kaltem Wasser großflächig gekühlt werden.
- ☐ B Der Verbrennungsschock entsteht durch Fehlregulation der Gefäßweite.
- ☐ C Ein keimfreier Verband der Wundfläche ist wichtig.
- ☐ D Bei Verbrennungen im Gesichtsbereich und bei Inhalationstraumen sollte präklinisch auf eine Intubation verzichtet werden, um die betroffenen Schleimhäute nicht noch mehr zu schädigen.
- ☐ E Auch Patienten mit schweren Verbrennungen sind häufig zunächst kreislaufstabil und klagen nicht über starke Schmerzen.

Polytrauma

9.52 Wie ist der Begriff „Polytrauma" definiert?

____

____

____

9.53 Bei polytraumatisierten Patienten …

- ☐ A sollten präklinisch eine detaillierte Diagnostik und Versorgung der Verletzungen erfolgen.
- ☐ B sollte ein sofortiger Abtransport in das nächstgelegene Krankenhaus erfolgen.
- ☐ C ist der Unfallmechanismus zweitrangig.
- ☐ D stehen die Sicherung und Aufrechterhaltung der Vitalfunktionen im Vordergrund.
- ☐ E ist ein Transporttrauma zugunsten eines noch schnelleren Transports in Kauf zu nehmen.

9.54 Sie werden zu einem Patienten gerufen, der als Fußgänger beim Überqueren der Straße von einem von links kommenden Pkw erfasst und dabei über das Auto geschleudert worden ist. Der Patient ist nicht ansprechbar, der systolische Blutdruck 100 mmHg bei einem Puls von 110/Min. Womit müssen Sie rechnen?

- ☐ A Instabile Wirbelsäulenfraktur
- ☐ B Epidurales Hämatom mit Hirndruck
- ☐ C Beidseitige Unterschenkelfrakturen
- ☐ D Milzruptur
- ☐ E Beckenringfraktur

KAPITEL

10 Gynäkologie und Geburtshilfe

Frank Scheinichen

10.1 Welche Aufgaben hat die Fruchtblase?

- ☐ A Sie versorgt den Fetus mit Sauerstoff und Nährstoffen.
- ☐ B Sie schützt den Fetus vor Infektion.
- ☐ C Sie fungiert als eine Art Stoßdämpfer für den Fetus.
- ☐ D Sie verhindert wirkungsvoll das Auftreten des Vena-cava-Kompressionssyndroms in Rückenlage der Schwangeren.
- ☐ E Sie wirkt als Flüssigkeitsspeicher gegen eine mögliche Exsikkose der Schwangeren.

10.2 Benennen Sie die Parameter, die beim Neugeborenen über den APGAR-Score erhoben werden:

A ______________________________

P ______________________________

G ______________________________

A ______________________________

R ______________________________

10.3 Erklären Sie den Begriff „Mekonium":

____

____

____

10.4 Erklären Sie den Begriff „Tokolyse":

____

____

____

10.5 Welche Aussagen zur Plazenta sind richtig?

- ☐ A Die Plazenta gewährleistet den Nährstoff- und Sauerstoffaustausch zwischen dem mütterlichen und dem fetalen Kreislauf.
- ☐ B Die Plazenta ist für die Versorgung des Fetus unerheblich, da die fetale Blutversorgung über die Nabelschnur erfolgt.
- ☐ C Bei einer vorzeitigen Plazentalösung entstehen häufig nur geringe oder keine vaginalen Blutungen.
- ☐ D Die Plazenta verkümmert nach der Geburt des Kindes in der Gebärmutter und wird dort resorbiert.

10.6 Erklären Sie mögliche Komplikationen, die bei einer vorzeitigen Plazentaablösung möglich sind:

____

____

____

10.7 Welche Aussagen zur Placenta praevia sind richtig?

- ☐ A Bei der Placenta praevia ist eine medikamentöse Unterstützung der Wehentätigkeit notwendig.
- ☐ B Eine normale Geburt ist nicht möglich, da die Plazenta vor den Geburtskanal liegt.
- ☐ C Erhebliche vaginale Blutungen sind wahrscheinlich.
- ☐ D Die Placenta praevia stellt keine Gefahr für das Kind dar.
- ☐ E Eine Ablösung der Plazenta tritt in der Regel im ersten Schwangerschaftsdrittel auf.

10.8 Die schwangerschaftsinduzierte Hypertonie (SIH) ...

- ☐ A wurde auch als EPH-Gestose bezeichnet.
- ☐ B stellt eine äußerst schwerwiegende Schwangerschaftskomplikation dar.
- ☐ C kann mit einer Ödembildung insbesondere an den Beinen einhergehen.
- ☐ D kann eine vorzeitige Plazentaablösung zur Folge haben.
- ☐ E kann Krampfanfälle auslösen (eklamptischer Anfall).

10.9 Welche Aussagen zum Fruchtblasensprung sind richtig?

- ☐ A Ein Blasensprung erfolgt regelgerecht ca. 1–2 Tage vor der eigentlichen Geburt.
- ☐ B Nach einem Blasensprung darf die Schwangere nicht mehr laufen.
- ☐ C Der Blasensprung erfolgt regelgerecht unter der Geburt (Eröffnungs- oder Austreibungsphase).
- ☐ D Nach einem Blasensprung besteht eine Infektionsgefahr für das noch ungeborene Kind.

10.10 Der fetale Blutkreislauf hat folgende Besonderheiten:

- ☐ A Im Vorhofseptum des Feten befindet sich ein Loch (Foramen ovale).
- ☐ B Der Ductus arteriosus Botalli verbindet den Truncus pulmonalis und die Aorta.
- ☐ C Die Nabelvene führt sauerstoffreiches Blut zum Fetus.
- ☐ D Die Nabelvene führt sauerstoffarmes Blut zur Plazenta.
- ☐ E Der Kreislauf des Fetus wird durch das fetale Herz in Fluss gehalten.

10.11 Wie lange dauert eine normale Schwangerschaft?

- ☐ A 9 Kalendermonate nach dem 1. Tag der ausbleibenden Menstruation
- ☐ B 280 Tage ab dem 1. Tag der letzten Menstruation
- ☐ C Hängt vom Stand des Mondes ab und dauert 8 Mondmonate.
- ☐ D 280 Tage ab dem 1. Tag der ausbleibenden Menstruation
- ☐ E 8 Kalendermonate nach dem Tag der Befruchtung

10.12 Reanimation von Neugeborenen (NG)

- ☐ A Die CPR wird bei einer Herzfrequenz < 60/Min. durchgeführt.
- ☐ B Das Verhältnis Beatmung/Herzdruckmassage ist 1:3.
- ☐ C Das Verhältnis Beatmung/Herzdruckmassage ist 1:5.
- ☐ D Die Reanimation beginnt mit 5 initialen Beatmungen.
- ☐ E Der Puls des NG kann gut an der A. radialis getastet werden.

10.13 Beschreiben Sie den Vorgang des Abnabelns nach der Geburt:

____

____

____

10.14 In welchen Situationen sollte ein Neugeborenes unmittelbar nach der Geburt abgesaugt werden? Beschreiben Sie Ihr Vorgehen:

____

____

____

____

10.15 Erklären Sie den Begriff „Eileiterschwangerschaft“:

KAPITEL

11 Pädiatrie

Frank Scheinichen

11.1 Welche anatomischen/physiologischen Besonderheiten sind richtig?

- ☐ A Neugeborene sind Nasenatmer.
- ☐ B Die Zunge ist bei Neugeborenen und Säuglingen überproportional groß.
- ☐ C Der Kehlkopf liegt bei Säuglingen höher als beim Erwachsenen.
- ☐ D Der Kehlkopf liegt bei Säuglingen tiefer als beim Erwachsenen.
- ☐ E Die Bifurkation zu den Hauptbronchien ist gleichwinkelig.

11.2 Welche Aussagen sind richtig?

- ☐ A Säuglinge und Kleinkinder haben intrazellulär einen größeren Körperflüssigkeitsanteil als Erwachsene.
- ☐ B Säuglinge und Kleinkinder haben intrazellulär einen geringeren Körperflüssigkeitsanteil als Erwachsene.
- ☐ C Säuglinge und Kleinkinder haben extrazellulär einen größeren Körperflüssigkeitsanteil als Erwachsene.
- ☐ D Säuglinge und Kleinkinder haben extrazellulär einen kleineren Körperflüssigkeitsanteil als Erwachsene.
- ☐ E Säuglinge und Kleinkinder haben insgesamt einen größeren Körperflüssigkeitsanteil als Erwachsene.

11.3 Zum Tasten des Pulses bei Neugeborenen und Säuglingen eignet sich unter Notfallbedingungen besonders die …

- ☐ A A. brachialis
- ☐ B A. radialis
- ☐ C A. dorsalis pedis
- ☐ D A. femoralis
- ☐ E A. carotis

11.4 Welche Aussagen sind richtig?

- ☐ A Die engste Stelle im luftleitenden System ist bei Neugeborenen der Ringknorpel.
- ☐ B Die engste Stelle im luftleitenden System ist bei Neugeborenen die Stimmritze.
- ☐ C Die Atemfrequenz bei Neugeborenen beträgt ca. 40/Min.
- ☐ D Die Atemfrequenz bei Neugeborenen beträgt ca. 20/Min.
- ☐ E Die Herzfrequenz bei Neugeborenen beträgt ca. 140/Min.

11.5 Zeichen eines Bolusgeschehens mit hochgradiger Verlegung der Atemwege sind:

- ☐ A Inspiratorischer Stridor
- ☐ B Exspiratorischer Stridor
- ☐ C Inverse Atmung
- ☐ D Paradoxe Atmung
- ☐ E Giemende Atmung

11.6 Erklären Sie das Notfallbild Krupp-Syndrom:

____

____

____

____

____

____

11.7 Nennen Sie drei typische Zeichen eines Krupp-Syndroms:

- ______________________________
- ______________________________
- ______________________________

11.8 Welche Maßnahmen müssen bei einem schweren Krupp-Syndrom durchgeführt werden? Nennen Sie vier:

- ______________________________
- ______________________________
- ______________________________
- ______________________________

11.9 Welche Maßnahmen müssen bei einer Epiglottitis durchgeführt werden?

- ☐ A Das Kind mit erhöhtem Oberkörper lagern
- ☐ B Sauerstoffgabe ca. 4 l/Min.
- ☐ C Eine tiefe Racheninspektion zur Diagnosesicherung
- ☐ D Das Kind zur Kreislaufstabilisierung flach lagern
- ☐ E Bei Dyspnoe sollte das Kind intubiert und beatmet werden.

11.10 Welche Maßnahmen führen Sie in welcher Reihenfolge durch, um einen Fremdkörper aus den Atemwegen zu entfernen?

11.11 Welche Maßnahmen sind bei einem generalisierten kindlichen Krampfanfall richtig?

- ☐ A Das Kind während des Krampfanfalls vor Verletzungen schützen
- ☐ B Diazepam als Rektiole verabreichen
- ☐ C Midazolam über eine transnasale Applikationshilfe (MAD) verabreichen
- ☐ D Bei einem Fieberkrampf fiebersenkende Maßnahmen durchführen
- ☐ E Adrenalin ist zur Krampfdurchbrechung geeignet.

11.12 Welche Aussagen zur infektiösen Meningitis sind richtig?

- ☐ A Hauteinblutungen (Petechien) weisen auf eine besonders schwere Form der Meningitis hin.
- ☐ B Leitsymptom einer Meningitis ist die Nackensteifigkeit.
- ☐ C Meningitis wird über Tröpfcheninfektion übertragen.
- ☐ D Meningitis ist durch hohes Fieber begleitet.
- ☐ E Meningitis ist als Infektionskrankheit meldepflichtig.

11.13 Welches Medikament wird bei einer Reanimation von Kindern mit einer Asystolie vom Notarzt in welcher Dosierung eingesetzt?

11.14 Welche Aussagen zur Reanimation von Kindern sind richtig?

- ☐ A Die Reanimation beginnt mit 5 initialen Beatmungen.
- ☐ B Häufige Ursachen für eine Reanimation sind respiratorische Störungen.
- ☐ C Das Verhältnis von Kompression:Ventilation ist 15:2 (Zwei-Helfer-Methode).
- ☐ D Das Verhältnis von Kompression:Ventilation ist 5:1 (Zwei-Helfer-Methode).
- ☐ E Kinder dürfen während der Reanimation wegen der Gefahr von Folgeschäden (z. B. Netzhautschäden) nicht mit 100 % Sauerstoff beatmet werden.

11.15 In welcher Position werden bei Säuglingen und Kleinkindern die Defibrillationselektroden platziert?

11.16 Erklären Sie den Begriff „SIDS"

11.17 Welche Tubusgröße ist für ein 3-jähriges Kind korrekt? Erklären Sie den Wert:

11.18 Wie hoch ist die normale Pulsfrequenz eines Neugeborenen?

11.19 Welche Aussagen zum Laryngoskop-Spatel sind richtig?

- ☐ A Ein Foregger-Spatel ist gerade und zur Intubation von Neugeborenen geeignet.
- ☐ B Die korrekte Spatelgröße bei einem 5-jährigen Kind ist Größe 2, gebogen (Macintosh-Spatel).
- ☐ C Mit einem gebogenen Spatel können Neugeborene besser als mit einem geraden Spatel intubiert werden.
- ☐ D Gebogene Spatel sind nur zur Intubation Erwachsener geeignet.

11.20 In welchen Situationen darf bei Vergiftungen bei Kindern keinesfalls Erbrechen herbeigeführt werden?

____

____

____

____

11.21 Was ist bei der Beutel-Masken-Beatmung bei Neugeborenen und Säuglingen zu beachten?

☐ A Das Freimachen der Atemwege erfolgt durch starkes Überstrecken des Kopfes.

☐ B Das Freimachen der Atemwege erfolgt durch das Anheben des Unterkiefers.

☐ C Beatmungsmaske und Verbindungsstücke sollten so ausgewählt werden, dass das resultierende Totraumvolumen möglichst groß wird.

☐ D Zu große Masken können durch Druck auf das Auge einen parasympathischen Reiz auslösen.

KAPITEL

12 Akutes Abdomen und sonstige Notfälle

Stefan Thate

12.1 Nennen Sie die in der Zeichnung dargestellten Organe (> Abb. 12.1):

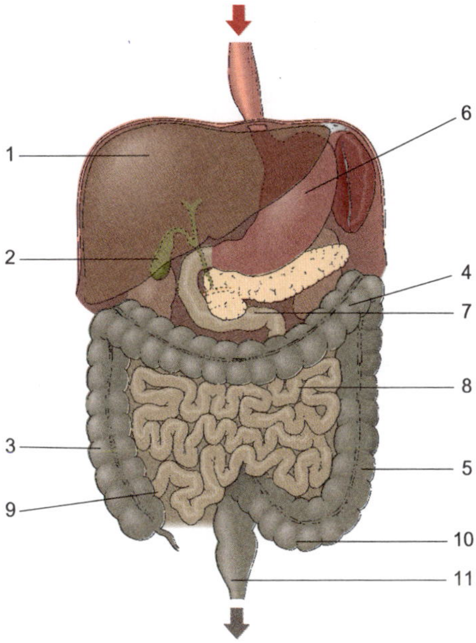

Abb. 12.1 Anatomie des Abdomens [L190]

1. ______

2. ______

3. ______

4. ______

5. ______

6. ______

7. ______

8. ______

9. ______

10. ______

11. ______

12.2 Welche Aussagen zur Anatomie der Abdominalorgane sind richtig?

☐ A Alle Organe im Abdomen werden vom Peritoneum (Bauchfell) eingehüllt.
☐ B Die Nieren liegen hinter dem Peritoneum.
☐ C Die Milz ist eine exokrine Drüse, die an der Verdauung beteiligt ist.
☐ D Der Magen besteht aus quergestreifter Muskulatur.
☐ E Die Harnröhre entspringt direkt aus den Nieren.

12.3 Welche Strukturen befinden sich an der Unterseite der Leber?

____

____

____

____

12.4 Welche Aussagen zur Bauchspeicheldrüse sind richtig?

☐ A Die Bauchspeicheldrüse ist ein rein endokrines Organ.
☐ B In der Bauchspeicheldrüse wird die Gallenflüssigkeit gebildet.
☐ C In den A-Zellen der Bauchspeicheldrüse wird das Insulin gebildet.
☐ D In den A-Zellen der Bauchspeicheldrüse wird das Glukagon gebildet.
☐ E In der Bauchspeicheldrüse wird Bikarbonat produziert und in den Zwölffingerdarm abgegeben.

12.5 Welche Aussagen zur Anatomie und Physiologie des Verdauungstrakts sind richtig?

☐ A Der Zwölffingerdarm (Duodenum) wird vom übrigen Dünndarm durch die Ileozäkalklappe getrennt.
☐ B Der Magenpförtner liegt zwischen Ösophagus und Mageneingang.
☐ C Der Magenpförtner liegt zwischen Magen und Duodenum.
☐ D Im Dickdarm wird der Nahrung der größte Teil der Flüssigkeit entzogen.
☐ E Der Blinddarm ist Bestandteil des Zwölfingerdarms.

12.6 Welche Aussagen zur Physiologie der Verdauung sind richtig?

☐ A Die Verdauung beginnt bereits im Mund mit der Spaltung von Stärke.
☐ B Im Magen werden Fette gespalten.
☐ C Der Ösophagus besteht sowohl aus quergestreifter als auch aus glatter Muskulatur.
☐ D Die Salzsäure im Magen aktiviert Pepsinogen zu Pepsin.
☐ E Der Gallensaft bewirkt eine Emulgierung der Fette.

12.7 Eine Magenperforation ...

- ☐ A ist häufig durch ein Magengeschwür verursacht.
- ☐ B führt immer zu starken Blutverlusten.
- ☐ C ist die häufigste innere Verletzung bei einem stumpfen Abdominaltrauma.
- ☐ D ist eine mögliche Komplikation beim Absaugen des Magens.
- ☐ E führt durch den Ausfluss von Magensekret in den Bauchraum zu einer schwerwiegenden Erkrankung.

12.8 Beschreiben Sie die Ursache einer Ösophagusvarizenblutung und ihr präklinisches Erscheinungsbild.

12.9 Welche Aussagen zum Ileus sind richtig?

- ☐ A Ein Ileus ist eine Entzündung des Dünndarms.
- ☐ B Ursache für einen Ileus kann ein Mesenterialinfarkt sein.
- ☐ C Bei einem paralytischen Ileus ist der Weitertransport des Darminhalts durch eine mangelnde Darmperistaltik gestört.
- ☐ D Bei einem paralytischen Ileus ist die Darmperistaltik vorhanden, aber der Weitertransport des Darminhalts durch ein Passagehindernis des Darmlumens gestört.
- ☐ E Ein Ileus kann zu einem Volumenmangelzustand führen.

12.10 Welche Aussage zum akuten Abdomen trifft zu?

- ☐ A Ein über einen längeren Zeitraum zunehmender Schmerz kann für eine Entzündung sprechen.
- ☐ B Ein Darmverschluss kann lebensbedrohlich sein.
- ☐ C Koliken werden von an- und abschwellenden Schmerzen begleitet.
- ☐ D Die Ursache eines akuten Abdomens ist präklinisch nicht eindeutig einzugrenzen.
- ☐ E Um die Symptomatik nicht zu verschleiern, wird auf Analgetika generell verzichtet.

12.11 Welche vier Methoden zur Entgiftung unterscheidet man in der Notfallmedizin?

- ____________________
- ____________________
- ____________________
- ____________________

12.12 Welche Aussagen zur Vergiftung mit Opiaten sind zutreffend?

☐ A Als Antidot kommt Naloxon in Betracht.
☐ B Heroin wirkt atemdepressiv.
☐ C Die Pupillen sind geweitet.
☐ D Nach Antidotgabe kann der Patient gefahrlos in seiner Umgebung belassen werden.
☐ E Ein Atemgeruch nach Bittermandel ist typisch.

12.13 Welche Aussage gilt generell bei Vergiftungen?

☐ A Das Auslösen von Erbrechen hat zu unterbleiben.
☐ B Magenspülung vor Ort ist gänzlich abgeschafft.
☐ C Eine Giftasservierung ist unnötig, da eine Blutanalyse im Krankenhaus möglich ist.
☐ D Vergiftungszentralen beraten nur Laien.
☐ E Eigensicherung spielt nur eine untergeordnete Rolle.

12.14 Welche Stoffe spielen bei einer Rauchgasvergiftung eine Rolle?

____

____

____

____

____

____

12.15 Eine hohe Zahl von Einsätzen hat direkt oder indirekt mit dem Missbrauch von Alkohol zu tun. Welche Aussagen zu einer Alkoholvergiftung sind richtig?

☐ A Im ersten Stadium fallen Unruhe, verwaschene Sprache und Enthemmung auf.
☐ B Blutalkoholkonzentrationen von mehr als 4 Promille sind generell tödlich.
☐ C Bei einem Promillewert von 3,0 ist mit dem Stadium der Narkose zu rechnen.
☐ D Das Exzitationsstadium bezeichnet das letzte Stadium und kann im Tod enden.
☐ E Zum Stadium der Narkose zählen aggressive Verstimmung und Hypothermie.

12.16 Vergiftungen durch Tabletten als Einsatzmeldung sind im Rettungsdienst keine Seltenheit. Welche der folgenden Aussagen sind zutreffend?

☐ A Bei Intoxikationen mit Antidepressiva ist Wärmezufuhr die wichtigste Maßnahme.
☐ B Anexate® (Flumazenil) ist Antidot der Wahl bei Vergiftungen mit Benzodiazepinen.
☐ C Die Einnahme von 20 Tabletten (je 500 mg) Paracetamol ist noch nicht als bedrohlich einzustufen und ein beschwerdefreier Patient kann in der Wohnung verbleiben.
☐ D Die Verabreichung von Kohlepulver (z. B. Ultracarbon®) an der Einsatzstelle ist nicht mehr zeitgemäß.
☐ E Bei Vergiftungen kann eine Magenspülung noch am Einsatzort angebracht sein.

12.17 Welche Maßnahmen kommen bei einem anaphylaktischen Schock in Betracht?

12.18 Welche Symptome deuten auf eine Hypoglykämie?

12.19 Welche Aussagen zum diabetischen Koma sind richtig?

☐ A Ein diabetisches Koma ist bei Blutzuckerwerten unter 50 mg/dl zu erwarten.
☐ B Ein diabetisches Koma ist bei Blutzuckerwerten über 300 mg/dl zu erwarten.
☐ C Der Patient ist durch eine Dehydratation und Elektrolytverschiebung gefährdet.
☐ D Die Gefährdung des Patienten liegt in einem Glukosemangel.
☐ E Die Ausatemluft des Patienten kann nach Aceton riechen.

12.20 Welche Aussagen zum diabetischen Koma sind richtig?

☐ A Eine Ketoazidose tritt typischerweise beim Diabetes Typ 1 auf.
☐ B Eine Ketoazidose tritt typischerweise beim Diabetes Typ 2 auf.
☐ C Beim diabetischen Koma werden erhebliche Mengen Flüssigkeit ausgeschieden, die zu einer Exsikkose und in der Folge zu Bewusstseinsstörungen führen.
☐ D Eine präklinische Insulingabe zur Blutzuckersenkung ist sinnvoll.
☐ E Beim diabetischen Koma kommt es zu einer geringeren Harnausscheidung.

12.21 Nennen Sie fünf lebensrettende Sofortmaßnahmen:

- ______________________________
- ______________________________
- ______________________________
- ______________________________
- ______________________________

12.22 Was versteht man unter dem Begriff „Priapismus"?

____

____

____

12.23 Welche Aussagen zur Hodentorsion sind richtig?

☐ A Die Hodentorsion soll innerhalb von 4–6 Std. behoben werden.
☐ B Die Diagnosesicherung erfolgt in der Klinik.
☐ C Es handelt sich um eine Drehung von Hoden und Samenstrang.
☐ D Symptome sind akute starke Schmerzen und Hodenrötung.
☐ E Die Hodentorsion tritt häufig bei Kleinkindern und in der Pubertät auf.

12.24 Stromunfälle sind seltene, aber anspruchsvolle Einsätze für das Rettungsteam. Welche der folgenden Aussagen sind zutreffend?

- ☐ A Man unterscheidet zwischen Niederspannung und Starkstrom.
- ☐ B Der Körperwiderstand eines Menschen wird mit ca. 1.000 Ohm berechnet.
- ☐ C Bei Elektrounfällen ist das Berühren des Patienten vor Abschalten des Stroms lebensgefährlich.
- ☐ D In Oberleitungen auf Bahnanlagen liegt Hochspannung von ca. 15.000 Volt vor.
- ☐ E Nach Blitzunfällen geht vom Patienten keine direkte Gefahr für das Rettungsteam aus.

12.25 Elektrischer Strom hat auf den menschlichen Körper verschiedene Wirkungen. Welche der folgenden Aussagen sind richtig?

- ☐ A Je länger die Wirkdauer des elektrischen Stroms, desto höher die Wahrscheinlichkeit für Herzrhythmusstörungen.
- ☐ B Bänderrisse und Muskelverletzungen sind typische Begleitverletzungen eines Stromunfalls.
- ☐ C Das sterile Abdecken vorhandener Strommarken hat vorrangig zu erfolgen.
- ☐ D Ein EKG-Monitoring ist nur bei Unfällen in Hochspannungsbereichen Pflicht.
- ☐ E Neben den sichtbaren äußeren Verletzungen können auch innere Organe in Mitleidenschaft gezogen worden sein.

12.26 Was versteht man unter einem Barotrauma?

____

____

____

____

12.27 Was versteht man unter der Caisson-Krankheit?

____

____

____

____

12.28 Unter Ertrinken versteht man einen Erstickungstod durch Untertauchen in einer Flüssigkeit. Bitte definieren Sie die folgenden Begriffe:

- **Beinaheertrinken:** ______________________
- **Trockenes Ertrinken:** ______________________
- **Nasses Ertrinken:** ______________________

12.29 Welche Aussagen zur Hypothermie sind richtig?

☐ A Bewusstlosigkeit tritt bei einer Körperkerntemperatur unter 32 °C auf.
☐ B Neurologische Störungen treten bereits bei 32 °C auf.
☐ C Das erste Stadium ist gekennzeichnet durch Muskelzittern.
☐ D Bei einer Körperkerntemperatur unter 32 °C erlöschen die Reflexe.
☐ E Muskelzittern erhöht den Sauerstoffbedarf.

KAPITEL

13 Organisation und Einsatztaktik

Stefan Thate

13.1 Welcher Bereich hat die Notfallmedizin immer wieder entscheidend geprägt und weiterentwickelt?

- ☐ A Krieg
- ☐ B Politik
- ☐ C Standesdenken
- ☐ D Wirtschaftskrisen
- ☐ E Handel

13.2 Wie organisierten die Alliierten nach dem Zweiten Weltkrieg den Rettungsdienst in Deutschland?

- ☐ A Die Amerikaner beauftragten das Rote Kreuz.
- ☐ B In der sowjetischen Zone wurde der Rettungsdienst staatliche Aufgabe.
- ☐ C Die Franzosen beauftragten die Rot-Kreuz-Verbände.
- ☐ D Die Feuerwehren wurden durch die Briten damit betraut.
- ☐ E Die Organisation wurde den Deutschen selbst überlassen.

13.3 Welche der folgenden Aussagen zum Rettungsdienst in der BRD sind richtig?

- ☐ A Rettungsdienst hat immer hoheitlichen Status.
- ☐ B Rettungsdienst ist eine öffentliche Aufgabe.
- ☐ C Rettungsdienst dient der Gefahrenabwehr.
- ☐ D Rettungsdienst gehört zur Daseinsfürsorge für die Bevölkerung.
- ☐ E Rettungsdienst ist eine Aufgabe des Bundes.

13.4 Erläuten Sie die folgenden Begriffe:

- **Notfallrettung:** ______________________________

____

- **Qualifizierter Krankentransport:** ______________________________

____

- **Ärztlicher Notdienst:** ______________________________

____

13.5 In welche Phasen lässt sich ein Krankentransporteinsatz unterteilen?

____

____

____

____

____

____

13.6 Welche Bestandteile zählen gemäß SAMPLER-Schema zu einer Notfallanamnese?

S ______________________________

A ______________________________

M ______________________________

P ______________________________

L ______________________________

E ______________________________

R ______________________________

13.7 Was ist bei der Versorgung eines Notfallpatienten vorrangig?

- ☐ A Die Feststellung der Personalien
- ☐ B Die Sicherung der Vitalfunktionen
- ☐ C Die endgültige Behandlung einer Störung
- ☐ D Die medikamentöse Therapie
- ☐ E Das Erkennen der Ursache einer Störung

13.8 Welche Krankenkraftwagen sind nach DIN EN 1789 genormt?

- ______________________________
- ______________________________
- ______________________________
- ______________________________

13.9 Welche Grundformen von Notarztsystemen gibt es?

- ☐ A Rendezvous-System
- ☐ B Stationssystem
- ☐ C Luftrettungssystem
- ☐ D Ärztlicher Notfalldienst
- ☐ E Bereitschaftssystem

13.10 Welche Aussagen in Bezug auf den Rettungshubschrauber sind richtig?

- ☐ A Schnellstmöglicher Transport eines Notarztes zum Einsatzort
- ☐ B Aufgrund der Abhängigkeit vom Wetter kein Ersatz des bodengebundenen Rettungsdienstes
- ☐ C Transport mit Hubschrauber ist grundsätzlich überlegen
- ☐ D Arbeitet in der Regel autark
- ☐ E Schneller Transport über weite Entfernung

13.11 Was ist bei der Annäherung an einen Rettungshubschrauber zu beachten?

- ☐ A Annäherung nur bei deutlicher Aufforderung durch den Piloten
- ☐ B In gebückter Haltung vorgehen
- ☐ C Gefahr birgt besonders der Heckrotor
- ☐ D Landeplätze mit Tüchern auslegen
- ☐ E Nicht mit Einsatzfahrzeugen bis an den Hubschrauber heranfahren

13.12 Was zählt zu den Aufgaben der Rettungsleitstelle?

- ☐ A Lenkungsaufgaben
- ☐ B Einsatzabrechnung
- ☐ C Bearbeitung von Hilfeersuchen
- ☐ D Zusammenarbeit mit Polizei, Feuerwehr und Katastrophenschutz
- ☐ E Koordination des Rettungsdienstes

13.13 Was ist unter einer „integrierten Leitstelle" zu verstehen?

____

____

____

13

13.14 Wofür steht die Abkürzung BOS?

____

____

____

13.15 Ordnen Sie die Funkrufnamen den entsprechenden Einheiten zu.

Organisation	Funkrufname
A) Deutsches Rotes Kreuz	1. Sama
B) Feuerwehr	2. Rotkreuz
C) Malteser Hilfsdienst	3. Heros
D) Johanniter-Unfall-Hilfe	4. Johannes
E) Technisches Hilfswerk	5. Florian
F) Arbeiter-Samariter-Bund	6. Akkon

13.16 Welche Vorteile bietet der Digitalfunk gegenüber dem Analogfunk?

- ☐ A Verbesserter Schutz gegen Abhören
- ☐ B Datenversand
- ☐ C Umschalten von Funkkreis zu Funkkreis entfällt
- ☐ D Übermittlung von zusätzlichen Informationen an die Einsatzkräfte
- ☐ E Einwählen in ziviles Telekommunikationsnetz

13.17 Nennen Sie zu den folgenden Meldeinhalten die richtige Statusziffer im Funkmeldesystem (FMS):

Meldeinhalt	Statusziffer
Notruf	________
Einsatzauftrag übernommen	________
Einsatzbereit über Funk	________
Sprechwunschanmeldung	________
Nicht einsatzbereit	________

13.18 Beschreiben Sie die Betriebsmodi TMO und DMO im Digitalfunk.

______

______

______

______

______

______

13.19 Welche Aufgaben sollte die Besatzung des ersteintreffenden Rettungsmittels bei einer Großschadenslage übernehmen?

- ☐ A Rückmeldung der ersten Lage auf Sicht
- ☐ B Unverzügliche Behandlung von Schwerverletzten
- ☐ C Absicherung der Einsatzstelle
- ☐ D Festlegung einer Patientenablage
- ☐ E Verschaffen eines Lagebildes

13.20 Bei der Einsatzstellenerkundung sollte die Gefahrenmatrix einbezogen werden. Wofür steht die 4A-1C-4E-Regel?

A ______

A ______

A ______

A ______

C ______

E ______

E ______

E ______

E ______

13.21 Was bedeutet der Begriff „Schrägparkposition"?

______

______

______

13.22 Was versteht man unter dem Begriff „MANV"?

13.23 Wie setzt sich die Einsatzleitung bei einer Großschadenslage unterhalb der Katastrophenschwelle zusammen?

- ☐ A Hauptverwaltungsbeamter
- ☐ B Gesamteinsatzleiter
- ☐ C Leitender Notarzt
- ☐ D Gruppenführer SEG
- ☐ E Organisatorischer Leiter Rettungsdienst

13.24 Nennen Sie die Begriffe des Führungskreises nach DV 100 in der richtigen Reihenfolge:

13.25 Was zählt zu den operativ-taktischen Maßnahmen einer Einsatzleitung?

- ☐ A Bildung von Reserven
- ☐ B Verwaltungsrechtliche Bewertung
- ☐ C Betrieb der Kommunikationssysteme
- ☐ D Übernahme der politischen Gesamtverantwortung
- ☐ E Festlegung des Einsatzschwerpunkts

13.26 Welche Aufgaben hat der Organisatorische Leiter Rettungsdienst bei einer Großschadenslage?

- ☐ A Feststellung und Beurteilung der Schadenslage aus taktisch-organisatorischer Sicht
- ☐ B Raumordnung der medizinischen Gefahrenabwehr
- ☐ C Leitung des Einsatzes der unterstellten Kräfte
- ☐ D Sichtung
- ☐ E Organisation des Patiententransports

13.27 Ordnen Sie die Verletzungsschwere der richtigen Sichtungskategorie zu:

Verletzungsschwere	**Sichtungskategorie**
A) Tote	1. Sichtungskategorie I
B) Schwer verletzt/erkrankt	2. Sichtungskategorie II
C) Leicht verletzt/erkrankt	3. Sichtungskategorie III
D) Vital bedroht	4. Sichtungskategorie IV
E) Ohne Überlebenschance	5. Sichtungskategorie EX

13.28 Welche Grundregeln gelten bei Gefahrgutunfällen?

- ☐ A Die Windrichtung ist unerheblich.
- ☐ B Bei unklarer Lage 50 m Abstand halten.
- ☐ C Der Leitstelle sind Gefahrenkennzahl und Stoffnummer durchzugeben.
- ☐ D Rettung aus Gefahrenbereich durch die Feuerwehr oder das THW
- ☐ E Schriftliche Hinweise zum Gefahrstoff befinden sich immer hinter den Warntafeln.

13.29 Welche Aufgaben sollte die RTW-Besatzung bereits vor dem Eintreffen der Feuerwehr bei einem Gefahrguteinsatz einleiten?

- ☐ A Absperrgrenzen einrichten
- ☐ B Rettung kontaminierter Personen aus dem Schadensgebiet
- ☐ C Notdekontamination von Betroffen außerhalb der Schadenstelle
- ☐ D Auffangen von Gefahrgut mit provisorischen Behältern
- ☐ E Anlegen eigener Schutzkleidung

13.30 Gefahrguttransporte im Straßenverkehr müssen mit einer orangefarbenen Warntafel gekennzeichnet sein. Dieser sind aus der Entfernung bereits wichtige Informationen zu entnehmen. Im oberen Teil der Tafel befindet sich die „Nummer zur Kennzeichnung der Gefahr". Nennen Sie die entsprechende Bedeutung der Nummern.

2 ______________________________

3 ______________________________

4 ______________________________

5 ______________________________

6 ______________________________

7 ______________________________

8 ______________________________

9 ______________________________

X ______________________________

13.31 Welche Maßnahmen sind geeignet, um gemäß der 3-A-Regel bei einem Strahlenunfall die eigene Gefährdung als Einsatzkraft möglichst niedrig zu halten?

A ______________________________

____

A ______________________________

____

A ______________________________

____

13.32 In einem landwirtschaftlichen Betrieb wird ein Mitarbeiter leblos in einer Jauchegrube aufgefunden. Bei Eintreffen des RTW ist der Mitarbeiter noch in der Grube. Er ist über eine Leiter leicht erreichbar. Welche Maßnahmen ergreifen Sie?

☐ A Feuerwehr nachfordern
☐ B Sicherung mit Leine durchführen, dann hinabsteigen
☐ C Nicht selbst hinabsteigen
☐ D Gefahrenbereich absperren
☐ E Reanimationsbereitschaft herstellen

13.33 Eine Person ist ins Eis eingebrochen. Wie gehen Sie vor?

- ☐ A Geeignete Kräfte nachfordern (Wasserrettung, Feuerwehr etc.)
- ☐ B Eigenschutz durch Sicherungsseil und Abstand
- ☐ C Anreichen von langen Gegenständen, Leinen
- ☐ D Vakuummatratze eignet sich als Behelfs-Schwimmkörper
- ☐ E Eingebrochenem die Hand reichen

13.34 Auf Rettungsfahrzeugen werden meist tragbare Feuerlöscher Typ PG mitgeführt. Welche Aussagen sind richtig?

- ☐ A Sie sind für Feststoffbrände geeignet.
- ☐ B Sie sind einsatztaktisch wertlos und haben keinen Nutzen.
- ☐ C Bei Feuer im Bereich elektrischer Anlagen bis .000 V soll ein Mindestabstand von 1 m eingehalten werden.
- ☐ D Das Löschmittel ist giftig.
- ☐ E Sie sind für alle Brandklassen geeignet.

13.35 Wie ist bei einem Einsatz eines Feuerlöschers Typ PG vorzugehen?

- ☐ A Feuerlöscher erst am Brandort betätigen
- ☐ B Mit dem Wind vorgehen
- ☐ C Wenn mehrere Feuerlöscher zur Verfügung stehen, diese gleichzeitig einsetzen
- ☐ D Löschmittel stoßweise abgeben
- ☐ E Reservelöschmittel bereitstellen

KAPITEL

14 Berufskunde, Recht und Qualitätsmanagement

Stefan Thate

14.1 In der Bundesrepublik Deutschland wird zwischen Bundes-, Landes- und Kommunalrecht unterschieden. Wer erlässt die Rettungsdienstgesetze?

____

____

14.2 Welche Voraussetzungen muss eine Handlung erfüllen, um als Straftat bewertet zu werden?

- ☐ A Unrecht
- ☐ B Sünde
- ☐ C Wissen um den Straftatbestand
- ☐ D Schuld
- ☐ E Vorsatz

14.3 Welche Verbindlichkeit hat eine Patientenverfügung im Notfalleinsatz?

- ☐ A Aufgrund der nur zeitlich unzureichenden Überprüfungsmöglichkeit wird sie keine Beachtung finden.
- ☐ B Die mündliche Übermittlung eines Angehörigen ist unzulässig.
- ☐ C Sie ist in Schriftform grundsätzlich zu befolgen.
- ☐ D Nur wenn sie bei einem Notar hinterlegt ist, ist sie auch rechtskräftig.
- ☐ E Sie ist vom Amtsgericht zu bestätigen.

14.4 Strafrechtlich relevante Delikte können auch durch Unterlassen von Handlungen entstehen. Beim Unterlassen welcher der aufgeführten Handlungen begeht das Rettungsfachpersonal ein solches strafbares Delikt?

- ☐ A Ankündigung von Handlungen
- ☐ B Jede beliebige Handlung, gleich ob in der Situation möglich
- ☐ C Erforderliche und zumutbare Handlung zur Abwendung von Schaden vom Patienten
- ☐ D Einholen der ärztlichen Erlaubnis

14.5 Auf welche drei Staatsorgane teilt sich die Staatsgewalt in einer Demokratie auf?

- ______
- ______
- ______

14.6 Nennen Sie die Bestandteile des Sozialversicherungssystems („die fünf Säulen des Sozialversicherungssystems"):

- ______
- ______
- ______
- ______
- ______

14.7 In welcher Rechtsvorschrift werden „Sonderrechte" für den Rettungsdienst behandelt?

☐ A §35 Grundgesetz
☐ B §203 StGB
☐ C §35 StVO
☐ D §38 StVO
☐ E §1 StVO

14.8 Was wird in §38 der Straßenverkehrsordnung näher beschrieben?

☐ A Die Verwendung von gelbem Blinklicht
☐ B Die Verwendung von Blaulicht bei Einsatzfahrten
☐ C Das Wegerecht bei Gefahr für Leib und Leben
☐ D Die Kennzeichnung von Schwertransporten
☐ E Die Absicherung von Unfallstellen

14.9 Welche Regelungen und Vorschriften müssen im Zusammenhang mit medizinischen Geräten beachtet werden?

☐ A Das Medizinproduktegesetz
☐ B Die Medizin-Geräteverordnung
☐ C Das Heilmittelvertriebsgesetz
☐ D Das Heilpraktikergesetz
☐ E Die Medizinprodukte-Betreiberverordnung

14.10 Welche Voraussetzungen muss der Betreiber vor der Anwendung eines Defibrillators erfüllen?

- ☐ A Es muss eine Funktionsprüfung vor Ort durchgeführt worden sein.
- ☐ B Anwender müssen auf das Medizinprodukt eingewiesen worden sein.
- ☐ C Es muss eine ärztliche Anweisung zur Anwendung des Medizinprodukts gegeben worden sein.
- ☐ D Der Betreiber des Medizinprodukts muss staatlich examiniert sein.
- ☐ E Der Betreiber des Medizinprodukts muss über eine mindestens 2-jährige Berufserfahrung verfügen.

14.11 Wie ist vorzugehen, wenn ein medizinisches Gerät bei einem routinemäßigen Funktionstest durch den Anwender einen Mangel aufweist?

____

____

____

____

____

____

14.12 Welche Aussagen zur Schweigepflicht (§203 StGB) treffen zu?

- ☐ A Die Schweigepflicht betrifft nur den Arzt, nicht das Rettungsfachpersonal.
- ☐ B Vorgesetzte können von der Schweigepflicht entbinden.
- ☐ C Die Verschwiegenheitspflicht endet mit dem Tod eines Patienten.
- ☐ D Rettungshelfer unterliegen nicht der Schweigepflicht.
- ☐ E Bei Verstoß gegen die Schweigepflicht kann eine Freiheitsstrafe von einem Jahr verhängt werden.

14.13 Aufgrund welcher gesetzlichen Grundlage sind Handlungen in der „Notkompetenz" straffrei?

____

____

____

____

14.14 Welche ärztlichen Maßnahmen kommen für den Rettungssanitäter im Rahmen der Notkompetenz in Betracht?

____

____

____

____

____

14.15 Welche gesetzlichen Voraussetzungen sind zu erfüllen, um die Berufsausbildung an einer staatlichen Schule als Notfallsanitäter aufnehmen zu können?

☐ A Gesundheitliche Eignung
☐ B Hauptschulabschluss
☐ C Vollendung des 18. Lebensjahrs
☐ D Führerschein Klasse C
☐ E Eintragungsfreies Führungszeugnis

14.16 Was ist unter dem „Patientenrechtegesetz" zu verstehen?

____

____

____

____

____

14.17 Welche Feststellungen zur Patientenübergabe sind korrekt?

☐ A Die Übergabe ist das Bindeglied zwischen Rettungsdienst und Klinik.
☐ B Zur Übergabe gehört bei Notfallpatienten neben der mündlichen Übergabe immer auch die schriftliche Dokumentation durch das Einsatzprotokoll.
☐ C Häufig wird die Übergabe durch Zeitdruck des Personals und/oder Kommunikationsprobleme gestört.
☐ D Eine Übergabe sollte mit der namentlichen Vorstellung des Patienten beginnen.
☐ E Im Übergabegespräch sollen nur die relevanten Werte erwähnt werden.

14.18 Was ist unter der „Beweislastumkehr" im Zusammenhang mit der Dokumentation von Behandlungsmaßnahmen zu verstehen?

____

____

____

____

____

____

14.19 Was verbirgt sich hinter den folgenden Abkürzungen?

- **AHA:** ____
- **ERC:** ____
- **ILCOR:** ____

14.20 Welche Verletzungsmuster sind bei nicht angeschnallten Unfallopfern typisch?

☐ A Brustkorbverletzungen durch Aufschlagen auf das Lenkrad
☐ B Frakturen der oberen Extremitäten durch Abstützen
☐ C Schädel-Hirn-Trauma durch Anprallen mit dem Kopf an die Lenkradoberkante oder den A-Holm
☐ D Knieverletzungen durch Anprallen an das Armaturenbrett
☐ E Verletzungen der unteren Halswirbelsäule mit Beteiligung des Rückenmarks

14.21 Wer definiert Qualität?

____

14.22 Wofür steht die Bezeichnung „Qualitätsmanagement"?

____

____

____

____

14

14.23 Welche Elemente stehen für einen kontinuierlichen Verbesserungsprozess im Qualitätsmanagement?

- ☐ A Öffentliche Benotung von Mitarbeitern
- ☐ B Effizientes Management
- ☐ C Neuerungen werden nur auf der Leitungsebene diskutiert
- ☐ D Anprangern von Schuldigen
- ☐ E Fehlersuche

14.24 Als bewährtes Hilfsmittel im praktischen Qualitätsmanagement gilt der PDCA-Zyklus. Was ist darunter zu verstehen?

____

P ______________________________

D ______________________________

C ______________________________

A ______________________________

KAPITEL

15

Georg Rohe

Psychologische und kommunikative Aspekte

15.1 Definieren Sie den Begriff „Stress" und erklären Sie die Entstehung von Stress anhand des „Transaktionalen Stressmodells" (n. Lazarus):

____

____

____

____

15.2 Welche Aussagen zur Stressreaktion und Stressbewältigung treffen zu?

- ☐ A Erkennbare vegetative und psychische Reaktionen des Rettungsdienstpersonals bei einer Einsatzalarmierung sind normal und physiologisch.
- ☐ B Bei der emotionsfokussierten Stressbewältigung findet die gestresste Person eine Möglichkeit, die stressauslösende Situation erfolgreich zu bewältigen.
- ☐ C Eine dauerhafte oder überfordernde Stresssituation kann zu Aggressivität, Wut und unkollegialem Verhalten führen.
- ☐ D Eine dauerhafte oder überfordernde Stresssituation kann zu Gleichgültigkeit, Langeweile und Emotionslosigkeit führen.
- ☐ E Für die körperliche Stressreaktion sind die Hormone Testosteron und Insulin ausschlaggebend.

15.3 Erklären Sie das Phänomen eines Fixierungsfehlers („Tunnelblick"), der in Stressreaktionen häufig auftreten kann:

____

____

____

____

____

15

15.4 Welche Aussagen zur akuten Belastungsreaktion und zur posttraumatischen Belastungsstörung treffen zu?

- ☐ A Am Ausmaß der akuten Belastungsreaktion kann das Risiko der Entwicklung einer posttraumatischen Belastungsstörung (PTBS) abgeschätzt werden.
- ☐ B Betroffene mit PTBS erkennen grundsätzlich selbst, dass sie fachkundige psychologische Unterstützung brauchen.
- ☐ C Die posttraumatische Belastungsstörung kann schon wenige Stunden nach dem Stressereignis diagnostiziert werden.
- ☐ D Die akute Belastungsreaktion ist eine normale Reaktion auf eine extreme psychische Belastungssituation.
- ☐ E Die Psychosoziale Notfallversorgung von Einsatzkräften (PSNV-E) kann die Entstehung einer akuten Belastungsreaktion verhindern.

15.5 Welche Aussagen zur Anwendung von CRM-Prinzipen im Notfalleinsatz sind richtig?

- ☐ A Unter „geschlossener Kommunikation“ versteht man die Verwendung von Fragestellungen, die nur mit „ja“ oder „nein“ beantwortet werden können.
- ☐ B Das „10-Sekunden-für-10-Minuten-Prinzip“ hilft, aus einem Fixierungsfehler auszubrechen.
- ☐ C Das „Speak-up-Prinzip“ ist bei großen Hierarchieunterschieden der Teammitglieder besonders wichtig.
- ☐ D Das „Double-Check-Prinzip“ beugt Medikamentenverwechslungen vor.
- ☐ E „Flache Hierarchien“ bedeutet idealerweise, dass es keinen Teamführer gibt und alle Entscheidungen gemeinsam getroffen werden.

15.6 Nachdem er beim Schichtwechsel von ihm den RTW übernommen hatte, sagt RS Meier am nächsten Tag zu RS Schulz: „Die RTW-Trage war dreckig!“ Ordnen Sie die folgenden möglichen Inhalte dieser Information den vier Seiten einer Nachricht nach dem Modell von Schulz und Thun zu (Sachkomponente, Selbstoffenbarung, Beziehungskomponente, Appellkomponente):

„Reinige das nächste Mal den RTW, bevor du ihn mir übergibst!“

→ Nachrichtenseite: ______________________________

„Mit mir kann man's ja machen. Immer muss ich alles sauber machen … “

→ Nachrichtenseite: ______________________________

„Das ist mal wieder typisch für dich, du bist einfach unkollegial!“

→ Nachrichtenseite: ______________________________

„Die RTW-Trage war nicht sauber.“

→ Nachrichtenseite: ______________________________

15.7 Welche Aussagen zur Kommunikation und Beziehungsgestaltung mit Patienten und Einsatzbeteiligten treffen zu?

- ☐ A Mimik, Gestik und Körperhaltung werden überwiegend unbewusst gesteuert.
- ☐ B Ein Patient beurteilt in einer Notfallsituation das fachliche Handeln höher als das äußerliche Erscheinungsbild und die Art der Kommunikation.
- ☐ C Eine rasche und korrekte medizinische Versorgung ist für den Abbau von Stress und Ängsten wichtiger als eine akzeptierende und offene Zuwendung.
- ☐ D Ein von der Situation unbeeindrucktes und emotional unbeteiligtes Auftreten trägt zur Beruhigung des Patienten bei.
- ☐ E Die Gestaltung von Arbeitsbeziehung und emotionaler Beziehung sind gleichermaßen wichtig für eine kooperationsorientierte Patientenbehandlung.

KAPITEL

16 Fallbeispiele zur Prüfungssimulation

16.1 Infektionstransport

Stefan Thate

Sie sind gemeinsam mit einem Rettungshelfer auf einem KTW eingesetzt. Auf dem Rückweg von einem Einsatz, werden Sie per digitalem Meldeempfänger zu einem Krankentransport aus einem Seniorenheim alarmiert.

16.1.1 Welche FMS-Kennung müssen Sie über das Bedienteil Ihres Funkgeräts absetzen, um die Übernahme des Einsatzes zu quittieren?

Im Seniorenheim angekommen, werden Sie von einer Pflegefachkraft in Empfang genommen. Sie begleitet Sie zum Zimmer der Patientin und weist Sie vor dem Betreten des Raums darauf hin, dass es sich um eine 82-jährige Patientin mit bekannter MRSA-Besiedlung der Atemwege handele.

16.1.2 Welche Konsequenzen hat die Information der Pflegekraft für Ihr weiteres Handeln, bevor Sie das Zimmer betreten?

- ☐ A Mitführen eines Mund-Nasen-Schutzes für die Patientin
- ☐ B Anlegen eines Einwegschutzkittels
- ☐ C Anziehen von Einweghandschuhen
- ☐ D Nachforderung eines Notarztes
- ☐ E Aufsetzen eines Mund-Nasen-Schutzes

Da der Einsatz nicht im Vorfeld als Infektionstransport angemeldet wurde, waren Sie als Einsatzteam und die Patientin nicht optimal auf den Transport vorbereitet.

16.1.3 Wie ist ein solcher Transport im Vorfeld durch die betreuenden Pflegefachkräfte optimal vorzubereiten?

Sie definieren den Krankentransport jetzt als Infektionstransport und stimmen Ihr gemeinsames Handeln im Team darauf ab.

16.1.4 Wie führen Sie diesen Infektionstransport praktisch durch?

Im Anschluss an den Transport legen Sie die Schutzkleidung ab und entsorgen diese im Krankenhaus. Sie melden der Rettungsleitstelle, dass Sie nicht einsatzbereit sind und fahren zurück zu Ihrer Heimatwache, um dort Ihre Einsatzbereitschaft wiederherzustellen.

16.1.5 Welche Aussagen zur Schlussdesinfektion treffen zu?

- ☐ A Abfälle müssen als Infektionsmüll gekennzeichnet werden und sind in einem Spezialbehälter zu sammeln.
- ☐ B Kontaminierte Flächen sind unmittelbar zu desinfizieren.
- ☐ C Alle direkten Kontaktflächen müssen wischdesinfiziert werden.
- ☐ D Das Fahrzeug muss mit Formaldehyd begast werden.
- ☐ E Das Fahrzeug muss nach der Desinfektion 24 Std. auslüften.

Nach der Wiederherstellung der Einsatzbereitschaft werden Sie beauftragt, einen weiteren Krankentransport von einer Pflegeeinrichtung zu einer Untersuchung in eine urologische Praxis durchzuführen. Der betreffende 78-jährige Patient scheint verwirrt. Er trägt einen Dauerkatheter in der Harnröhre und ein Tracheostoma.

16.1.6 Welche Transportvorbereitungen sollten Sie aufgrund des Tracheostomas treffen?

- A ☐ Bereitlegen eines Larynxtubus
- B ☐ Mitnehmen einer sog. künstlichen Nase
- C ☐ Herstellung von Absaugbereitschaft
- D ☐ Bereitlegen einer passenden Beatmungsmaske
- E ☐ Mitnehmen einer Wechselkanüle

Nachdem Sie ein Übergabegespräch geführt haben und alle notwendigen Utensilien übernommen haben, wollen Sie den Patienten auf die Trage umlagern.

16.1.7 Was sollten Sie bezüglich des Harnblasenkatheters bei der Umlagerung beachten?

Während des Transports erleben Sie den Patienten als aufgebracht und unruhig. Sie erläutern ihm wiederholt, wo er ist und wer Sie sind, woraufhin er sich kurzzeitig beruhigen lässt.

16.1.8 Welche der nachfolgenden neuropsychologischen Veränderungen können im höheren Alter auftreten?

- ☐ A Desorientiertheit
- ☐ B Zeitliche Orientierungsstörungen
- ☐ C Meningitis
- ☐ D Gedächtnisverlust
- ☐ E Empathie

16.2 Reanimation

Georg Rohe

Sie werden während eines Sanitätsdienstes mit Ihrer Kollegin zu einem Notfall auf einer Zuschauertribüne einer Sportveranstaltung gerufen, wo ein Mann kollabiert sei. Sie finden den Patienten auf dem Boden liegend vor, umringt von weiteren Zuschauern. Ein Ersthelfer, der Ihnen sagt, dass er eine Betriebshelferausbildung habe, berichtet aufgeregt, dass dem Mann plötzlich übel geworden und er dann zusammengesackt sei.

16.2.1 Was sind Ihre ersten diagnostischen Maßnahmen?

____

____

____

____

____

____

Die Person ist leblos und zeigt keine Reaktion. Er hat offensichtlich erbrochen. Sie können unregelmäßige gurgelnde Inspirationsgeräusche feststellen.

16.2.2 Welche der folgenden Maßnahmen führen Sie als erstes durch?

- ☐ A Messung der Sauerstoffsättigung mit dem Pulsoxymeter
- ☐ B Notarztalarmierung
- ☐ C Aufforderung an die umstehenden Passanten, durch Kreisbildung und Vorhalten von Jacken und Mänteln einen Sichtschutz gegenüber weiteren Zuschauern zu bilden
- ☐ D Manuelles Ausräumen und Absaugen des Rachens des Patienten
- ☐ E Lagerung des Patienten in stabiler Seitenlage

Nach Ihren Maßnahmen können Sie kein Atemgeräusch und keine Atemexkursionen mehr feststellen. Auch das Überstrecken des Kopfes ändert daran nichts. Ob ein Carotispuls vorhanden ist, können Sie nicht sicher ertasten.

16.2.3 Was sind Ihre nächsten Maßnahmen?

____

____

Sie haben einen Defibrillator (AED) mit AED-Funktion dabei. Nach Aufkleben der Elektroden zeigt sich folgendes Bild (➤ Abb. 16.1):

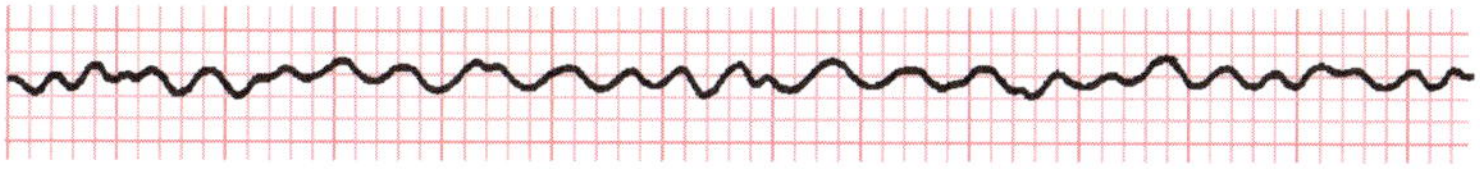

Abb. 16.1 EKG-Ableitung des Patienten [L190]

16.2.4 Um welche Rhythmusstörung handelt es sich (➤ Abb. 16.1)?

____

Das AED-Gerät empfiehlt eine Schockabgabe. Nachdem Sie unter Beachtung der Sicherheitsvorkehrungen den Schock ausgelöst haben, fahren Sie nach Anweisung des AED-Geräts mit der Reanimation fort.

Die Beatmung führen Sie per Beutel-Maskenbeatmung mit eingelegtem Guedel-Tubus durch. Sie sind in der Anwendung eines Larynxtubus geschult.

16.2.5 Welche Argumente sprechen für die Verwendung eines Larynxtubus in dieser Situation?

- ☐ A Nutzung des Beatmungsgeräts, dadurch „Freiwerden" von Rettungspersonal
- ☐ B Besserer Aspirationsschutz im Vergleich zur Beutel-Maskenbeatmung
- ☐ C Erreichen einer höheren inspiratorischen Sauerstoffkonzentration im Vergleich zur Maskenbeatmung mit einem Demand-Ventil
- ☐ D Nutzung einer Kapnometrie
- ☐ E Keine Unterbrechung der Herzdruckmassage für die Beatmungen notwendig

16.2.6 Welche Larynxtubusgröße (oder -farbe) wählen Sie für den Patienten (ca. 185 cm Körpergröße)?

___

Bei der nächsten Rhythmusanalyse zeigt sich ein regelmäßiger Kammerkomplex. Das AED-Gerät empfiehlt keine Schockabgabe. Einen Puls können sie nicht tasten. Das Pulsoxymeter zeigt kein Signal an.

16.2.7 Um welche Rhythmusstörung handelt es sich jetzt? Wie verfahren Sie weiter?

___

___

___

16.2.8 Welches Medikament soll dem Patienten bei dieser Rhythmusstörung laut ALS-Algorithmus verabreicht werden?

- ☐ A Natriumbicarbonat
- ☐ B Adrenalin
- ☐ C Atropin
- ☐ D Furosemid
- ☐ E Amiodaron

16.3 Hämorrhagischer Schock

Stefan Thate

Sie beginnen Ihre Dienstschicht gemeinsam mit einer Notfallsanitäterin auf dem RTW einer Rettungswache in einem dünn besiedelten Landkreis. Der nächste NEF-Standort liegt 15 km von Ihnen entfernt.

Es ist 8:10 Uhr am Morgen. Nach der Übernahme des digitalen Meldeempfängers und der Fahrzeugschlüssel begeben Sie sich zusammen in die Fahrzeughalle, um den Rettungswagen zu überprüfen. Bei der Überprüfung der EKG/Defibrillator-Einheit stellt sich heraus, dass sich im Testmodus keine Defibrillation, wie laut Betriebsanleitung vorgesehen, auslösen lässt.

16.3.1 Was unternehmen Sie?

____

____

____

____

____

____

Nachdem Sie die Einsatzbereitschaft wiederherstellen konnten, werden Sie um 9:12 Uhr auf eine abgelegene Landstraße zu einem Verkehrsunfall mit mehreren Verletzten alarmiert. Auf der Anfahrt teilt Ihnen die Rettungsleitstelle mit, dass es bereits mehrere Anrufe gibt, deren Hinweise darauf schließen lassen, dass es eine größere Anzahl von Verletzten gäbe. Die Leitstelle erhöht daraufhin, dass Stichwort auf MANV 10 und teilt ihnen mit, dass Sie vermutlich als erstes Rettungsmittel eintreffen werden. Sie gehen auf der Anfahrt die gleich durchzuführenden Schritte gemeinsam mit Ihrer Teampartnerin durch.

16.3.2 Bringen Sie folgende Maßnahmen eines ersteintreffenden RTW in die richtige Reihenfolge: Anlegen der persönlichen Schutzausrüstung, Lage auf Sicht übermitteln, Festlegung einer Patientenablage, Ersteinschätzung der Einsatzstelle, Abstellen des Fahrzeugs in Schrägparkrichtung

1. ______________________________
2. ______________________________
3. ______________________________
4. ______________________________
5. ______________________________

16

Die Einsatzstelle ist an einer ländlichen Straßenkreuzung. Dort befindet sich ein seitlich verformter, auf den ersten Blick vollbesetzter Kleinbus, der auf der Fahrerseite an einer Böschung auf der Seite liegt. Auf der Landstraße steht entgegen der Fahrtrichtung ein im Frontbereich stark deformierter Geländewagen. Nach einem ersten Überblick schätzen Sie, dass sich insgesamt ca. 10 Verletzte an dieser unübersichtlichen Einsatzstelle befinden, zum Teil noch in den Fahrzeugen, zum Teil auch außerhalb. Gemeinsam mit Ihrer Partnerin führen Sie nun eine Vorsichtung anhand des PRIOR-Algorithmus durch.

16.3.3 Welche Aussagen zum PRIOR-Algorithmus sind richtig?

- ☐ A Liegende Patienten können der Kategorie SK III grün zugeordnet werden.
- ☐ B Bewusstseinsgestörte Patienten sind als SK I rot einzustufen.
- ☐ C Lebensbedrohliche Blutungen sind im Rahmen der Vorsichtung zu stillen.
- ☐ D Am Ende wird die Frage nach einem CBRN-MANV vorangestellt.
- ☐ E Die Lagerung von Patienten in stabiler Seitenlage ist Bestandteil des Algorithmus.

Während der Vorsichtung fällt Ihnen eine ca. 30 Jahre alte Frau auf. Diese ist auffallend blass, der Puls ist kaum tastbar und tachykard. Sie klagt über starke Schmerzen im Bereich des rechten Unterschenkels. Die dort befindliche Hose ist unterhalb des Knies zerrissen und gibt den Blick auf eine offene Fraktur mit einer pulsierend blutenden Wunde frei.

16.3.4 Wie stufen Sie die Patientin nach PRIOR-Algorithmus ein?

____

____

____

Sie führen sofort eine Blutstillung durch, um das Leben der Patientin zu retten.

16.3.5 Nennen Sie fünf Maßnahmen zur Blutstillung an einer Extremität:

- ______________________________
- ______________________________
- ______________________________
- ______________________________
- ______________________________

Nachdem Sie die Vorsichtung abgeschlossen haben, übergeben Sie Ihr Ergebnis an die zwischenzeitig eingetroffene NEF-Besatzung, welche die örtliche Einsatzleitung übernommen hat. Sie werden nun in der Patientenablage zur Versorgung eingesetzt. Wieder treffen Sie auf die am Unterschenkel verletzte 30-jährige Frau. Die Blutung steht zwischenzeitlich. Immer noch ist sie tachykard und blass. Sie messen einen Blutdruck von 90/60 mmHg. Im Moment ist noch keine Transportkapazität für diese Patientin an der Einsatzstelle vorhanden.

16.3.6 Welche Maßnahmen sind zusätzlich zur Blutstillung jetzt durchzuführen?

16.3.7 Zur Sauerstoffgabe haben Sie die Wahl zwischen einer Sauerstoffbrille und einer Sauerstoffmaske mit Reservoirbeutel. Welche Art der Zuführung bevorzugen Sie und warum?

Sie haben mit Ihrer Kollegin die Patientin weiterversorgt. Inzwischen ist am Rettungsmittelhalteplatz ein KTW eingetroffen, ein weiterer RTW für den Transport ist alarmiert. Wann er eintrifft, ist derzeit jedoch unklar.

16.3.8 Entscheiden und begründen Sie, ob die Patientin mit dem KTW ins ca. 15 Min. entfernte Krankenhaus transportiert werden soll.

16.4 Akutes Koronarsyndrom

Georg Rohe

Sie haben RTW-Dienst und werden an einem kalten Winterabend mit dem Stichwort „ACS“ alarmiert. Nach 10-minütiger Anfahrt bei extremer Glätte treffen Sie am Einsatzort ein. Das NEF ist ebenfalls alarmiert, wird aber wegen einer deutlich längeren Anfahrt bei den extremen Witterungsbedingungen noch mindestens 15 Min. brauchen.

Die Ehefrau des Patienten öffnet Ihnen die Tür und führt Sie zum Schlafzimmer im Obergeschoss, wo der Patient auf dem Bett liegt. Er berichtet über Schmerzen in der Brust, Dyspnoe und Schweißausbrüche.

16

16.4.1 Welche der von Ihnen erhobenen anamnestischen Informationen geben Hinweise, die für das Vorliegen eines akuten Koronarsyndroms sprechen?

- ☐ A Der Patient berichtet, er habe die gleichen Beschwerden schon einmal vor 2 Jahren gehabt. Damals sei ein Herzinfarkt diagnostiziert worden.
- ☐ B Seit dem letzten Herzinfarkt seien keine Herzbeschwerden mehr aufgetreten. Die Belastbarkeit war kaum eingeschränkt.
- ☐ C Die Schmerzen in der Brust sind nicht atemabhängig.
- ☐ D Die Schmerzen hätten vor ca. einer halben Stunde plötzlich begonnen.
- ☐ E Die Schmerzen strahlen in Hals und Unterkiefer aus.

16.4.2 Nennen Sie mindestens drei Differenzialdiagnosen zum akuten Koronarsyndrom, die ebenfalls mit Thoraxschmerz, Dyspnoe und vegetativen Symptomen einhergehen können:

- ______________________________
- ______________________________
- ______________________________

Der Patient ist 79 Jahre alt. Der Blutdruck beträgt 180/100 mmHg. Die pulsoxymetrische Sauerstoffsättigung liegt bei 93 % und die Pulsfrequenz bei 64/Min. Die Atmung wirkt beschleunigt (AF ca. 24/Min.) und etwas angestrengt.

Sie wollen ein 12-Kanal-EKG ableiten.

16.4.3 Welche Ableitungsorte des EKGs für die Brustwandableitungen V_1 bis V_6 nach Wilson sind richtig?

- ☐ A V_1: 2. Interkostalraum (ICR) rechts in der Medioklavikularlinie
- ☐ B V_2: mittig über dem Sternum in Höhe des 2. ICR
- ☐ C V_3: 4. ICR links parasternal (neben dem Sternumrand)
- ☐ D V_4: 5. ICR links in der Medioklavikularlinie
- ☐ E V_6: 5. ICR links in der mittleren Axillarlinie

Die 12-Kanal-EKG-Ableitung des Patienten zeigt folgendes Bild (➤ Abb. 16.2):

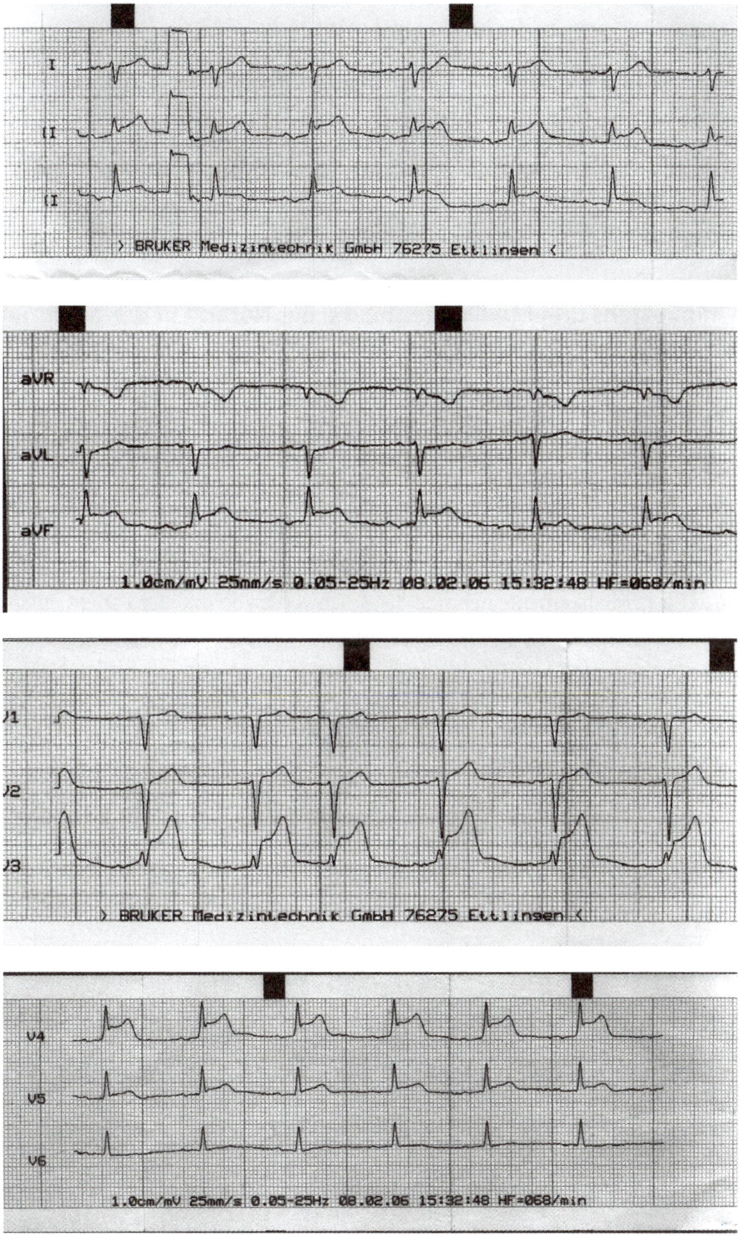

Abb. 16.2 EKG des Patienten

16.4.4 Wie lautet Ihre Diagnose?

Der jetzt eingetroffene Notarzt bestätigt Ihre Diagnose.

16.4.5 Welche weiteren Versorgungsschritte sind jetzt indiziert?

- ☐ A Telefonische oder telemedizinische Kontaktaufnahme mit dem Zielkrankenhaus
- ☐ B Sofortige präklinische Lysetherapie
- ☐ C Schnellstmöglicher Transport in das nächstgelegene Krankenhaus
- ☐ D Hilfe bei der Zusammenstellung einer Reisetasche für den Krankenhausaufenthalt des Patienten

16.4.6 Nennen Sie mindestens drei Medikamente, die der Notarzt in der beschriebenen Situation von Ihnen anfordern könnte:

- ______________________
- ______________________
- ______________________

Nach der Verabreichung der o. g. Medikamente nehmen die Beschwerden ab und der Patient entspannt sich. Unter 2 l/Min. O_2-Insufflation beträgt die SpO_2 96 %. Der Blutdruck sinkt auf 130/80 mmHg, die Pulsfrequenz beträgt 62/Min.

16.4.7 Nennen Sie zwei akut lebensbedrohende Komplikationen, die bei einem Myokardinfarkt auftreten können:

- ______________________
- ______________________

16.5 Exazerbierte COPD

Georg Rohe

Sie werden als KTW-Besatzung für eine Krankenhauseinweisung eines vom hausärztlichen Notdienst versorgten Patienten alarmiert. Die Meldung lautet „exazerbierte COPD, Heimsauerstoffgerät vorhanden".

16.5.1 Was bedeutet der Begriff „exazerbierte COPD"?

Sie haben eine transportable Sauerstoffflasche mit 2 l Volumen dabei, deren aktueller Fülldruck 150 bar beträgt. Im Fahrzeug sind zwei 10-Liter-Flaschen mit 200 bar Fülldruck vorhanden.

16.5.2 Wie lange können Sie den Patienten außerhalb des Fahrzeugs mit Sauerstoff versorgen, wenn der Patient einen akut gesteigerten Sauerstoffbedarf von bis zu 10 l/Min. hätte?

Sie treffen an der Wohnung des Patienten ein und die Ehefrau des Patienten öffnet die Tür. Der ärztliche Notdienst hat den Einsatzort schon verlassen. Die Frau erklärt, dass sich die Luftnot ihres Mannes seit dem Besuch des Notdienstes deutlich verschlechtert habe und sie schon erneut den Notdienst anrufen wollte.

Der Patient sitzt auf einem Stuhl. Er benutzt ein Heimsauerstoffgerät über eine Nasensonde und leidet offensichtlich unter Atemnot. Er ist zyanotisch und atmet angestrengt mit auf den Knien aufgestützten Armen.

16.5.3 Wie heißt der Fachausdruck für diesen Atemtyp?

- ☐ A Dyspnoe
- ☐ B Kußmaul-Atmung
- ☐ C Tachypnoe
- ☐ D Bradypnoe
- ☐ E Orthopnoe

16

16.5.4 Warum nimmt der Patient diese Haltung zur Atmung ein?

16.5.5 Sind Sie das geeignete Transportmittel für diesen Patienten? Erklären Sie kurz Ihre Einschätzung:

Die Ausatmung des Patienten ist verlängert und erfolgt mit fast geschlossenen Lippen (Lippenbremse). Er hat eine Sauerstoffsättigung von 82 %. Die Pulsfrequenz beträgt 140/Min., der Blutdruck 140/90 mmHg.

16.5.6 Wodurch ist die Herzfunktion bei diesem Krankheitsbild besonders belastet?

- ☐ A Linksherzbelastung durch hohen Blutdruck
- ☐ B Schlechte Sauerstoffversorgung des Herzens durch niedrigen Sauerstoffgehalt im Blut
- ☐ C Verminderter venöser Rückfluss zum Herzen aufgrund von „Absacken" des Blutes in die unteren Extremitäten
- ☐ D Rechtsherzbelastung durch erhöhten Blutdruck im Lungenkreislauf
- ☐ E Verminderte Pumpfunktion durch Vasokonstriktion der Herzkranzgefäße

Die Ehefrau zeigt Ihnen die Medikamente des Patienten: Ein inhalatives β_2-Mimetikum, kombiniert mit einem inhalativem Kortikoid, blutdrucksenkende Mittel und ein Diuretikum. Außerdem bekommt der Patient seit 2 Tagen ein Antibiotikum, da eine bakterielle Infektion als Ursache der Verschlechterung angenommen wurde. Der Patient habe viele Jahre stark geraucht.

16.5.7 Welche Informationen nach dem SAMPLER-Schema fehlen Ihnen jetzt noch?

16.5.8 Welche Maßnahmen sind bis zum Eintreffen des von Ihnen nachgeforderten RTWs und des Notarztes sinnvoll?

- ☐ A Austausch der Nasensonde gegen eine Sauerstoffmaske und Erhöhung der Sauerstoffzufuhr
- ☐ B Liegende Lagerung des Patienten mit ca. 45° Oberkörperhochlage, um einen Sturz zu vermeiden
- ☐ C Vorbereitung einer Salbutamol-Inhalationstherapie
- ☐ D Vorbereitung eines Venenzugangs
- ☐ E Verbringung des Patienten in den KTW, um dem NEF entgegenzufahren (Rendevous-System)

16.6 Bewusstlose Person

Frank Scheinichen

Sie befinden sich mit Ihrem KTW nach einem Krankentransport auf dem Rückweg zur Wache. Ihr Einsatzgebiet ist ein ländlicher Bereich, es ist 21:20 Uhr und Ihr Dienst endet um 22:00 Uhr. Auf ungefähr halber Strecke zur Rettungswache werden Sie von der Einsatzleitstelle als „First-Responder" zu dem Einsatzstichwort „Bewusstlose Person" alarmiert. Der RTW und das NEF haben eine längere Anfahrt und werden in ca. 17 Min. eintreffen. Sie erreichen den Einsatzort in 3 Min.

Von der Leitstelle erhalten Sie weitere Informationen: Der Patient, ca. 70 Jahre alt, ist im Badezimmer von der Ehefrau aufgefunden worden. Er ist nicht erweckbar, atmet aber noch.

16.6.1 Nennen Sie vier mögliche Notfallbilder, die Sie bereits auf der Anfahrt in Erwägung ziehen:

- ____________________
- ____________________
- ____________________
- ____________________

Sie treffen am Einsatzort ein, es handelt sich um ein Einfamilienhaus. Das Badezimmer befindet sich im Erdgeschoss. Die Ehefrau öffnet ganz aufgeregt die Tür und führt Sie zu dem Badezimmer. Der Patient liegt dort auf dem Rücken, Sie hören eine schnarchende Atmung, eine leichte Zyanose ist im Gesichtsbereich zu erkennen. Der Patient hat einen Schlafanzug an, es ist keine Blutung zu erkennen.

16.6.2 Erklären Sie die schnarchende Atmung:

____

____

____

16.6.3 Welche Maßnahmen müssen Sie jetzt umgehend ergreifen? Nennen Sie vier:

- ______________________________
- ______________________________
- ______________________________
- ______________________________

16.6.4 Sie untersuchen die Pupillen. Ordnen Sie dem jeweiligen Befund ein Notfallbild zu:

Pupillenbefund	**Notfallbild**
Sehr enge, stecknadelkopfgroße Pupillen (Miosis)	→ ____________
Weite Pupillen (Mydriasis)	→ ____________
Unterschiedlich weite Pupillen (Anisokorie)	→ ____________

In diesem Fall erkennen Sie eine Pupillendifferenz (Anisokorie). Weiterhin erheben Sie folgende Messwerte:

- Puls 52/Min.
- Blutdruck (RR) 180/110 mmHg
- Blutzucker 94 mg/dl
- Sauerstoffsättigung 92 %, bessert sich durch Sauerstoffgabe und Atemwegsmanagement

16.6.5 Erklären Sie Ihre Verdachtsdiagnose:

____

____

____

16.6.6 Nennen Sie zwei Gefahren, die jetzt bei diesem Patienten akut auftreten können:

- ______________________________
  ____
- ______________________________
  ____

16.6.7 Nennen Sie vier Hirndruckzeichen:

- ______________________________
- ______________________________
- ______________________________
- ______________________________

16.6.8 Welche Aussage ist zur Biot-Atmung richtig?

☐ A Zunehmende und abnehmende Atemzugtiefe mit Atempausen
☐ B Gleiche Atemzugtiefe mit Atempausen
☐ C Eine vertiefte Ein- und Ausatmung mit normaler Atemfrequenz
☐ D Sehr flache Atmung ohne Thoraxbewegungen

16.6.9 Erklären Sie den Begriff „Cushing-Reflex“:

____

____

____

16.6.10 Nennen Sie drei Räume, in die es im Kopf einbluten kann und beschreiben Sie die Lokalisation:

- ______________________________
- ______________________________
- ______________________________
- ______________________________
- ______________________________
- ______________________________

16.6.11 Beschriften Sie in der Abbildung die Hirnhäute (➤ Abb. 16.3):

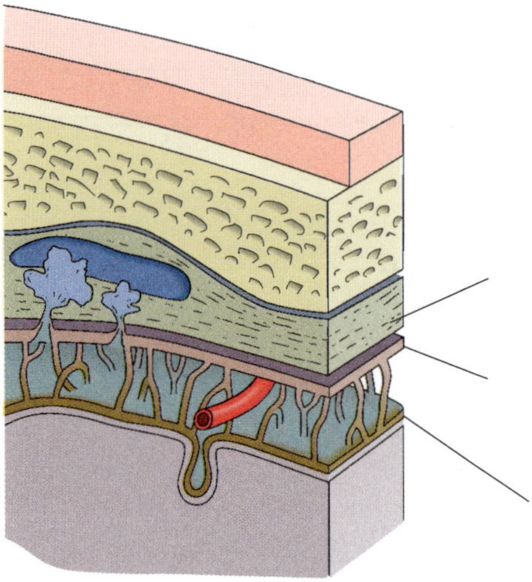

Abb. 16.3 Hirnhäute [L190]

Der Notarzt trifft ein und führt eine Narkose durch.

16.6.12 Nennen Sie zwei sichere Möglichkeiten, die Lagekontrolle eines Endotrachealtubus durchzuführen:

- ____________________
- ____________________

16.6.13 Erklären Sie, warum der Notarzt eine endotracheale Intubation bei diesem Patienten durchführen sollte:

Der Notarzt ist nicht ortskundig, da er auf Honorarbasis von der Notarztbörse den Dienst übernommen hat. Sie unterstützen bei der Auswahl der Zielklinik.

16.6.14 Welche Fachabteilung sollte die Zielklinik vorhalten?

____

____

16.7 Oberschenkelhalsfraktur

Frank Scheinichen

Sie werden als KTW-Besatzung zu einem Krankentransport alarmiert. Die Einsatzmeldung lautet „Gestürzte Person in einer Wohnung". Der Einsatzort befindet sich in einem Mehrfamilienhaus im ersten Obergeschoss. Es ist kein Fahrstuhl vorhanden. Der Patient ist 72 Jahre alt. Er lebt alleine und besitzt einen Hausnotruf. Da er pflegebedürftig ist, wird er morgens und abends von einem ambulanten Pflegedienst versorgt. In der Wohnung kann er sich selbstständig mit seinem Gehwagen bewegen. Ein Mitarbeiter des Hausnotrufdienstes ist bereits vor Ort und öffnet Ihnen die Tür.

16.7.1 Nennen Sie drei wichtige Punkte, die Sie beurteilen, bevor Sie sich dem Patienten annähern:

- ______________________________
- ______________________________
- ______________________________

Bei der Annäherung an den Patienten erkennen Sie, dass das rechte Bein kürzer als das linke erscheint.

16.7.2 Auf welche Verletzung kann die verkürzte Extremität hinweisen?

____

____

Der Patient ist ansprechbar und berichtet, dass er gestolpert und gestürzt sei. Dabei sei er auf seine rechte Körperhälfte gefallen. An das Ereignis kann er sich erinnern. Der Puls ist an der A. radialis gut tastbar, die Frequenz beträgt 95/Min., die Atmung ist unauffällig. Der Patient sagt, ihm tue die rechte Körperhälfte weh.

16.7.3 Ist der Patient nach dem ABCDE-Schema als kritisch einzuschätzen?

____

____

Sie führen eine Traumauntersuchung durch.

16.7.4 Beschreiben Sie, wie Sie eine Traumauntersuchung an welchen Körperbereichen durchführen:

Bei der Traumauntersuchung erheben Sie den folgenden Befund: Die rechte untere Extremität ist verkürzt und nach außen rotiert. In Höhe des Oberschenkelgelenks (Trochanter major) hat der Patient Schmerzen. An beiden Fersen befinden sich offene Hautbereiche (Dekubitus).

16.7.5 Beschreiben Sie Ihr Vorgehen zur Ruhigstellung der Schenkelhalsfraktur:

16.7.6 Nennen Sie zwei Gefahren, die von einer Schenkelhalsfraktur ausgehen können:

-
-

16.7.7 Welche Gelenkart ist das Hüftgelenk? Welche Eigenschaften besitzt es?

16.7.8 Bezeichnen Sie in der ➤ Abb. 16.4 den Schenkelhals:

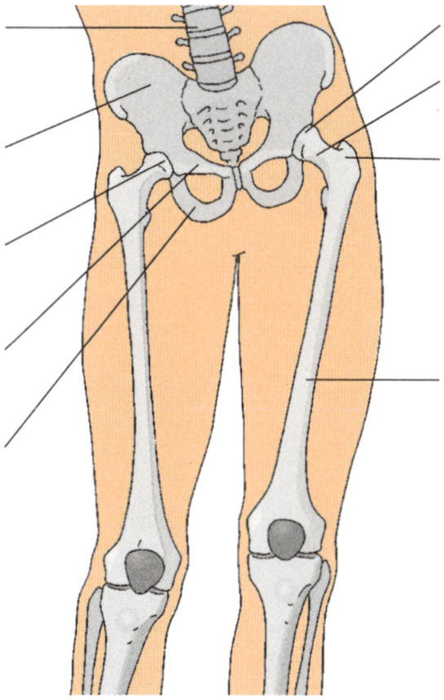

Abb. 16.4 Oberschenkelgelenk [L190]

16.7.9 Erklären Sie die Wunden an den Fersen des Patienten:

16.7.10 Nennen Sie die drei Schichten der Haut. Beschriften Sie die > Abb. 16.5:

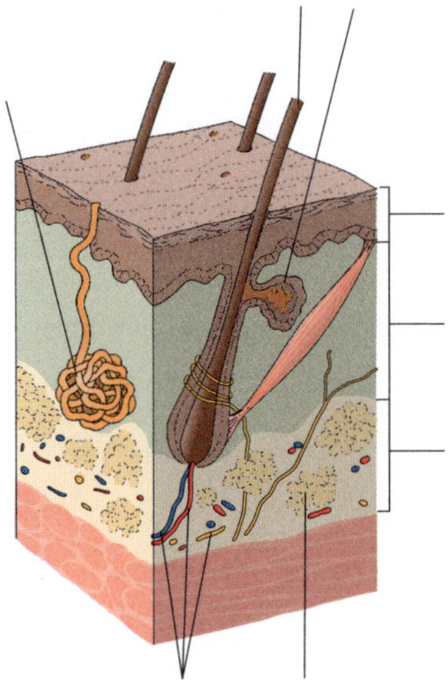

Abb. 16.5 Hautschichten [L190]

16.7.11 Nennen Sie vier Aufgaben der Haut:

- ________________
- ________________
- ________________
- ________________

16.7.12 Erklären Sie, ob Ihr KTW zur Versorgung und zum Transport des Patienten ausreichend ist:

____

____

____

II Lösungen und Kommentare

KAPITEL

1 Hygiene, Infektionskrankheiten und Arbeitsschutz

Stefan Thate

1.1 Lösung: A5 B2 C4 D3 E1

Fachbegriff	Bedeutung
A) Asepsis	5. Keimfreiheit
B) Sterilisation	2. Verfahren zur Vernichtung von Krankheitserregern
C) Hygiene	4. Maßnahmen zur Vorbeugung von Infektionskrankheiten
D) Hospitalismus	3. Im Krankenhaus erworbene Schäden
E) Antisepsis	1. Gezielte Verminderung von Mikroorganismen

1.2 Lösung: B C D E

Das Tragen von Handschuhen befreit nicht von der hygienischen Händedesinfektion, die nach jedem Patientenkontakt erfolgen soll. Tatsächlich können sich beim Tragen der Handschuhe auf der Haut vorhandene Keime im feuchtwarmen Milieu bestens vermehren. Selbstverständlich gibt es auch **Belastungsgrenzen** für Einmalhandschuhe, sodass diese zerreißen.

Die Benutzung von gepuderten Handschuhen sollte man tunlichst vermeiden. Die Gefahr, durch die Sensibilisierung z. B. an einer Latexallergie zu erkranken, ist bei gepuderten Handschuhen erheblich größer als bei ungepuderten.

1.3 Lösung:

Beim **Niesen, Husten oder Sprechen** werden in kleinste Schleimtröpfchen eingebettete Erreger in der Raumluft weit verteilt und können so über die Atmung auf die Schleimhäute gesunder Menschen gelangen.

1.4 Lösung:

Die Übertragung von Infektionskrankheiten durch Absaugen ohne Handschuhe, ungeschützten Geschlechtsverkehr, Nadelstichverletzung oder Händeschütteln sind Formen von **Kontaktinfektionen,** wobei die Keimübertragung durch fehlende oder unzureichende Händedesinfektion in den Einrichtungen des Gesundheitssystems ein großes Problem darstellt.

1

1.5 Lösung: A C E

Es sollte selbstverständlich sein, dass die **Schutzkleidung** täglich gewechselt wird. Natürlich muss die Trage nach jedem Transport frisch bezogen werden.

Schutzkleidung darf aufgrund der möglichen Keimverschleppung nicht in der privaten Waschmaschine gereinigt werden. Richtig ist es, diese Wäsche wie die sog. **„Krankenhauswäsche"** zu behandeln und sie einer geeigneten Wäscherei mit desinfizierendem Waschvorgang zuzuführen.

Das Tragen von **Schutzhandschuhen** ist immer dann indiziert, wenn mit dem Kontakt von Körperflüssigkeiten zu rechnen ist oder ein Infektionsverdacht besteht. Ein generelles Tragen von Handschuhen ist unnötig und schadet eher der Haut des Trägers.

Eine vorsorgliche, vollflächige **Wischdesinfektion** nach jedem Einsatz ist unnötig.

1.6 Lösung: B

Um an einer Infektionskrankheit zu erkranken, muss in Abhängigkeit von der Art des Erregers und der Immunabwehr der betroffenen Person eine bestimmte Mindestanzahl von Erregern in den Körper eindringen. Diese Mindestdosis nennt man die **Infektionsdosis.**

Bei der Desinfektion wird die Anzahl der Erreger so stark vermindert, dass bei normalem Umgang die Infektionsdosis nicht erreicht und damit eine Erkrankung verhindert wird. Ziel ist hierbei nicht die Veränderung des Raumgeruchs, wenngleich einigen Desinfektionsmitteln entsprechende Geruchsstoffe beigesetzt sind. Erst bei einer **Sterilisation** werden alle Bakterien, Viren und Sporen vernichtet.

Das Bekämpfen tierischer Schädlinge bezeichnet man als Entwesung.

Die **Sanitation** beschreibt die sicherlich sinnvolle, aber der Wirkung einer Desinfektion unterlegene Verminderung von Erregern durch eine intensive Reinigung.

1.7 Lösung: B

Bis zum 1.1.2001 war das entsprechende Gesetz unter dem Namen Bundesseuchengesetz bekannt. Seit seiner Novellierung heißt es nun **Infektionsschutzgesetz.**

Das Wort „Bundeshygienegesetz" klingt zwar gut, ein solches Gesetz gibt es jedoch nicht.

Die Ständige Impfkommission (STIKO) am Robert Koch-Institut erarbeitet und aktualisiert die Empfehlungen zur Durchführung von Schutzimpfungen und anderen Maßnahmen zur spezifischen Prophylaxe übertragbarer Krankheiten.

Unfallverhütungsvorschriften betreffen zwar u.a. auch den Schutz der Arbeitnehmer vor Infektionen und sind durch Arbeitnehmer und Unternehmer einzuhalten, sie sind jedoch keine direkten gesetzlichen Regelungen.

1.8 Lösung:

Im Sinne des Infektionsschutzgesetzes werden folgende Definitionen verwendet:
- **Kranker:** eine Person, die an einer übertragbaren Krankheit erkrankt ist
- **Krankheitsverdächtiger:** eine Person, bei der Symptome bestehen, welche das Vorliegen einer bestimmten übertragbaren Krankheit vermuten lassen
- **Ausscheider:** eine Person, die Krankheitserreger ausscheidet und dadurch eine Ansteckungsquelle für die Allgemeinheit sein kann, ohne selbst krank oder krankheitsverdächtig zu sein
- **Ansteckungsverdächtiger:** eine Person, von der anzunehmen ist, dass sie Krankheitserreger aufgenommen hat, ohne krank, krankheitsverdächtig oder Ausscheider zu sein.

1.9 Lösung: A B C D E

Im **Infektionsschutzgesetz** ist im **Abschnitt Meldewesen** die folgende Aufzählung nachzulesen:

Namentlich ist zu melden

1. der Krankheitsverdacht, die Erkrankung sowie der Tod an: Botulismus, Cholera, Diphtherie, humaner spongiformer Enzephalopathie außer familiär-hereditären Formen, akuter Virushepatitis, enteropathischem hämolytisch-urämischem Syndrom (HUS), virusbedingtem hämorrhagischem Fieber, Keuchhusten, Masern, Meningokokken-Meningitis oder -Sepsis, Milzbrand, Mumps, Pest, Poliomyelitis, Röteln einschließlich Rötelnembryopathie, Tollwut, Typhus abdominalis oder Paratyphus, Windpocken, zoonotische Influenza, Coronavirus-Krankheit-2019 (COVID-19),

1a. die Erkrankung und der Tod in Bezug auf folgende Krankheiten: behandlungsbedürftige Tuberkulose, auch wenn ein bakteriologischer Nachweis nicht vorliegt, *Clostridioides-difficile*-Infektion mit klinisch schwerem Verlauf; ein klinisch schwerer Verlauf liegt vor, wenn der Erkrankte zur Behandlung einer ambulant erworbenen *Clostridioides-difficile*-Infektion in eine medizinische Einrichtung aufgenommen wird, der Erkrankte zur Behandlung der *Clostridioides-difficile*-Infektion oder ihrer Komplikationen auf eine Intensivstation verlegt wird, ein chirurgischer Eingriff, zum Beispiel Kolektomie, aufgrund eines Megakolons, einer Perforation oder einer refraktären Kolitis erfolgt oder der Erkrankte innerhalb von 30 Tagen nach der Feststellung der *Clostridioides-difficile*-Infektion verstirbt und die Infektion als direkte Todesursache oder als zum Tode beitragende Erkrankung gewertet wurde,

2. der Verdacht auf und die Erkrankung an einer mikrobiell bedingten Lebensmittelvergiftung oder an einer akuten infektiösen Gastroenteritis, wenn a) eine Person betroffen ist, die eine Tätigkeit im Sinne des § 42 Abs. 1 ausübt, b) zwei oder mehr gleichartige Erkrankungen auftreten, bei denen ein epidemischer Zusammenhang wahrscheinlich ist oder vermutet wird,
3. der Verdacht einer über das übliche Ausmaß einer Impfreaktion hinausgehenden gesundheitlichen Schädigung,
4. die Verletzung eines Menschen durch ein tollwutkrankes, -verdächtiges oder -ansteckungsverdächtiges Tier sowie die Berührung eines solchen Tieres oder Tierkörpers,
5. das Auftreten einer bedrohlichen übertragbaren Krankheit, die nicht bereits nach den Nummern 1 bis 4 meldepflichtig ist.

1.10 Lösung:

1 Per Gesetz sind der feststellende Arzt, Angehörige eines anderen Heil- oder Pflegeberufs, der für die Berufsausübung oder die Führung der Berufsbezeichnung eine staatlich geregelte Ausbildung oder Anerkennung erfordert (dies trifft auch auf Notfallsanitäter zu), wie auch Heilpraktiker zur Meldung verpflichtet.

Jedoch gibt es noch eine für den **Rettungsdienst** relevante Besonderheit: Die Meldepflicht besteht nicht für Personen des Not- und Rettungsdienstes, wenn der Patient unverzüglich in eine ärztlich geleitete Einrichtung gebracht wurde. Die Meldepflicht besteht nur, wenn ein Arzt nicht hinzugezogen wurde.

1.11 Lösung: B D

Beim **Transport von Patienten** mit einer nach dem Infektionsschutzgesetz **meldepflichtigen Erkrankung** müssen dem Transportpersonal die von den entsprechenden Behörden herausgegebenen **Hygienevorschriften** für die betreffende Erkrankung vor Beginn des Transports bekannt sein. Im Regelfall gibt es durch die Hygieneverantwortlichen der jeweiligen Organisation entsprechende verbindliche Übersichten mit den zu beachtenden Maßnahmen. Diese können sich je nach Erkrankung erheblich unterscheiden.

Ein ausreichender Impfschutz gegen bestimmte Infektionskrankheiten (z. B. Tetanus, Hepatitis B) ist für im Rettungsdienst tätige Personen dringend empfohlen, vorgeschrieben ist er nur in Ausnahmefällen beispielsweise für Masern.

Je nach Erkrankung sind bestimmte **Hygienemaßnahmen** wie Mundschutz, Schutzkittel, Vollschutzanzug oder Wischdesinfektion des Transportmittels vorgeschrieben. Sie sind jedoch nicht bei jeder meldepflichtigen Infektionserkrankung erforderlich. Deshalb ist es wichtig, die spezifischen Vorschriften für die jeweilige Erkrankung vor dem Transport nachzuschlagen. Der Fahrer legt nach dem Verladen des Patienten die Schutzkleidung ab, um das Führerhaus nicht zu kontaminieren und das Fahrzeug sicher führen zu können.

Eine Händedesinfektion vor und nach dem Transport muss nicht nur bei Patienten mit bekannten Infektionserkrankungen, sondern grundsätzlich bei jedem Umgang mit erkrankten oder verletzten Patienten durchgeführt werden.

1.12 Lösung:

Die Abkürzung **MRSA** wird ebenso für „Multiresistenter *Staphylococcous aureus*" wie auch für „Methicillinresistenter *Staphylococcous aureus*" verwendet und betrifft denselben häufig bei Gesundheitspersonal und stationären Patienten auftretenden Erreger. Besonders für diesen sowohl durch die Luft wie auch durch Kontakt der Hände übertragbaren Erreger ist seine **Widerstandsfähigkeit (Resistenz)** gegenüber normalerweise wirksamen Antibiotika (z. B. Methicillin = MRSA oder Oxacillin = ORSA). Dies macht ihn nur schwer beherrschbar und führt zu einer zunehmenden Verstärkung dieser Erkrankung durch die Übertragung in Krankenhäusern und Altenheimen. Zur Entwicklung dieser Situation werden durch den übermäßigen Einsatz von Antibiotika in der Medizin, wie auch durch den unkontrollierten Einsatz von Anitibiotika in der Tiermast erhebliche Beiträge geleistet.

1.13 Lösung:

Nach einem Transport von Patienten, die mit Multiresistenten *Staphylococcous aureus* infiziert sind, ist eine **Schlussdesinfektion** mit Verfahren der DGHM-Liste ausreichend, Produkte der sog. RKI-Liste sind für Seuchenfälle vorgesehen.

1.14 Lösung: B C D E

Nach einer **Nadelstichverletzung** sollte der Blutfluss gefördert werden, ein Drücken sollte jedoch unterbleiben. Danach erfolgen das Ausspülen der Wunde mit fließendem Wasser oder steriler Kochsalzlösung und eine Desinfektion.

Eine **unverzügliche Blutentnahme** sowohl beim Nadelstichverletzten als auch beim Patienten, mit dessen Blut der Verletzte in Kontakt gekommen ist, ist sinnvoll, um eine Bestandsaufnahme und damit das Infektionsrisiko bezüglich Hepatitis B, Hepatitis C und HIV festzustellen. Dieses sollte in einer Notfallambulanz mit der Möglichkeit einer sofortigen Laboruntersuchung erfolgen, da für eine wirksame eventuell notwendige HIV-Postexpositionsprophylaxe oder eine aktive und ggf. passive Impfung (Gabe von Anti-Hepatitis B-Immunglobulinen) nur ein kurzes Zeitintervall von einigen Stunden bleibt.

Die Blutentnahme und serologische Untersuchung beim Patienten sind **einwilligungspflichtig.** Wenn der Patient nicht einwilligungsfähig ist, kann aufgrund der Dringlichkeit die Untersuchung erfolgen (Notfallindikation für den Nadelstichverletzten), es sollte aber das zuständige Amtsgericht informiert werden.

Über diese Akutmaßnahmen hinaus ist es wichtig, dass die Nadelstichverletzung umgehend bei der Berufsgenossenschaft gemeldet wird **(Arbeitsunfall).**

1.15 Lösung:

Grundsätzlich sollte medizinisches Fachpersonal die **Grundimmunisierung** gemäß der aktuellen Empfehlung der Ständigen Impfkommission (STIKO) befolgen. Dies sind z. B. Impfungen der Bevölkerung gegen: Tetanus, Pertussis, Diphtherie, Poliomyelitis, Mumps, Röteln, *Haemophilus influenzae* Typ B (Hib), Varizellen (Stand: August 2022).

Aufgrund des höheren Infektionsrisikos im Gesundheitsdienst werden zusätzliche Impfungen gegen Influenza, Hepatitis A und Hepatitis B empfohlen. Eine Masernimpfung bzw. ein Antikörpernachweis ist für Rettungsdienstpersonal verpflichtend.

1

1.16 Lösung:

In der von den gesetzlichen Unfallversicherungen herausgegebenen **DGUV-Regel 105-003** sind die Anforderungen an persönliche Schutzausrüstungen (PSA) im Rettungsdienst und Krankentransport beschrieben. Es wurden dort die folgenden **Schutzeigenschaften** definiert:

- Schutz vor Infektionen
- Schutz vor mechanischen Einwirkungen im begrenzten Umfang
- Schutz vor klimatischen Einwirkungen
- Schutz vor Gefahren bei Einsatz im öffentlichen Verkehrsraum

1.17 Lösung:

$$\text{Kraft} \times \text{Kraftarm} = \text{Last} \times \text{Lastarm}$$

Angewendet auf die menschliche Wirbelsäule entsprechen die Dornfortsätze einem ca. 5 cm langen Kraftarm und die Arme einem ca. 40 cm langen Lastarm eines zweiarmigen Hebels. Das Ende des Lastarms kann also bis zu 40 cm entfernt vom gemeinsamen Schwerpunkt liegen. Dies hängt von der Neigung des Rumpfes und der Stellung der Arme ab. Wendet man die oben zitierte Formel auf das Heben eines Patienten an, sähe die Gleichung z. B. so aus:

$$75\,\text{kg Last} \times 40\,\text{cm Lastarm} = 600\,\text{kg Kraft} \times 5\,\text{kg Kraftarm}$$

Im Ergebnis wirkt also das 8-Fache des Gewichts des Patienten auf die Bandscheiben der Lendenwirbelsäule des Anhebenden. Je näher die Last am Körper bewegt und getragen wird, umso kürzer ist der Lastarm und je aufrechter die Wirbelsäule gehalten wird, desto gleichmäßiger verteilt sich die resultierende Kraft auf die Bandscheiben (➤ Abb. 1.1). Dieses Gesetz verdeutlicht somit den Sinn rückenschonenden Arbeitens.

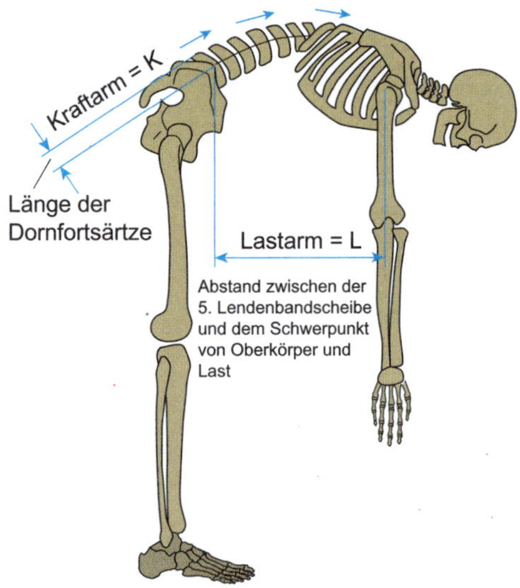

Abb. 1.1 Verhältnis Kraftarm zu Lastarm [L143]

1.18 Lösung: A C D E

Gerade Haltung und gestreckte Arme führen zu idealer Lastverteilung auf die Wirbelsäule. Wie bereits in der Antwort zu Frage ➢ 1.17 beschrieben, wird durch körpernahes Halten der Last der Lastarm verkürzt. Das **aufrechte Heben aus der Hocke** verhindert eine ungleichmäßige Belastung der Wirbelsäule und schützt vor Bandscheibenvorfällen (➢ Abb. 1.2). Eine Verdrehung der Wirbelsäule unter Last ist gefährlich, da das Gewicht nicht mehr gleichmäßig auf alle Bestandteile des Gelenksystems umverteilt werden würde. Auf keinen Fall sollte ruckartig angehoben werden, da dieses durch die zusätzlichen Beschleunigungskräfte zu Spitzenbelastungen der Wirbelsäule führt, die deutlich höher als beim reinen Heben der Last sind.

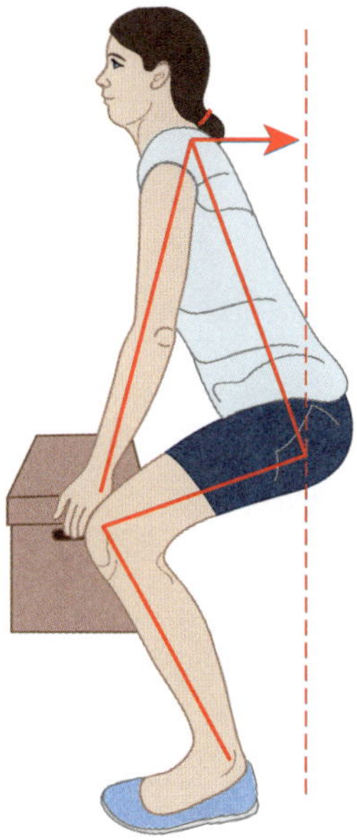

Abb. 1.2 Richtiges Heben [L231]

1.19 Lösung:

Eine dreiteilige Unterteilung ist möglich: Die Stressreaktion beginnt mit dem Stadium der **Alarmreaktion.** Die Auslösung der „Kampf-Flucht-Reaktion" des Sympathikus dient dazu, dem Körper eine höhere Leistung als im Normalzustand abverlangen zu können. Die durch soeben aktivierte Hormonausschüttung gesteigerte Energiebereitstellung mündet in der **Widerstandsphase.** In ihr werden alle verfügbaren Kräfte des Körpers eingesetzt, um die Herausforderung zu bestehen. Bei anhaltender Widerstandsphase kommt es zur Aufgabe und zur Einstellung der Kräfteaufbietung. Die Stressreaktion endet im Zustand der **Erschöpfung.**

KAPITEL

2 Gerätekunde und Arbeitstechniken

Stefan Thate

2.1 Lösung:

Die **palpatorische Messung** ist als Verlaufskontrolle manchmal zur groben Beurteilung der Kreislaufsituation zweckmäßig. Als alleinige Methode ist sie aber unzureichend, da keine Aussage über den diastolischen Blutdruck möglich ist. Dieser aber beschreibt den niedrigsten Druck im Gefäßsystem während einer Herzaktion, der als Risikofaktor für Herzkreislauferkrankungen zur Anamnese dazugehört.

2.2 Lösung:

Die passende **Blutdruckmanschette** wird aufgepumpt, bis der Radialispuls nicht mehr tastbar ist, dann wird nochmals um einen Pumphub erhöht. Erst jetzt wird der Druck langsam wieder abgelassen und den **Korotkow-Tönen** gelauscht (➤ Abb. 2.1).

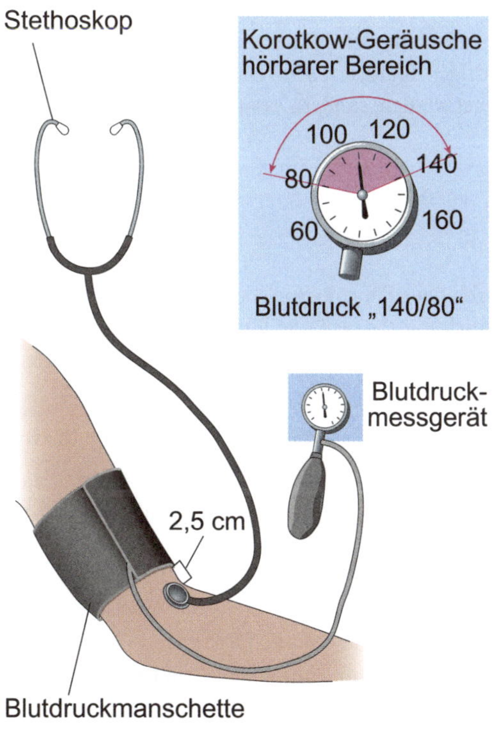

Abb. 2.1 Blutdruckmessung nach Riva Rocci [L190]

Da der gemessene Blutdruck die Druckwerte im Herzen widerspiegeln sollte, ist es günstig, so herznah wie möglich zu messen. Deshalb sollte sich die Manschettenhöhe auf Herzniveau befinden.

Messunterschiede zwischen dem linken und dem rechten Arm sind keine Seltenheit. Bei stark voneinander abweichenden Werten wird der höhere Messwert als wahrer Wert angenommen, unabhängig davon, ob er links oder rechts gemessen wurde. Erhebliche Druckdifferenzen können ein Hinweis auf eine Einengung oder sonstige Störung im arteriellen System sein. Auch bei Erwachsenen kann eine nicht passende Manschette zu fehlerhaften Messungen führen.

2.3 Lösung: A

Die **Manschettenbreite** sollte bei der Blutdruckmessung etwa ⅔ der Oberarmlänge betragen. Eine zu schmale Blutdruckmanschette misst falsche, zu hohe Werte, eine zu breite Manschette falsche, zu niedrige Werte.

Unterschiedliche Blutdruckwerte am rechten und linken Arm können z. B. bei einer thorakalen Aortendissektion oder anderen Erkrankungen vorkommen. Bei klinischem Verdacht auf ein rupturiertes Aortenaneurysma sollte stets der Blutdruck an beiden Armen gemessen werden. Für die Einschätzung der Kreislaufsituation ist der **höhere Blutdruck** ausschlaggebend.

Die **auskultatorische Blutdruckmessung** ergibt den systolischen und den diastolischen Blutdruckwert und hat eine sehr hohe Messgenauigkeit. Unter Notfallbedingungen und auf dem Transport ist diese Methode aufgrund von Lärm und Erschütterung oft nicht anwendbar, sodass man sich mit der palpatorischen Blutdruckmessung begnügen muss. Dennoch sollte vor dem Transport möglichst mindestens ein auskultatorisch bestimmter Blutdruckwert vorliegen.

Mehrfache aufeinander folgende Fehlmessungen eines automatischen Blutdruckmessgeräts **(oszillometrische Messung)** können ein Hinweis auf einen sehr niedrigen Blutdruck sein. Diese Fehlmessungen sollten deshalb nicht mit der Störanfälligkeit der Geräte begründet werden, sondern es sollte eine Kreislaufkontrolle mit manueller Blutdruckmessung erfolgen.

2.4 Lösung: A C

Zur **Blutzuckerbestimmung** wird üblicherweise Kapillarblut aus Fingerkuppe oder Ohrläppchen verwendet, welches das genauere Messverfahren darstellt. Bei Untersuchung von venösem Blut aus können die Messwerte zwar abweichen, zur notfallmedizinischen Einschätzung ist die Untersuchung von venösem Blut aber oftmals ausreichend.

Blutzuckermessgeräte unterliegen als aktive Medizinprodukte der Medizinprodukteverordnung. Die regelmäßige Überprüfung, z. B. mit einer entsprechenden Kontrolllösung, ist zu dokumentieren.

Der Normbereich eines nüchternen Erwachsenen liegt zwischen 60–100 mg % im Kapillarblut.

2.5 Lösung:

Der **Rautek-Griff** ist ein reiner Rettungsgriff zur unmittelbaren Rettung aus einem Gefahrenbereich. Er ist keinesfalls als Umlagerungsgriff geeignet. Hierzu gibt es bereits eine entsprechende Aussage in der Rechtsprechung (AZ 1058/91, LG Duisburg). Das gesamte Eigengewicht des Patienten lastet an seinem Unterarm und kann, besonders bei Vorerkrankungen des Skelettsystems, zu Verletzungen führen.

2.6 Lösung:

Bei der Anwendung des Griffs greifen die Arme unter den Achseln hindurch und die Hände umfassen den vor der Brust des Patienten verschränkten Unterarm (➤ Abb. 2.2). Hierbei zeigen Finger und Daumen nach vorn, damit die Daumen nicht schmerzhaften Druck auf den Brustkorb ausüben.

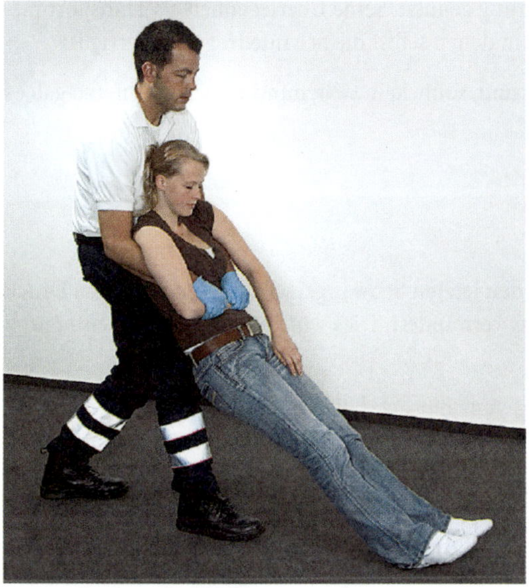

Abb. 2.2 Rautek-Griff [J747]

2.7 Lösung: B D E

Die Verwendung des **KED®-Systems** ist bei nicht sicher auszuschließender Wirbelsäulenverletzung von Insassen eine Fahrzeugs oder zur Rettung aus Schächten ein hervorragendes Hilfsmittel. Das Originalprodukt ist belastbar bis zu 225 kg. Nach dem grundsätzlichen Anlegen einer Halskrause wird das Rettungskorsett hinter den (meist sitzenden) Patienten geschoben.

Dann werden zunächst die Brustgurte geschlossen, wobei der obere zunächst locker bleibt und erst unmittelbar vor dem Umlagern/Retten zugezogen wird, um die Atmung nicht zu sehr einzuschränken. Im nächsten Schritt werden die Hüftgurte nach unten geführt und im Schritt gekreuzt und sodann festgezogen. Bei Oberschenkelfrakturen oder anderen Einschränkungen kann vom Kreuzen der Hüftgurte abgesehen werden.

Nun wird im Nackenbereich die Differenz zum KED®-System mit beiliegendem Kissen ausgeglichen und mittels der beiden Klettgurte der Kopf fixiert. Nach dem Straffen des obersten Brustgurts ist der Patient bereit für die Rettung aus dem Fahrzeug, Schacht etc.

2.8 Lösung: C

Sinnvollerweise hat der am Kopf des Patienten stehende Helfer das Kommando bei Umlagerungen. Nur er hat den Überblick über die gesamte Szenerie und kann erkennen, ob wirklich alle bereit sind und nicht noch Hindernisse beseitigt werden müssen.

Das **Spineboard** ist zwar eine wünschenswerte Ergänzung der Rettungs- und Transportgeräte, es ersetzt jedoch nicht die vielfältig einsetzbare, modellierbare **Vakuummatratze.**

Die **Schaufeltrage** hat eine Menge Vorzüge, nur zum Abseilen ist sie denkbar schlecht geeignet. Aufgrund ihres abgerundeten Kopf- und Fußendes verrutschen dort festgelegte Leinen allzu leicht. Speziell für diesen Zweck gibt es die **Schleifkorbtrage,** notfalls kann auch eine DIN-Trage genutzt werden.

Das **Tragetuch** wird sicherlich am häufigsten zur Umbettung genutzt. Seine Überlegenheit als Transportmittel zeigt es aber in engen, gewundenen Treppenhäusern, in denen selbst die Schaufeltrage zu sperrig ist.

Dass Patienten auf Tragen immer mit Gurten zu sichern sind, sollte kein Geheimnis sein. Auch hierzu gab es bereits rechtskräftige Urteile!

2.9 Lösung: A

Die **Linkseitenlage** verhindert, dass die Gebärmutter in den letzten Schwangerschaftsmonaten durch Druck auf die untere Hohlvene (V. cava) den venösen Rückfluss vermindert. Dies würde sich beispielsweise durch Hypotonie und Kollapsneigung bemerkbar machen.

Bei **vaginalen Blutungen** kommt die **Fritsch-Lagerung** zum Einsatz, bei der die Beine mit einer sterilen Vorlage vor der Scheide übereinander gelegt werden.

Komplizierende Kindslagen in der Austreibungsphase sind beispielsweise die Becken-Endlage oder Querlage.

Es gibt es eine Vielzahl von Verfahren und Tipps zur Förderung der Wehentätigkeit. Die Linksseitenlage gehört allerdings nicht dazu.

Aufgrund eigener Beobachtung und Erfahrung ist zwar eine Neigung des Fahrzeugs bei Einsatzfahrten nicht zu verleugnen, jedoch sind eigenständige Fachbezeichnungen hierfür bisher nicht eingeführt.

2.10 Lösung:

Bei der **Stufenbettlagerung** werden durch Unterlegen eines Polsters unter die Unterschenkel die Oberschenkel in einen 90°-Winkel zum Oberköper gebracht. Diese Entlastung der unter Druck stehenden Bandscheibe führt meist zu einer deutlichen Schmerzlinderung beim Bandscheibenvorfall.

2.11 Lösung (Möglichkeiten):

- Hautdesinfektion
- Handschuhe
- Venenstauschlauch/RR-Manschette
- Steriles Pflaster
- Fixiermaterial (Pflasterstreifen/Fixierbinde)
- Sterile Tupfer/Kompressen
- Venenverweilkanüle
- Abwurfbehälter für Stahlmandrin

2.12 Lösung: A C D E

Bei **Kindern** kann durch eine zu starke Stauung tatsächlich sehr schnell die arterielle Blutzufuhr so eingeschränkt werden, dass die Darstellung der Venen nur noch unzureichend ist.

Bei schreienden Kindern stauen sich die Hals- und Kopfvenen gut sichtbar, jedoch ist das Zufügen von Schmerzen als Maßnahme zur verbesserten Gefäßdarstellung grundsätzlich abzulehnen.

Falls sich auch durch den Notarzt kein intravenöser Zugang erreichen lässt und ein solcher Zugang zwingend erforderlich ist, sollte frühzeitig eine **intraossäre Kanüle** gelegt werden.

Im Kindesalter lassen sich Venen häufig besser ertasten als optisch darstellen. Im **Fußbereich** sind die Venen oftmals gut darstellbar.

2.13 Lösung: A B C D E

Das Öffnen des Mundes durch Herabdrücken des Kinns mit den Daumen bei gleichzeitiger Reklination des Kopfes bezeichnet man als **Esmarch-Handgriff.** Er ist eine Standardmaßnahme im Rettungsdienst und in der Allgemeinanästhesie.

Um die **Einführtiefe von Absaugkathetern** auf das richtige Maß zu begrenzen, wird die notwendige Distanz zuvor vermessen. Beim oralen Absaugen gilt der Abstand vom Mundwinkel bis zum Ohrläppchen, beim nasalen Absaugen von der Nasenspitze bis zum Ohrläppchen.

Das Ausüben kurzer fester Druckstöße in den Bereich zwischen Nabel und Rippenbogen in Richtung auf das Zwerchfell ist als **Heimlich-Handgriff** bekannt. Der Heimlich-Handgriff ist nicht ungefährlich und kann zu Verletzungen der Bauchorgane führen, kann bei einer Bolusaspiration jedoch eine lebensrettende Sofortmaßnahme sein.

Nasopharyngealtuben, z.B. Wendl-Tuben, können die Verlegung der Atemwege durch den erschlafften Zungenmuskel verhindern. Ein Aspirationsschutz ist durch sie allerdings nicht gegeben.

2.14 Lösung:

Die **stabile Seitenlage** kann eine Aspiration verhindern. Sie muss bei allen nicht intubierten bewusstseinsgetrübten und bewusstlosen Patienten durchgeführt werden, es sei denn, es besteht aus der Notfallsituation heraus die Möglichkeit einer Rückenmarksschädigung.

Die **endotracheale Intubation** ist das Verfahren der Atemwegssicherung mit dem sichersten Aspirationsschutz.

Das Einlegen eines passenden **Guedel-Tubus** verhindert das Verlegen der Atemwege durch den zurückfallenden Zungengrund, bietet jedoch keinen Aspirationsschutz. Bei nicht ausreichend tiefer Bewusstlosigkeit und unvorsichtigem Vorgehen kann das Einlegen eines Guedel-Tubus zum Würgereiz mit Erbrechen und Aspiration führen. Wichtig ist die Auswahl der richtigen Größe: Ein zu kleiner Tubus kann den Zungengrund, ein zu großer Tubus die Epiglottis herunterdrücken und so erst zu einer Atemwegsverlegung führen. Deshalb ist die **Kontrolle der freien Luftströmung** durch den Guedel-Tubus wichtig!

Ein **Wendl-Tubus** schützt ebenfalls vor der Atemwegsverlegung durch den zurückfallenden Zungengrund. Auch er bietet keinen Aspirationsschutz. Er wird vom Patienten besser toleriert als ein Guedel-Tubus, kann aber beim Vorschieben Nasenbluten auslösen. Die richtige Länge ist wichtig: Ein zu kurz vorgeschobener Wendl-Tubus kann den Zungengrund nicht anheben, ein zu weit vorgeschobener kann einen Laryngospasmus auslösen oder liegt im Ösophaguseingang. Vorsichtiges Vorgehen und die Kontrolle der freien Luftströmung durch den Wendl-Tubus sind wichtig!

Ein **Absaugen des Magens** ist nach der Intubation oder der Atemwegssicherung mit einer alternativen supraglottischen Beatmungshilfe mit Absaugmöglichkeit (z. B. Larynxtubus LTS-D® mit Absaugkanal) indiziert. Beim nicht beatmeten bewusstlosen Patienten sollte es unterbleiben. Ist bei diesen Patienten eine Sekretentfernung nötig, sollte der Absaugkatheter nicht tiefer als die Distanz Nasenspitze bzw. Mundwinkel – Ohrläppchen vorgeschoben werden. Ein tieferes Absaugen kann einen Laryngospasmus auslösen oder zu Würgen und Erbrechen mit Aspiration führen.

2.15 Lösung: A B E

Bei der als Standardverfahren geltenden **kontrollierten Beatmung** erfolgt keine Anpassung der Beatmung an den Atemzyklus des Notfallpatienten. Die Eigenatmung des Patienten ist also entweder nicht mehr vorhanden (z. B. infolge eines Herz-Kreislauf-Stillstands) oder wird medikamentös durch tiefe Sedierung und ggf. auch Muskelrelaxierung unterdrückt.

Im Gegensatz hierzu erfolgt bei der **assistierten Beatmung** eine Anpassung der Beatmung an die Eigenatmung des Patienten, die hierdurch unterstützt und erleichtert wird. Mit Beatmungsbeutel und Maske kann sowohl kontrolliert (bei fehlender Eigenatmung des Patienten) als auch assistiert (eigene Atemzüge des Patienten werden vertieft und ggf. Beatmungshübe zwischen den eigenen Atemzügen verabreicht) beatmet werden.

Die Verwendung eines **PEEP** (positive endexspiratory pressure) erfolgt unabhängig von einem kontrollierten oder assistierten Beatmungsmodus. Die Verwendung von PEEP bedeutet, dass am Ende der Ausatmung der Druck in den Atemwegen nicht auf 0 mbar sinkt, sondern ein positiver Restdruck erhalten bleibt. Dies kann beispielsweise bei einem Lungenödem für den Gasaustausch unterstützend wirken, diese Maßnahme ist jedoch durch den Notarzt gegenüber ihrer Behinderung des venösen Rückstroms behutsam abzuwiegen und sehr individuell einzustellen.

2.16 Lösung: A

Die Wahrscheinlichkeit, bei der **Beutel-Masken-Beatmung** den Magen zu überblähen, ist auch für den Geübten hoch. Aus diesem Grund ist eine frühzeitige Intubation oder ggf. eine alternative Atemwegssicherung sinnvoll. Eine gute Maskenbeatmung ist nicht gleichwertig zur Intubation, da sie die Atemwege eben nicht sichert. In diesem Wissen sollte jeder professionelle Retter bestrebt sein, seine Fertigkeiten zur Sicherung der Atemwege durch Übung am Phantom und praktisches Training unter klinischen Bedingungen zu erhalten.

Der Kopf ist zur Beatmung von Erwachsen grundsätzlich zu **überstrecken (reklinieren).** Ein **Guedel-Tubus** wird eingelegt, um ein Zurückfallen der Zunge zu verhindern und die Beatmung zu erleichtern. Die Maske wird von Daumen und Zeigefinger C-förmig **(C-Griff)** umschlossen und auf das Gesicht aufgesetzt. Die übrigen drei Finger fassen am Unterkiefer an und ziehen das Kinn vor.

Bei Notfallpatienten ist meist eine Beatmung mit 100 % Sauerstoff anzustreben. Idealerweise wird hierzu ein **Demand-Ventil** am Beatmungsbeutel angeschlossen. Ist dieses nicht verfügbar, muss mit einem Reservoirbeutel und maximalem Sauerstoffflow gearbeitet werden.

2.17 Lösung:

Die **Druckbegrenzung** bei der **Beutel-Masken-Beatmung** sollte bei 20 cmH_2O liegen, da bei höheren Beatmungsdrücken mit einem Blähen des Magens zu rechnen ist, wodurch die Aspirationsgefahr steigt.

Bei intubierten Patienten, die somit vor Aspiration geschützt sind, sollte das Druckbegrenzungsventil auf einen maximalen Beatmungsdrücken von 60 mbar eingestellt werden, da bei derartig hohen Beatmungsdrücken mit der Zerreißung von Alveolargewebe zu rechnen ist.

2.18 Lösung: A B C D

Wenn unter Notfallbedingungen eine Intubation misslingt, stehen die Möglichkeiten der **Maskenbeatmung** und der Beatmung mit einem anderen der genannten Hilfsmittel gleichberechtigt nebeneinander.

Larynxmaske, Larynxtubus und **Combitubus** haben dabei den Vorteil, dass man „die Hände frei" bekommt und ein gewisser (kein sicherer!) Aspirationsschutz gegeben ist. Ob und welches der genannten Hilfsmittel man benutzt, hängt von der eigenen Übung und Erfahrung ab, es sollte aber zumindest eine Alternative zur endotrachealen Intubation in jedem Rettungswagen verfügbar sein.

Bei der **Koniotomie** wird eine Öffnung zwischen dem Schildknorpel und dem Ringknorpel des Kehlkopfes geschaffen. Hierbei treten in 10–40 % schwerwiegende Komplikationen auf (Blutungen, Kehlkopfverletzungen etc.), sodass diese Maßnahme nur dann durchgeführt werden soll, wenn eine Beatmung auf anderem Wege nicht möglich ist und der Patient hypoxisch zu werden droht (sog. „Can not ventilate, can not intubate"-Situation).

2.19 Lösung (Möglichkeiten):

Zur **Mindestausstattung** für eine **endotracheale Intubation** unter Notfallbedingungen gehören:
- Sauerstoff zur Präoxygenierung
- Einsatzbereite Absaugeinheit, idealerweise auch mit Aufsatz für grobe Speisereste
- Laryngoskop mit Spatel passender Größe
- Endotrachealtubus passender Größe mit Führungsstab (Mandrin)
- Magill-Zange
- Blockerspritze
- Beatmungsbeutel mit Sauerstoffzufuhr bzw. Demand-Ventil
- Stethoskop zum Auskultieren der Tubuslage
- Tubusfixierung

Sämtliche Materialien müssen auf ihre Funktion geprüft sein. Bei noch spontanatmenden Patienten verringert eine ausgiebige Präoxygenierung per Sauerstoffinsufflation oder assistierender Maskenbeatmung entscheidend das Risiko einer Hypoxie während des Intubationsversuchs. Eine automatische Absaugeinheit sollte bereits vor Beginn des Intubationsversuchs in Betrieb sein, damit bei eventuellem Zurückfließen von Mageninhalt unmittelbar mit dem Absaugen begonnen werden kann (auch die Verpackungshülle entfernen, den „Fingertipp" verschließen und den Katheter griffbereit halten). Der Tubus sollte immer mit eingelegtem Führungsstab angereicht werden. Der Führungsstab sollte mit der Tubusspitze abschließen und nicht daraus hervorragen. Zur problemlosen Entfernung des Führungsstabs sollte das Tubusinnere gleitfähig gemacht worden sein.

2.20 Lösung: E

Die Feststellung kapnometrisch gemessener gleichbleibend hoher Kohlendioxidwerte über mehrere Atemhübe nach der Intubation ermöglicht einen sicheren Ausschluss einer **ösophagealen Fehlintubation.** Zwar könnte auch bei ösophagealer Fehlintubation kurzzeitig CO_2 in der Ausatemluft angezeigt werden, jedoch würde schon nach den ersten Beatmungshüben das gemessene CO_2 stark absinken.

Die Anzeige einer ausreichenden Sauerstoffsättigung kann trügerisch sein, da nach ausgiebiger Präoxygenierung die pulsoxymetrisch gemessenen Werte unter Umständen erst nach mehreren Minuten abfallen. Grundsätzlich sollte eine abfallende Sauerstoffsättigung immer Anlass sein, die Tubuslage zu überprüfen. Zum Ausschluss einer ösophagealen Fehllage kurz nach der Intubation reagiert die Pulsoxymetrie jedoch zu träge.

Auskultierbare Atemgeräusche, Beschlagen des Tubuslumens und sichtbare Atemexkursionen sind wichtige Hinweise für die korrekte Tubuslage, die nach der Intubation unbedingt überprüft werden sollten. Einen sicheren Ausschluss einer ösophagealen Fehlintubation können sie jedoch nicht bieten.

2.21 Lösung:

Die Formel lautet:

$$\text{Flaschenvolumen} \times \text{Druck} = \text{Inhalt}$$

Berechnung:

$$11\,\text{l} \times 120\,\text{bar} = 1.320\,\text{l}$$

2.22 Lösung: A4 B3 C1 D2

Ableitungen	Ableitungsorte
A) Rot	4. Rechte Schulter
B) Gelb	3. Linke Schulter
C) Grün	1. Linker Unterbauch oder linker unterer Thorax
D) Schwarz	2. Rechter Unterbauch oder rechter unterer Thorax

Rot, Gelb, Grün und Schwarz sind die Elektroden für die **Extremitätenableitungen nach Einthoven und Goldberger** (➤ Abb. 2.3). Sie werden wie folgt befestigt: rot – rechte Schulter, gelb – linke Schulter, grün – linker Bauch oder untere Thoraxseite, schwarz – rechte Bauch- oder untere Thoraxseite.

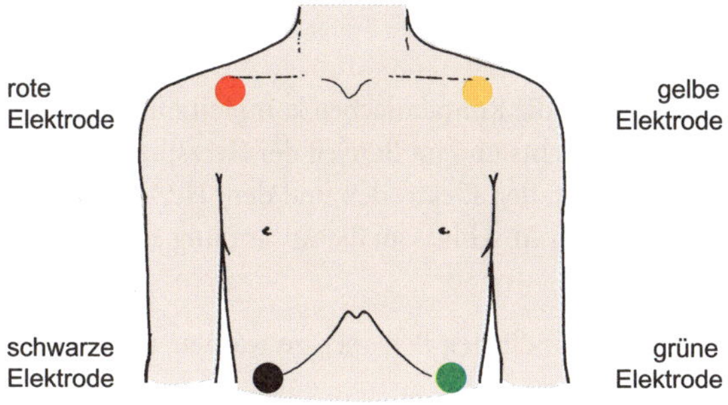

Abb. 2.3 4-polige EKG-Ableitung [L157]

2.23 Lösung:

Während die **Ableitungen nach Einthoven und Goldberger** den Verlauf der Herzströme in der Vertikalebene beschreiben, lassen sich mit den **Brustwandableitungen nach Wilson** die Herzströme in der Horizontalebene darstellen. Die Elektrodenposition ist dabei wie folgt (➤ Abb. 2.4):

- V_1: 4. ICR rechts parasternal
- V_2: 4. ICR links parasternal
- V_3: zwischen V_2 und V_4
- V_4: 5. ICR links auf der Medioklavikularlinie
- V_5: 5. ICR auf der vorderen Axillarlinie (einfacher: zwischen V_4 und V_6)
- V_6: 5. ICR (einfacher: gleiche Höhe wie V_5 auf der mittleren Axillarlinie)

Bei Frauen sollten die Elektroden nicht unter, sondern auf die Brust geklebt werden.

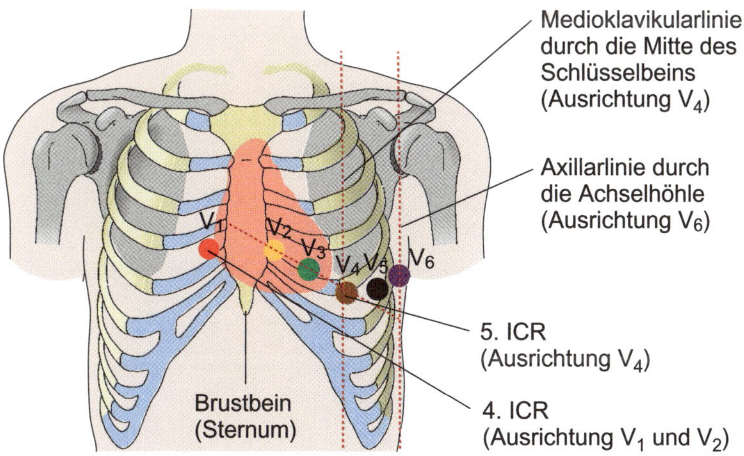

Abb. 2.4 Brustwandableitung nach Wilson [L190]

2.24 Lösung: A B C E

Um den Hautwiderstand so niedrig wie möglich zu halten, sind die Kontaktflächen komplett mit Elektrodengel zu benetzen. Sie sind parasternal (neben dem Brustbein) rechts und im Bereich der Herzspitze (Apex) zu platzieren. Um möglichst wenig (nichtleitfähige) Luft zwischen den Elektroden und dem Herzen zu haben, sollen die Paddles kräftig aufgepresst werden und am besten im Anschluss an die Ausatmung ausgelöst werden.

Auf jeden Fall sind vor jeder **Defibrillation** alle im Umfeld befindlichen Personen zu warnen, um sie vor einem elektrischen Schlag zu schützen.

Beim monophasischen Impuls wird in der Regel eine höhere Stromstärke als bei moderneren biphasischen Geräten, welche den individuellen Patientenwiderstand messen abgegeben. Dies kann dazu führen, dass der Herzmuskel durch die Defibrillation geschädigt wird.

Damit umstehende Passanten oder Angehörige, aber auch professionelle Teammitglieder nicht gefährdet werden, ist unbedingt vor jeder Schockabgabe laut zu warnen. Zusätzlich hat sich der Anwender des Geräts davon zu überzeugen, dass niemand im Moment der Auslösung Kontakt zum Patienten hat.

KAPITEL

3 Beurteilung von Verletzten und Kranken

Georg Rohe

3.1 Lösung: A C D

Biot-Atmung und **Cheyne-Stokes-Atmung** gehören zu den periodischen Atmungstypen, bei denen die Atmung durch kurzzeitige Apnoephasen unterbrochen wird. Während bei der Biot-Atmung die Atemzüge regelmäßig und fast „maschinenartig" sind, wird die Cheyne-Stokes-Atmung flacher und schneller, bevor die Atempause eintritt. Beide Atmungstypen sind typisch für eine Störung der zentralen Atmungsregulation (➢ Abb. 3.1).

Der Begriff **„Bradypnoe"** beinhaltet eine abnorm niedrige Atemfrequenz, beim Erwachsenen eine Atemfrequenz unter 10 Atemzügen pro Minute. Bei einem bewusstlosen Patienten ist eine Bradypnoe ein Hinweis auf eine Schädigung der Atemregulation im Zentralen Nervensystem, z. B. durch ein Schädel-Hirn-Trauma oder eine Intoxikation.

Die **Kußmaul-Atmung** ist eine regelmäßige Atmung mit abnorm tiefen Atemzügen. Sie kommt bei Krankheitsbildern mit stoffwechselbedingter Übersäuerung (metabolische Azidose) des Blutes vor, z. B. beim diabetischen (ketoazidotischen) Koma und bei fortgeschrittener Niereninsuffizienz mit Urämie (Ansammlung harnpflichtiger Substanzen im Blut). Aus der Kußmaul-Atmung resultiert eine Hyperventilation mit vermehrter CO_2-Abatmung, was der Azidose entgegenwirkt. Es ist also eine physiologische Reaktion des Atemzentrums auf einen vermehrten Säureanfall im Blut.

Die **Orthopnoe** ist als hochgradige Atemnot definiert, bei der der Betroffene in aufrechter Haltung und unter Einsatz der Atemhilfsmuskulatur versucht, Luft zu bekommen.

Bezeichnung	Atemmuster	Vorkommen bei …
normale Ruheatmung	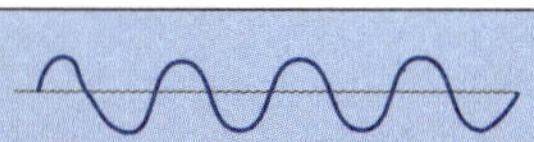	Gesunden
Cheyne-Stokes-Atmung	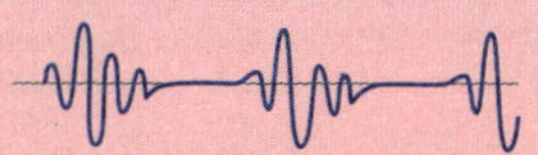	gelegentlich im Schlaf, Enzephalitis, Schlaganfall
Kußmaul-Atmung	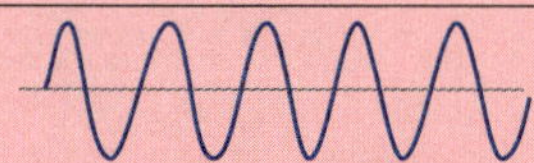	metabol. Azidose (z. B. diabetisches Koma)
Biot-Atmung	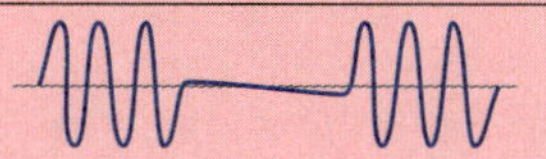	Hirnverletzung, Hirndrucksteigerung
Schnapp-Atmung	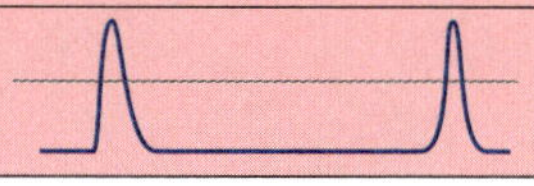	Frühgeborenen, kurz vor Todeseintritt

Abb. 3.1 Pathologische Atemmuster [A400]

3.2 Lösung:

- **Quantitative Bewusstseinsstörungen** betreffen den Grad der Wachheit (die Vigilanz) des Patienten. Es werden Somnolenz, Sopor und Koma unterschieden:
  - **Somnolenz** (*lat.* Schläfrigkeit) ist die leichteste Form der quantitativen Bewusstseinsstörungen. Die Patienten sind auf Ansprache oder leichte Berührung erweckbar.
  - **Sopor** ist ein tiefschlafähnlicher Zustand, in dem nur durch starke Reize wie schütteln oder Schmerzreize eine Abwehrreaktion ausgelöst werden kann.
  - **Koma** ist eine tiefe Bewusstlosigkeit, in der der Patient nicht mehr auf äußere Reize reagiert. Die Übergänge zwischen den drei genannten Formen der quantitativen Bewusstseinsstörungen sind fließend.
- **Qualitative Bewusstseinsstörungen** betreffen die Orientiertheit und die Klarheit des Denkens eines Patienten. Zu den qualitativen Bewusstseinsstörungen gehören z. B. Desorientiertheit, Halluzinationen und Wahnvorstellungen.

3

3.3 Lösung: B C D

Zu den Bewertungskategorien der GCS gehört das Öffnen der Augen auf Ansprache oder Reiz, jedoch nicht das Auftreten einer Pupillenerweiterung. Die minimal erreichbare Punktzahl beträgt 3 Punkte (➤ Tab. 3.1).

Tab. 3.1 Glasgow Coma Scale

Augen öffnen		Antworten		Motorik	
Spontan	4	Orientiert	5	Auf Aufforderung	6
Auf Aufforderung	3	Verwirrt	4	Gezielt auf Schmerz	5
Auf Schmerz	2	Einzelne Worte	3	Ungezielte Reaktion	4
Keine Reaktion	1	Unverständlich	2	Beugesynergismen	3
		Keine	1	Strecksynergismen	2
				Keine Reaktion	1

3.4 Lösung:

Ab einem GCS-Wert von 8 oder weniger (➤ Tab. 3.2).

Tab. 3.2 Interpretation der Glasgow Coma Scale

Punkte	Beurteilung	Erforderliche Maßnahmen
15 bis 14	Keine Bewusstseinsstörung	Keine
13 bis 12	Geringe Bewusstseinsstörung	Engmaschige Überwachung
11 bis 9	Schwere Bewusstseinsstörung	Stabile Seitenlage, Notarztruf, engmaschige Überwachung
8 bis 3	Tiefe Bewusstseinsstörung, Ausfall der Schutzreflexe	Narkose, Intubation, Beatmung, Reanimationsbereitschaft

3.5 Lösung: A E

Bei einem erwachsenen Menschen spricht man bei einem Anstieg der Herzfrequenz auf über 100/Min. von einer **Tachykardie.** Tachykardien können je nach Zusammenhang in pathologische („erkrankungsbedingt") oder physiologische (durch „normale" Regelungsvorgänge hervorgerufen) eingeteilt werden.

Eine Tachykardie durch körperliche Anstrengung (z. B. Jogging) oder durch Aufregung und Angst ist als physiologisch einzustufen, während eine Tachykardie bei hohem Blutverlust oder bei einer Herzrhythmusstörung als pathologisch und behandlungsbedürftig anzusehen ist.

3.6 Lösung: E

➢ Tab. 3.3

Tab. 3.3 Herzfrequenzwerte in Ruhe in verschiedenen Lebensaltern

Alter	Herzfrequenz pro Minute
Säugling	Ca. 120–140
Kleinkind	Ca. 100–120
Jugendlicher	Ca. 90–110
Erwachsener	Ca. 60–80

3.7 Lösung: B E

➢ Tab. 3.4

Tab. 3.4 Blutdruckwerte bei Erwachsenen

Hypotonie	Unter 100/60 mmHg
Normalbereich	100/60–140/90 mmHg
Hypertonie	Über 140/90 mmHg
Hypertensive Krise	Über 180/120 mmHg

3.8 Lösung: D E

Der **Ersteindruck** wird bei der Kontaktaufnahme zum Patienten gewonnen: Ist der Patient bei Bewusstsein? Kann er normal sprechen? Atmet er normal?

Gleichzeitig wird der Puls gefühlt: Schnell? Langsam? Nicht tastbar? Dabei wird die Haut beurteilt: Schweißig oder trocken? Warm oder kalt? Rosig, blass oder zyanotisch?

Der Gesamtvorgang soll nicht länger als 10–15 Sek. dauern, um dann ggf. lebensrettende Sofortmaßnahmen (z. B. Freimachen der Atemwege, Beatmung) oder eine Reanimation einzuleiten.

3.9 Lösung:

- **A** – Airway (Atemwege freimachen und HWS-Stabilisierung)
- **B** – Breathing (Beatmung, Sauerstoffinsufflation)
- **C** – Circulation (Kreislauftherapie, Blutungskontrolle)
- **D** – Disability (Bewusstseinsstörung → neurologisches Defizit behandeln)
- **E** – Exposure/Environment (Umgebungsbedingungen [z. B. Temperatur] → weitere Untersuchung)

3.10 Lösung:

Das **ABCDE-Schema** gibt eine Handlungsanleitung der Dringlichkeit und Reihenfolge der durchzuführenden Maßnahmen bei komplex verletzten oder erkrankten Patienten vor. In der Reihenfolge des Schemas müssen erkannte Probleme zunächst erfolgreich behandelt werden, bevor zum nächsten Punkt vorangeschritten wird. Eine fehlende Atmung muss z. B. erfolgreich behandelt werden (z. B. Atemwege freimachen, beatmen, Spannungsthorax entlasten), bevor eine Kreislauftherapie begonnen wird, da erstere eher zum Tod des Patienten führen würde. Bei Traumapatienten mit sichtbarer lebensbedrohlicher Blutung wird diese in Abwandlung des ABCDE-Schemas zuerst behandelt (C-ABCDE- oder X-ABCDE-Schema, wobei C „critical bleeding" und X „exsanguinating hemorrhage" bedeutet.

Nachdem das Schema in einem ersten Durchgang **(Primary Assessment)** bis einschließlich E abgearbeitet worden ist, erfolgt in einer zweiten Untersuchung **(Secondary Assessment)** die ausführlichere Untersuchung (z. B. nach dem IPPAF-Schema) und Anamneseerhebung (z. B. nach dem SAMPLER-Schema). Ein zügiger Transport darf hierdurch nicht verzögert werden. Bei Änderung der Situation mit Verschlechterung des Zustands wird erneut nach dem ABCDE-Schema vorgegangen.

3.11 Lösung:

1. HWS-Immobilisierung
2. Sauerstoffgabe
3. Entlastung eines Spannungspneumothorax
4. Anlage einer Beckenschlinge
5. Anlegen eines venösen Zugangs

➢ 3.10. Bei einem Traumapatienten mit möglicher HWS-Verletzung fällt die HWS-Immobilisierung unter „A" (Airway). Sauerstoffgabe bei Hypoxämie und die Entlastung eines Spannungspneumothorax fällt unter die Behandlung von „B-Problemen". Die Kontrolle einer Beckenblutung bei Volumenmangelschock und Verdacht auf Beckenfraktur durch Anlage einer Beckenschlinge gehört ebenso wie die Anlage eines venösen Zugangs zur Behandlung von „C-Problemen".

Welche therapeutische Maßnahme innerhalb einer Stufe (z. B. „B-Problem") als erstes durchgeführt wird (Sauerstoffgabe oder Entlastung einer Pneumothorax), ist nicht vorgeschrieben und muss je nach Situation entschieden werden. Meist wird man schneller durchführbare Maßnahmen eher durchführen.

3.12 Lösung: B C E

Das **SAMPLER-Abfrageschema** bietet eine Merkhilfe, um wichtige Punkte bei der Anamneseerhebung nicht zu vergessen:

- **S**ymptome: Beginn, Dauer, Verlauf der aktuellen Beschwerden
- **A**llergien: insbesondere gegen Medikamente
- **M**edikamente
- **P**räerkrankungen: Vorerkrankungen, frühere Krankenhausaufenthalte
- **L**etzte Mahlzeit
- **E**reignisse: besondere Ereignisse, die zur Symptomatik geführt haben oder mit ihr im zeitliche Zusammenhang stehen (Unfälle, ähnliche Symptomatiken, Auslandsaufenthalte)
- **R**isikofaktoren: Nikotin, Alkohol, Drogen

Auch außerhalb des SAMPLER-Schemas gibt es weitere wichtige Informationen, wie die nicht im Schema enthaltenen Antwortmöglichkeiten zeigen. Die nach dem SAMPLER-Schema erfragten Symptome können mit dem OPQRST-Schema genauer beschrieben werden.

3.13 Lösung:

- Leichenflecken
- Leichenstarre
- Fäulnis, Verwesung
- Mit dem Leben nicht vereinbare Verletzungen

Beim Eintritt des Todes werden zwei Phasen unterschieden: Eine durch Reanimation potenziell reversible Phase, die als **klinischer Tod** bezeichnet wird und der irreversible **biologische Tod.** Der klinische Tod ist gekennzeichnet durch Bewusstlosigkeit, Atem- und Kreislaufstillstand sowie weitere Zeichen der Organhypoxie, z. B. weite, lichtstarre Pupillen.

Die Zeichen des irreversiblen biologischen Todes sind die o. g. **sicheren Todeszeichen:** Leichenflecke an den abhängigen Körperpartien treten ungefähr 20–30 Min. nach Eintritt des Todes auf. Nach dieser Zeit beginnt der Eintritt der Leichenstarre, die z. B. in der Kiefermuskulatur nach 90–120 Min. deutlich spürbar ist. Innerhalb von 6–8 Std. sind Leichenflecke noch wegdrück- oder umlagerbar. Die volle Ausprägung der Leichenstarre ist nach ebenfalls etwa 6–8 Std. zu erwarten, während sie sich nach 1–2 Tagen wieder löst. Ebenso wie bei Verletzungen, die mit dem Leben nicht vereinbar sind, müssen bei Vorliegen der sicheren Todeszeichen vom Rettungsdienst keine Reanimationsmaßnahmen mehr begonnen werden.

KAPITEL

4 Reanimation

Georg Rohe

4.1 Lösung:

1. Bewusstlosigkeit
2. Schnappatmung/Atemstillstand
3. Mydriasis
4. Irreversible Hirnschädigung

Die Funktionen des Gehirns sind von einer kontinuierlichen Sauerstoffversorgung der Nervenzellen abhängig. Bei einem abrupten Abbruch der Durchblutung durch einen kardial bedingten Kreislaufstillstand (z. B. durch Kammerflimmern) kommt es zum raschen Funktionsausfall: Nach ca. 5–15 Sek. verliert der Patient das Bewusstsein. Nach 15–30 Sek. ist eine Schnappatmung (einzelne, rasche und ineffektive Atemzüge) zu beobachten, die rasch in einen Atemstillstand übergeht.

Mydriasis ist der Fachbegriff für eine Pupillenerweiterung. Diese tritt 45–90 Sek. nach Beginn des Kreislaufstillstands auf. Die reflektorische Lichtreaktion der Pupillen erlischt. Werden keine Reanimationsmaßnahmen begonnen, muss nach länger als 3 Min. anhaltendem Kreislaufstillstand mit **dauerhaften Gehirnschäden** gerechnet werden, die auch dann bestehen bleiben, wenn noch eine erfolgreiche Reanimation gelingt. Im Extremfall kommt es zum **Hirntod,** bei dem alle Hirnfunktionen unumkehrbar erloschen sind, selbst wenn das Herz noch wieder reanimiert werden kann und schlägt.

4.2 Lösung:

Die „4 Hs“ und „HITS“ sind eine Merkhilfe für die potenziell reversiblen Ursachen eines Kreislaufstillstands. Sie sollen bei jeder Reanimationssituation überprüft werden, um zu verhindern, dass man eine Ursache des Kreislaufstillstands übersieht, die man unmittelbar therapieren könnte. Dazu gehören z. B.:

4 Hs	HITS
Hypoxie → Freimachen und Sichern eines verlegten Atemwegs	**H**erzbeuteltamponade → Entlastung eines Perikardergusses
Hypovolämie → Volumenzufuhr	**I**ntoxikation → Giftelemination/Applikation von Gegenmitteln
Hypothermie → Wärmezufuhr	**T**hromboembolie → Thrombolysetherapie
Hypo-/Hyperkaliämie, Hypokalzämie → Ausgleich von Elektrolytimbalancen	**S**pannungspneumothorax → Entlastung eines Spannungspneumothorax

4.3 Lösung: D

Bei erwachsenen Patienten mit Kreislaufstillstand liegt als initiale Rhythmusstörung am häufigsten ein **Kammerflimmern** z. B. als Folge eines Herzinfarkts vor. Etwa 75–90 % aller reanimationspflichtigen Patienten erleiden primär ein Kammerflimmern. Da die Chance auf Wiederherstellung eines normalen Herzrhythmus größer ist, je eher eine Defibrillation erfolgt, ist es sinnvoll, das vollautomatische Defibrillatoren in der Öffentlichkeit platziert sind und in der Laienreanimation eingesetzt werden.

Bei **Kindern** ist die häufigste zum Kreislaufstillstand führende Ursache eine Hypoxie durch Verlegung der Atemwege mit der Folge einer **pulslosen elektrischen Aktivität** oder einer **Asystolie.** Deshalb beginnt der Reanimationsalgorithmus bei Kindern im Gegensatz zu Erwachsenen mit 5 initialen Beatmungen.

4.4 Lösung: C D E

Selbst bei einer korrekten Herzdruckmassage kann lediglich ein **Minimalkreislauf** von ca. 25 % der normalen Auswurfleistung erreicht werden. Wichtig ist, dass dieser Minimalkreislauf erst nach einigen Thoraxkompressionen aufgebaut wird und bei jeder Unterbrechung der Herzdruckmassage sofort zusammenbricht. Aus diesem Grund dürfen die Thoraxkompressionen nur für unbedingt notwendige Maßnahmen (z. B. die Beatmungshübe bei einer Beutel-Maskenbeatmung) kurz unterbrochen werden.

Da der entscheidende Mechanismus weniger ein „Ausdrücken" des Herzens, sondern ein Generieren von Überdruck- und Unterdruckphasen im Thorax ist, sollen die Kompressionsphase („Auswurfphase" aus dem Herzen in die Aorta und den Pulmonalarterienstamm) und die Dekompressionsphase („Füllphase", in das Blut aus der V. cava und den Pulmonalvenen dem Unterdruck folgend in die Herzkammern läuft) gleich lang sein. Deshalb ist die vollständige Entlastung zwischen den Thoraxkompressionen ebenso wichtig wie die richtige Drucktiefe.

Eine Herzdruckmassage bei unerkannt noch (oder wieder!) bestehendem Spontankreislauf hat keine schädigenden Auswirkungen auf das Herz.

4.5 Lösung: C

Bei einer **Beutel-Maskenbeatmung** ohne Sauerstoffanschluss wird normale Luft mit einem Sauerstoffanteil von 21 % (FiO_2: 0,21) ventiliert. Nutzt man einen Beatmungsbeutel mit Demand-Ventil, lässt sich die inspiratorische Sauerstoffkonzentration auf 95–100 % erhöhen. Sie kann also **annähernd verfünffacht** werden.

4.6 Lösung:

- Apex-Sternum-Position (oder Anterior-Anterior-Position)
- Anterior-Posterior-Position

Die **Elektrodenposition** bei der Defibrillation muss so erfolgen, dass das Herz im Stromfluss liegt. Bei der **Apex-Sternum-Position** wird eine Elektrode rechts neben dem Brustbein unterhalb des Schlüsselbeins positioniert, die andere links in Höhe des fünften Zwischenrippenraums in der vorderen bis mittleren Axillarlinie.

Alternativ kann die **Anterior-Posterior-Position** gewählt werden: Eine Elektrode wird auf der Brustwand links neben dem Brustbein in Höhe des Herzdruckmassagen-Druckpunkts platziert, die andere Elektrode auf dem Rücken unter dem linken Schulterblatt.

4.7 Lösung: B C D

Natürlich muss auch bei der **Defibrillation** von Kindern Kontaktgel benutzt werden, um den elektrischen Hautwiderstand herabzusetzen und Verbrennungen zu vermeiden.

Die **Schockabgabe** soll idealerweise endexspiratorisch erfolgen, da der Thorax dann die geringste Ausdehnung hat und am wenigsten Luft enthält und so der höchstmögliche Stromfluss durch das Myokard erreicht wird.

Bei Patienten mit **implantierten Herzschrittmachern** oder AICD-Geräten (Automatischer implantierter Kardioverter/Defibrillator) sollten die Paddles nicht über diesen Geräten platziert werden, da es zu lokaler Hitzentwicklung und zur Schädigung der Geräte kommen kann. Es sollte ein Abstand von mindestens 10 cm zu den Geräten eingehalten werden.

Je schneller ein **Kammerflimmern** defibrilliert wird, desto höher ist die Wahrscheinlichkeit der Wiederherstellung einer normalen Herzaktion.

Bei **Frauen** sollte das im Bereich der Herzspitze anzulegende Paddle nicht auf die Brust, sondern unterhalb oder seitlich derselben platziert werden, da durch das Brustgewebe ein höherer Widerstand und damit ein geringerer Stromfluss durch das Myokard resultieren würde.

4.8 Lösung: C

Die **pulslose elektrische Aktivität (PEA)** wird auch als elektromechanische Dissoziation (EMD) bezeichnet. Wie der Name schon sagt, ist hier eine elektrische Aktivität im EKG (also keine „Nulllinie") sichtbar, die aber am Herzen nicht zu einem Auswurf von Blut mit einem tastbaren Puls führt: Es liegt funktionell gesehen ein Kreislaufstillstand vor. Häufig sind die Kammerkomplexe im EKG bradykard, arrhythmisch und deformiert. Es können aber auch normale Kammerkomplexe und P-Wellen zu sehen sein. Die kardiopulmonale Reanimation beginnt gemäß dem Algorithmus mit der Herzdruckmassage. Ein defibrillierbarer Herzrhythmus liegt nicht vor.

Bei einem leblosen Patienten mit Atemstillstand ist das Tasten des Carotispulses vor Beginn der Herzdruckmassage nicht notwendig und nur für erfahrenes Rettungsdienstpersonal zu empfehlen.

4.9 Lösung: B C D

Zu den bei einem Kreislaufstillstand **defibrillierbaren Herzrhythmen** gehören diejenigen, bei denen eine Pumpfunktion der Ventrikel nicht mehr gegeben ist, weil im Herzen erkrankungsbedingt entstandene neue Erregungszentren mit hoher Erregungsfrequenz zu einer extremen Verkürzung der diastolischen Füllphase führen (z. B. bei der ventrikulären Tachykardie) oder weil eine koordinierte elektrische Erregungsausbreitung nicht mehr vorhanden ist und eine völlig ungeordnete elektrische Aktivität der Herzmuskelzellen vorliegt (Kammerflattern und Kammerflimmern).

Es kann zu einem fließenden Übergang von einer ventrikulären Tachykardie über Kammerflattern zum Kammerflimmern kommen.

Bei der **Defibrillation** wird ein starker elektrischer Impuls erzeugt, der alle Herzmuskelzellen in die gleiche elektrische Phase („quasi auf Null") zurücksetzt. Dadurch besteht die Chance, dass sich jetzt wieder ein geordneter elektrischer Erregungsablauf durchsetzt und eine synchronisierte elektrische Herzaktion entsteht.

Bei der **pulslosen elektrische Aktivität (PEA),** auch elektromechanischen Dissoziation (EMD) genannt, ist eine synchronisierte elektrische Herzaktion vorhanden. Sie führt jedoch nicht zu einem ausreichenden Schlagvolumen mit messbarem Puls. Bei der Asystolie ist keine elektrische Aktivität vorhanden. In beiden Fällen ist eine Defibrillation nicht indiziert.

4.10 Lösung: A B C D E

Das EKG zeigt eine **Asystolie** und kann somit sowohl bei einem noch reanimierbaren, klinisch toten Patienten als auch bei einem nicht mehr reanimierbaren Patienten mit sicheren Todeszeichen abgeleitet worden sein.

Weitere Ursachen einer **„Nulllinie"** im EKG, die immer ausgeschlossen werden müssen, können technische Fehler und Bedienungsfehler sein, z. B. eine lose EKG-Elektrode, ein nicht richtig eingestecktes EKG-Kabel oder eine auf minimal gestellte Amplitudeneinstellung am Gerät. Die Gefahr liegt hier im Übersehen eines defibrillierbaren Rhythmus und damit im Unterlassen der eventuell lebensrettenden Defibrillation.

Ein **sehr feines Kammerflimmern** kann manchmal von einer „echten" Asystolie nur schwer unterschieden werden. Ist ein Kammerflimmern nicht erkennbar, soll nicht „auf Verdacht" defibrilliert, sondern entsprechend dem Reanimationsalgorithmus für ca. 2 Min. (5 Zyklen) eine kardiopulmonale Reanimation durchgeführt und Adrenalin (z. B. Suprarenin®) gegeben werden. Danach erfolgt eine erneute EKG-Auswertung, die dann ggf. ein defibrillierbares Kammerflimmern detektiert.

4.11 Lösung:

- Endotracheale Intubation
- Larynxtubus
- Larynxmaske

Die **endotracheale Intubation** ist die verlässlichste Form der Atemwegssicherung bei einer Reanimation. Sie soll jedoch nur von darin geübtem Rettungsdienstpersonal durchgeführt werden. Ein längeres Pausieren der Thoraxkompressionen durch mehrere oder langwierige Intubationsversuche ist obsolet! Die Vorteile der Intubation liegen insbesondere im sicheren Aspirationsschutz, der Möglichkeit zur endobronchialen Absaugung und der Möglichkeit zur Anwendung höherer Beatmungsdrücke ohne Überblähung des Magens.

Die supraglottischen Atemwegshilfen **Larynxtubus** und **Larynxmaske** bieten eine gute Alternative zur endotrachealen Intubation. Auch mit diesen Atemwegssicherungen kann ein Beatmungsgerät angeschlossen werden, unterbrechungsfreie Thoraxkompressionen können durchgeführt und ein Teammitglied kann für weitere Aufgaben „freigestellt" werden. Es sollten bevorzugt Larynxtuben und Larynxmasken mit der Möglichkeit der Anlage einer Magensonde verwendet werden.

4.12 Lösung:

- Adrenalin (z. B. Suprarenin®)
- Amiodaron (z. B. Cordarex®)

Adrenalin, auch Epinephrin genannt und Amiodaron sind die Medikamente, deren Applikation bei einer Reanimation im Advanced Life Support-Algorithmus des ERC genannt und in den ERC-Ländern als Mittel der ersten Wahl angewendet werden. Die ILCOR- und ASA-Leitlinien lassen alternativ zum Amiodaron auch die Anwendung von Lidocain (Xylocain®) zu.

Adrenalin ist ein Sympathomimetikum, wirkt also wie der Sympathikus im vegetativen (unwillkürlichen) Nervensystem und gehört chemisch gesehen zu den Katecholaminen. Es ist ein körpereigenes Hormon, das im Nebennierenmark produziert und in Stresssituationen durch Sympathikusaktivierung in die Blutbahn abgegeben wird. Hier wirkt es durch Stimulierung von α-Rezeptoren in den Gefäßen, besonders den Arteriolen, vasokonstriktorisch (gefäßverengend). Dieses führt zu einer Steigerung des Blutdrucks. Am Herzen wirkt es über β_1-Rezeptoren positiv inotrop (Herzkraft steigernd), positiv chronotrop (Herzfrequenz steigernd) und positiv dromotrop (die Erregungsleitung steigernd). Bei einer Reanimation mit Asystolie, pulsloser elektrischer Aktivität oder Kammerflimmern verbessert es die Koronardurchblutung und unterstützt die Funktion der Herzmuskelzellen.

Amiodaron ist ein Antiarrhythmikum, stabilisiert also den Herzrhythmus. Dieses geschieht durch Beeinflussung von zellulären Kaliumkanälen mit Verlängerung der Repolarisationsphase im Aktionspotenzial der Herzmuskel- und Erregungsleitungszellen. Hierdurch dauert es länger, bis eine Zelle erneut erregt werden kann. Bei einer Reanimation mit Kammerflimmern ist Amiodaron das Mittel der Wahl zur Erhöhung der Wahrscheinlichkeit einer erfolgreichen Defibrillation.

4.13 Lösung: A B D E

Applikationsform der ersten Wahl bei einer Reanimation ist die **intravenöse Injektion.** Gelingt die Anlage einer Venenverweilkanüle nicht in kurzer Zeit, sollte nicht gezögert werden, eine intraossäre Kanüle anzulegen. Dies gilt für Säuglinge und Kleinkinder, aber auch für Erwachsene mit schwierigen Venenverhältnissen.

Der endobronchiale Applikationsweg wird nicht mehr empfohlen, da das Ausmaß der Resorption in das Gefäßsystem nicht vorhersagbar ist. Somit bleibt diese Möglichkeit nur den seltenen Situationen vorbehalten, in denen weder ein intravenöser noch ein intraossärer Zugang in adäquater Zeit gelingt. Die nasale Applikation über ein MAD-System ist unter Reanimationsbedingungen bisher noch nicht empfohlen worden.

Nach intravenöser Medikamenteninjektion über eine Extremitätenvene sollen mindestens 20 ml Infusionslösung gegeben werden, um die Medikamente in die herznahen Venen einzuschwemmen.

4.14 Lösung: A B D E

Siehe auch Lösung ➤ 4.12.

Adrenalin wirkt vasokonstriktorisch. Hierdurch wird der durch Thoraxkompressionen erzielte Blutdruck gesteigert.

Die Dosierungen bei **intraossärer Applikation** von Medikamenten entsprechen den Dosierungen bei venöser Applikation. Die Medikamente werden über das Knochenmark direkt in die venöse Blutbahn eingeschwemmt.

Eine Nebenwirkung der **hochdosierten Adrenalingabe** ist die Erweiterung der Pupillen (Mydriasis), weshalb nach der Gabe von Adrenalin die Pupillenweite nicht mehr als Kriterium zur Beurteilung eines Sauerstoffmangels im Gehirn herangezogen werden kann.

4.15 Lösung: E

Bei einem defibrillierbaren Rhythmus erfolgt die **erste Adrenalindosis** (1 mg) nach dem dritten Defibrillationsversuch, sobald die Thoraxkompressionen wieder aufgenommen wurden. Gleichzeitig soll Amiodaron (300 mg) verabreicht werden.

4.16 Lösung:

- Spontanbewegungen des Patienten (z. B. Husten, Würgen)
- Neuer EKG-Rhythmus mit Kammerkomplexen
- Tastbarer Karotispuls, eindeutiges Pulssignal des Pulsoxymeters

Nach Wiedereintreten eines Spontankreislaufs muss durch wiederholte Überprüfungen auf Vitalzeichen mit Puls- und Blutdruckkontrollen sowie Beobachtung des EKG-Rhythmus überwacht werden, ob der Kreislauf dauerhaft stabil bleibt. Bei leblosem Patienten mit fehlender Spontanatmung und nicht sicher tastbarem Puls müssen die Reanimationsmaßnahmen fortgeführt werden.

4.17 Lösung: E

Nach erfolgreicher Reanimation mit Wiedereintreten eines ausreichenden Spontankreislaufs müssen die Vitalparameter (Puls, Blutdruck, EKG-Rhythmus) engmaschig überwacht werden. Die Sauerstoffzufuhr bei der Beatmung bzw. beginnenden Eigenatmung soll so bemessen sein, dass die Sauerstoffsättigung bei 94–98 % gehalten wird. Eine noch höhere Sauerstoffsättigung wird in Studien mit einer ausgedehnteren Myokardschädigung in Verbindung gebracht.

Nach Reanimationen wird bei komatösen Patienten eine 12- bis 24-stündige Hypothermie mit einer Körperkerntemperatur zwischen 32 °C und 36 °C mit einem besseren neurologischen Ergebnis in Verbindung gebracht, auch wenn die Studienlage nicht eindeutig ist. Fieber oder eine Überwärmung wirken schädigend. Deshalb soll im Rettungsdienst eine aktive Erwärmung nach Reanimationen unterbleiben, solange keine tiefe Hypothermie (unter 32 °C) vorliegt.

Beatmete Patienten nach Reanimationen sollen normoventiliert werden ($P_{et}CO_2$ 35–40 mmHg).

4.18 Lösung:

- Respiratorische Störungen (Atemwegsverlegung, Atemstörung)
- Verletzungen
- Beinahe-Kindstod (BRUE), plötzlicher Kindstod (SIDS)
- Intoxikationen
- Herzerkrankungen (angeborene Herzfehler, Herzmuskelentzündungen)

Im Gegensatz zu Erwachsenen, bei denen einem Kreislaufstillstand typischerweise kardiale Ursachen zugrunde liegen, sind bei reanimationspflichtigen Kindern meistens **respiratorische** Störungen, Verletzungen oder Intoxikationen die Ursache. Aus diesem Grund kommt bei leblosen Kindern der Atemwegskontrolle eine besondere Bedeutung zu und die Reanimation wird im Unterschied zu den Maßnahmen bei Erwachsenen mit 5 initialen Beatmungen begonnen.

Der **Beinahe-Kindstod** (Brief Resolved Unexplained Event, BRUE) und der **plötzliche Kindstod** (Sudden Infant Death Syndrome, SIDS) betreffen typischerweise Säuglinge im ersten Lebensjahr. Die genaue Ursache dieser Ereignisse ist bisher nicht geklärt.

Angeborene Herzfehler werden meist schon frühzeitig erkannt und interventionell oder operativ behandelt. Sie beinhalten häufig ein erhöhtes Risiko für einen kardial bedingten Kreislaufstillstand, z. B. durch Herzrhythmusstörungen.

4.19 Lösung: A B

Die zur Reanimation empfohlenen Medikamente sind für Kinder und Erwachsene gleich und werden in jeweils angepasster Dosierung empfohlen (Adrenalin 10 µg/kg, Amiodaron 5 µg/kg).

Das empfohlene Verhältnis von Herzdruckmassagen zu Beatmungen beträgt bei Kindern 15:2, bei Erwachsenen 30:2.

Nur wenn die **Reanimation eines Kindes** allein durchgeführt werden muss, kann auch das 30:2 Verhältnis angewendet werden, um eine möglichst kurze Gesamtdauer der Unterbrechungen der Herzdruckmassage sicher zu stellen. Dies sollte im Rettungsdienst jedoch eine seltene Ausnahme darstellen.

Da ein Kreislaufstillstand bei einem Kind sehr häufig durch eine Hypoxämie, z. B. infolge einer akuten Atemwegsobstruktion, verursacht ist, werden im Reanimationsalgorithmus bei Kindern zunächst 5 initiale Beatmungen empfohlen, während der Algorithmus bei Erwachsenen mit der Herzdruckmassage beginnt.

Bei der Reanimation von Kindern und von Erwachsenen müssen die gleichen reversiblen Ursachen für einen Herz-Kreislauf-Stillstand ausgeschlossen werden (4 Hs und HITS, Lösung ➤ 4.2).

Bei der Reanimation wird nach erfolgter Intubation sowohl bei Erwachsenen als auch bei Kindern die Herzdruckmassage kontinuierlich und ohne Pausen für die Beatmungshübe durchgeführt. Die Beatmungsfrequenz orientiert sich dann an der unteren Grenze der physiologischen Atemfrequenz im jeweiligen Alter (➤ 7.14). Bei Verwendung einer supraglottischen Atemhilfe kann die Herzdruckmassage ebenfalls ohne Beatmungspausen versucht werden. Sind ausreichende Beatmungshübe hierunter nicht möglich, muss auf den initialen 30:2- (Erwachsene) bzw. 15:2-Rythmus (Kinder) zurückgegriffen werden.

4.20 Lösung: B D E

Das Verhältnis von Herzdruckmassagen zu Beatmungen bei der Reanimation eines Kleinkindes beträgt 15:2 (Lösung ➤ 4.19).

Da Kinder meistens über eine Hypoxie in einen reanimationspflichtigen Zustand geraten (Lösung ➤ 4.18) und eine Beseitigung einer Atemwegsobstruktion zur sofortigen Besserung der Situation führen kann, ist es besonders wichtig, die Reanimationsmaßnahmen unmittelbar zu beginnen. Deshalb wird bei der 1-Helfer-Methode der Notruf erst nach dem Freimachen der Atemwege und den 5 initialen Beatmungen durchgeführt, sofern nicht weitere Anwesende dieses gleichzeitig erledigen können.

Ein automatischer externer Defibrillator (AED) darf ab einem Alter von 1 Jahr angewendet werden. Für Kinder unter 8 Jahren sind dabei nach Möglichkeit kleinere Kinderpaddles und eine abgeschwächte Energieabgabe (4 J/kg) zu verwenden. Wenn diese Umstellung aber gerätetechnisch nicht möglich oder nicht vorhanden ist, soll mit dem herkömmlichen Erwachsenengerät gearbeitet werden.

Aus psychologischer Sicht wird empfohlen, die Eltern während der Reanimation ihres Kindes nicht fortzuschicken, sondern möglichst unter Betreuung eines erfahrenen Rettungsdienstmitarbeiters am Geschehen teilnehmen zu lassen. Eine Ausnahme von dieser Empfehlung stellt die Behinderung der Reanimationsmaßnahmen durch agitierte und nicht führbare Eltern dar. Die Anwesenheit der Eltern während der Reanimationsmaßnahmen ermöglicht und erleichtert im Fall eines erfolglosen Reanimationsversuchs die psychische Auseinandersetzung mit dem Tod des Kindes (Trauerarbeit) und kann so schwere reaktive psychische Langzeitfolgen verhindern oder abmildern.

Die Drucktiefe der Herzdruckmassage soll beim Kind etwa ein Drittel des Thoraxdurchmessers betragen.

4.21 Lösung:

- Verhältnis Herzdruckmassage zu Beatmung 3:1, Frequenz der Herzdruckmassage 120/Min.
- Thoraxkompression mit Zwei-Daumen-Methode oder Zwei-Finger-Methode

Bei der Reanimation von Neugeborenen tritt die Bedeutung des Freimachens der Atemwege und der Beatmung absolut in den Vordergrund. Wie bei der Reanimation von älteren Kindern beginnen die Maßnahmen mit sorgfältig durchgeführten 5 initialen Beatmungen. Das Verhältnis Herzdruckmassage zu Beatmung beträgt 3:1 und unterstützt damit noch einmal die Wichtigkeit der Beatmung. Zudem sollte sehr darauf geachtet werden, Beatmung und Herzdruckmassage aufeinander abzustimmen, um eine effektive Beatmung zu ermöglichen.

Die Herzdruckmassage muss begonnen werden, wenn das Neugeborene nach den 5 initialen Beatmungen weiter leblos und ohne Spontanatmung bleibt oder wenn die Herzfrequenz auf unter 60/Min. sinkt. Hierbei hat sich die **Zwei-Daumen-Methode** effektiver als die ebenfalls mögliche **Zwei-Finger-Methode** erwiesen. Bei Kleinkindern wird je nach Größe mit dem Handballen einer Hand oder mit beiden Händen reanimiert. Der Druckpunkt liegt altersunabhängig über dem unteren Sternumdrittel.

KAPITEL 5

Frank Scheinichen

Medikamentenapplikation und Pharmakologie

5.1 Lösung:

Der **Handelsname** eines Medikaments kann willkürlich vom Hersteller festgelegt werden, z. B. Lasix® oder Cordarex®. Somit kann der Name von Hersteller zu Hersteller variieren, auch wenn der identische Wirkstoff enthalten ist.

Eindeutig ist die Bezeichnung des **Wirkstoffnamens,** mit dem immer das Medikament, unabhängig vom Hersteller benannt wird. Somit sollten möglichst die Wirkstoffnamen der angeforderten Medikamente bekannt sein und auch so vom Notarzt angefordert werden.

In dem genannten Beispiel ist der Wirkstoff von Lasix® Furosemid und von Cordarex® Amiodaron.

5.2 Lösung:

Ein Agonist ist ein Botenstoff, der eine bestimmte Reaktion einer Zelle auslöst. Medikamente wirken über das sog. Schlüssel-Schloss-Prinzip. Der Wirkstoff (Schlüssel) eines Medikaments passt zu bestimmten Rezeptoren (Schloss). Der Wirkstoff kann dann entweder eine Reaktion der Zelle bewirken oder belegt/blockiert den Rezeptor, ohne dass eine Reaktion der Zelle stattfindet. In diesem Fall können andere Hormone auch keine Reaktion der Zelle hervorrufen, da das Schloss bereits belegt ist.

5.3 Lösung:

Die **Applikationsform** beschreibt, über welchen Weg das Medikament in den Körper gelangt. Dabei sollte die Applikationsform möglichst einige Anforderungen erfüllen:

- Der Applikationsweg muss möglichst einfach sein. Der venöse Zugang stellt eine höhere Anforderung an das Rettungsfachpersonal als etwa die Inhalation von Sauerstoff oder die nasale Gabe eines Medikaments im Krampfanfall.
- Weiterhin sollte die Applikation unabhängig der Bewusstseinslage möglich sein. Das wäre bei einer intravenösen Gabe der Fall, eine orale Gabe (z. B. medizinische Kohle) ist nur bei vollem Bewusstsein möglich.
- Der Wirkungseintritt sollte rasch erfolgen. Mit dem Wirkungseintritt ist auch eine gute Steuerbarkeit verbunden. Ein schneller Wirkungseintritt wird etwa bei der intravenösen oder intraossären Gabe erreicht.

5.4 Lösung:

Im Rettungsdienst werden **kristalloide** und **kolloidale Infusionslösungen** eingesetzt. Zum überwiegenden Teil werden kristalloide Lösungen infundiert, in besonderen Situationen, bei großem Blutverlust, können auch kolloidale Lösungen eingesetzt werden, die aktuell jedoch sehr kontrovers diskutiert und deswegen auf manchen Rettungsmitteln nicht mehr vorgehalten werden.

5.5 Lösung: B D

Kristalloide Infusionslösungen (z. B. NaCl, Vollelektrolytlösungen) verbleiben etwa eine halbe Stunde im Gefäßsystem. Kolloidale Lösungen haben demgegenüber eine Verweildauer von mehreren Stunden.

Aufgrund der Zusammensetzung treten bei kristalloiden Lösungen keine allergischen Reaktionen auf. Die Konzentration der im Rettungsdienst genutzten Lösungen ist **isoton,** die Zusammensetzung entspricht also ungefähr der Anteile im Blut.

Eine **kolloidale Infusionslösung** hat größere Moleküle, z. B. **HES.** Die Abkürzung steht für Hydroxyethylstärke. Diese größeren Moleküle bestimmen die längere Verweildauer im Gefäßsystem.

5.6 Lösung: A E

Der Wirkungseintritt von Medikamenten ist bei der **intravenösen** bzw. der **intraossären Applikation** in den meisten Fällen am schnellsten, da das Medikament direkt in die Blutbahn gelangt.

Die subkutane Gabe hat einen langsamen Wirkungseintritt, dafür hält die Wirkung über einen längeren Zeitraum an. Diese Gabe hat eine Depotfunktion.

5.7 Lösung:

Der Begriff **„parenteral"** wird häufig mit „unter Umgehung des Magen-Darm-Trakts" übersetzt. Damit ist gemeint, dass ein verabreichtes Medikament direkt dem Kreislauf zugeführt wird und nicht erst die Leber über den Pfortaderkreislauf durchläuft. Gelangt ein Medikament über die Leber in den Blutkreislauf, hat die Leber den sog. **First-Pass-Effekt.** Das Medikament kann dabei in seiner Wirkung beeinträchtigt oder verändert werden. In der Notfallmedizin ist man grundsätzlich bemüht, ein Medikament parenteral zu verabreichen.

Nur eine orale Gabe wird enteral aufgenommen.

5.8 Lösung:

Die **rektale Applikation** eines Medikaments ist eine parenterale Gabe. Auch wenn bei dieser Gabe das Medikament in den letzten Abschnitt des Dickdarms eingeführt wird, erfolgt die Aufnahme direkt in die Blutbahn, da dieser Dickdarmabschnitt nicht mehr über das Pfortadersystem entsorgt wird.

5.9 Lösung:

- Analgetikum = Medikament gegen Schmerzen
- Diuretikum = Medikament zur vermehrten Urinausscheidung
- Sedativum = Medikament zur Beruhigung
- Antihypertonikum = Medikament zur Blutdrucksenkung
- Antiemetikum = Medikament gegen Erbrechen

5.10 Lösung:

- **Betäubungsmittel** müssen besonders gesichert gelagert werden, in der Regel doppelt verschlossen.
- Für jede Ampulle muss ein Einzelnachweis über den Verbleib geführt werden.
- Die Dokumentation über den Verbleib der Medikamente muss von zwei Personen geprüft werden.

5.11 Lösung:

1. **R**ichtiges Medikament/**R**ichtiger Wirkstoff
2. **R**ichtiger Patient
3. **R**ichtige Dosierung
4. **R**ichtige Verdünnung
5. **R**ichtige Applikationsform
6. **R**ichtig gelagert
7. **R**ichtige Temperatur des Medikaments
8. **R**ichtig vorbereitet

Die R-Regel verhindert Fehler bei der Anwendung und Applikation von Medikamenten. Deswegen sollte bei der Vorbereitung von Medikamenten diese Regel grundsätzlich angewendet werden.

5.12 Lösung:

Aspirin® (Acetylsalicylsäure, ASS) hat vielfältige verschiedene Wirkungen. Somit kann es verschiedenen Wirkungsgruppen zugeordnet werden. Im Rettungsdienst wird es üblicherweise als **Thrombozytenaggregationshemmer** eingesetzt. Als typisches Notfallbild ist das ACS (Akutes Koronarsyndrom) zu nennen. Als Thrombozytenaggregationshemmer vermindert es die Anhaftung der Thrombozyten aneinander.

Weiterhin wirkt ASS fiebersenkend, gehört demnach auch in die Gruppe der **Antipyretika,** und kann als Schmerzmittel zur Anwendung kommen, Gruppe der **Analgetika.**

5.13 Lösung:

Aufgeklebte Fentanylpflaster wirken **transkutan** oder auch **transdermal.** Der Medikamentenwirkstoff wird über die Haut aufgenommen. Diese Applikationsart bewirkt eine kontinuierliche Medikamentengabe, sodass immer ein bestimmter Level des Wirkstoffs gehalten wird. Sollte bei einem Wechsel der Pflaster vergessen worden sein, das alte Pflaster zu entfernen, kann sich die Wirkung kumulieren und so zu einer verstärkten Wirkung führen, im Einzelfall bis zu Bewusstseinsstörungen und einer Ateminsuffizienz.

5.14 Lösung:

Die Arbeitssicherheitsvorgaben bei dem Umgang mit Kanülen und anderen, möglicherweise infektiösen Materialien sind in der **TRBA 250** aufgeführt. Die Abkürzung TRBA steht für „Technische Richtlinie für den Umgang mit biologischen Arbeitsstoffen“.

Weiterhin erstellt die Berufsgenossenschaft Vorgaben. Diese finden sich in der **BGR 250** (Berufsgenossenschaftliche Richtlinie). Das Ziel ist es, eine potenzielle Infektionsgefahr für Mitarbeiter im Gesundheitswesen zu reduzieren.

Vorgegeben ist etwa der Umgang mit stichsicheren Kanülen, durchstichsicheren Abwurfboxen, persönliche Schutzausrüstung.

5.15 Lösung:

Bei der **Vorbereitung einer Infusion** findet die **R-Regel** Anwendung. Nachdem die richtige Infusion (Art der Infusion, Verfalldatum, Unversehrtheit, Temperatur) ausgewählt worden ist, wird der Dorn des Infusionssystems steril in die Infusion eingestochen. Anschließend das Tropfrad schließen und die Tropfkammer etwa zur Hälfte füllen. Nun das Tropfrad wieder aufdrehen und den Infusionsschlauch entlüften. Die Infusion kann jetzt dem Patienten verabreicht werden.

5.16 Lösung:

Sollte eine Infusion nicht fließen, kommen nachfolgende **Fehlerquellen** und Lösungsmöglichkeiten infrage:
- Ist das Tropfgefälle ausreichend? → Ggf. die Infusion höher halten.
- Liegt der intravenöse Zugang auch in der Vene? → Punktionsstelle auf eine paravenöse oder arterielle Lage überprüfen.
- Möglicherweise liegt die Kunststoffkanüle direkt an einer Venenklappe? → Die Kanüle vorsichtig etwas zurückziehen.
- Muss das Behältnis der Infusion belüftet werden? → Luftfilter öffnen.
- Ist das Infusionssystem abgeknickt?
- Ist die Rollenklemme geöffnet?
- Wurde die Stauung geöffnet?

KAPITEL 6

Georg Rohe

Herz-Kreislauf-System und Wasser- und Elektrolythaushalt

6.1 Lösung: C E

Das Herz liegt im **Mediastinum** mit etwa einem Drittel auf der rechten und zwei Dritteln auf der linken Seite der Mittellinie. Durch die unmittelbare Nachbarschaft zum Zwerchfell und den Lungenflügeln wird das Herz bei den Atemexkursionen mitbewegt, was man manchmal an zyklischen Veränderungen im EKG (Elektrokardiogramm) erkennen kann.

Die Bewegungen der **Herzspitze** ist bei vielen Menschen an der Kreuzungsstelle von linker Medioklavikularlinie und dem 5. Zwischenrippenraum (Interkostalraum, ICR) zu tasten. Man nennt dies den **„Herzspitzenstoß"**.

Die Herzachse verläuft von der Herzbasis zur Herzspitze von hinten oben rechts nach vorne unten links. Durch das Mediastinum verlaufen die obere und untere Hohlvene (V. cava), der Aortenbogen und der Brustteil der Aorta, die Luftröhre (Trachea) und die Speiseröhre (Ösophagus).

Bei einem schweren **Dezelerationstrauma** (z. B. Autounfall, Sturz aus größerer Höhe) sind Einrisse der Aorta im Bereich des Mediastinums eine typische lebensbedrohende Verletzung.

6.2 Lösung:

1. Endokard
2. Myokard
3. Epikard
4. Perikard

6.3 Lösung: A B E

Das **Perikard** ist mit den großen Gefäßen, dem Zwerchfell und der zum Mediastinum hin gelegenen Pleura verwachsen und dient so der Verankerung des Herzens im Brustkorb. Es besteht aus einer bindegewebigen Haut, die auf ihrer Innenseite mit einem glatten Plattenepithel überzogen ist. Hier sorgt ein dünner Flüssigkeitsfilm für ein reibungsarmes Gleitlager für den Herzmuskel mit seiner glatten Außenhaut, dem Epikard.

Die Muskelschicht des Herzens, das **Myokard,** ist im Bereich des linken Ventrikels deutlich kräftiger (6–10 mm) als im Bereich des rechten Ventrikels (3–5 mm), da im Körperkreislauf ein erheblich höherer Blutdruck herrscht (systolisch 100–140 mmHg) als im Lungenkreislauf (systolisch 15–30 mmHg).

Bei einem **Perikarderguss** befindet sich seröse Flüssigkeit oder Blut im Perikardbeutel, also dem Spalt zwischen dem Perikard und dem Epikard. Da das bindegewebige Perikard sich nicht ausdehnen kann, führt eine größere Flüssigkeitsmenge zu einer Einengung insbesondere des rechten Ventrikels (Niederdrucksystem) und behindert dessen diastolische Füllung. Dieses wird als **Perikardtamponade** bezeichnet und kann zu einem Kreislaufversagen führen.

6.4 Lösung:

Das Blut fließt aus der oberen und unteren Hohlvene (Vv. cava superior und inferior) in den rechten Vorhof (Atrium). Von dort gelangt es durch die **Trikuspidalklappe** in die rechte Kammer (Ventrikel). Diese pumpt das Blut durch die **Pulmonalklappe** in den Stamm der Lungenarterie (Truncus pulmonalis), der sich in die linke und rechte Lungenarterie (A. pulmonalis) aufteilt.

Nachdem das Blut in den Lungenkapillaren mit Sauerstoff angereichert worden ist, fließt es durch die Lungenvenen in den linken Vorhof und von hier durch die **Mitralklappe** in den linken Ventrikel. Der linke Ventrikel pumpt das Blut durch die **Aortenklappe** in die Aorta.

6.5 Lösung:

Die Herzklappen funktionieren wie Ventile, die bei den Pumpaktionen des Herzens den Blutfluss nur in eine Richtung zulassen. Es gibt zwei Arten von Herzklappen:

Die Trikuspidalklappe und die Mitralklappe sind **Segelklappen.** Sie sind zwischen den Vorhöfen und den Kammern positioniert. Die Trikuspidalklappe besteht aus drei, die Mitralklappe aus zwei Segeln, die mit Sehnenfäden an Herzmuskelvorsprüngen, den Papillarmuskeln, befestigt sind. Auf diese Weise wird in der **Systole (Auswurfphase)** ein Durchschlagen der Segel verhindert und ein dichter Schluss der Klappen ermöglicht. In der **Diastole (Füllungsphase)** öffnen sich die Segelklappen und Blut kann von den Vorhöfen in die Kammern fließen.

Pulmonalklappe und Aortenklappe sind **Taschenklappen.** Sie liegen in den Übergängen der Herzkammern zum Truncus pulmonalis bzw. zur Aorta. Sie bestehen jeweils aus drei kleinen Taschen, die in der Systole (Austreibungsphase) vom Blutstrom leicht zur Seite gedrückt werden können und sich in der Diastole (Füllungsphase des Herzmuskels) öffnen und aneinanderlegen und so das Zurückfließen des Blutes in die Ventrikel verhindern.

6.6 Lösung: A B E

Der Herzmuskel wird von der rechten (A. coronaria dextra) und der linken **Koronararterie** (A. coronaria sinistra) mit Blut versorgt. Die Koronararterien entspringen kurz hinter der Aortenklappe aus der Aorta. Die linke Koronararterie teilt sich zunächst in zwei Hauptäste: einen an der Herzvorderwand zur Herzspitze laufenden Ast (Ramus interventricularis anterior, abgekürzt RIVA) und einen um die linke Kammer herum zur Herzhinterwand laufenden Ast (Ramus circumflexus, abgekürzt RCX).

Die Äste der Koronararterien sind „funktionelle Endarterien", d. h., der jeweils von ihnen versorgte Herzmuskelbezirk wird nicht noch zusätzlich von einem anderen Koronararterienast mitversorgt. Dies bedeutet, dass ein vollständiger Verschluss eines Koronararterienastes zu einem Herzinfarkt führt.

Das venöse Blut aus dem Herzmuskel fließt über ein venöses Herzkranzgefäß (Sinus coronarius) in den rechten Vorhof.

6.7 Lösung: A D E

Das Herz besitzt zwei Typen von Herzmuskelzellen: Zellen, die auf die Erregungsbildung und -weiterleitung spezialisiert sind **(Reizleitungssystem des Herzens),** und Zellen, die auf einen Erregungsimpuls mit einer Kontraktion reagieren **(Arbeitsmyokard).**

Der Reiz zur Kontraktion entsteht unter normalen Bedingungen im **Sinusknoten** (Sinusrythmus). Das Kreislaufzentrum in der Medulla oblongata des Rückenmarks kann die Reizbildung und -weiterleitung sowie die Kontraktionskraft der Herzmuskelzellen durch das vegetative Nervensystem lediglich beeinflussen, aber nicht ersetzen.

Die elektrischen Impulse werden über das Reizleitungssystem in einem bestimmten zeitlichen Ablauf an die verschiedenen Bereiche des Herzens abgegeben. Dadurch kontrahieren sich die Vorhöfe vor den Herzkammern und die Herzkammern kontrahieren sich beginnend von der Herzspitze zur Herzbasis (➤ 6.8). Der zeitliche Ablauf der Impulsausbreitung im Herzen mit Vorhof- und Kammererregung kann im Elektrokardiogramm (EKG) gemessen und sichbar gemacht werden.

Nach einer abgelaufenen Erregung sind die Herzmuskelzellen für kurze Zeit nicht sofort wieder erregbar, ihre Ansprechbarkeit auf Reize ist refraktär. In der **absoluten Refraktärperiode** ist keinerlei Neuerregung möglich, in der sich anschließenden **relativen Refraktärperiode** können starke Reize ein neues Aktionspotenzial auslösen. Da hierdurch die normale, geordnete Erregungsausbreitung gestört wird und gefährliche Rhythmusstörungen, z. B. Kammerflimmern entstehen können, spricht man auch von der **vulnerablen** (verletzlichen) **Phase.**

6.8 Lösung:

1. Sinusknoten
2. Vorhofmuskulatur
3. AV-Knoten
4. His-Bündel
5. Tawara-Schenkel
6. Purkinje-Fasern
7. Kammermuskulatur

Unter normalen Umständen geht der elektrische Impuls zu einem Herzschlag vom **Sinusknoten** aus. Die Erregung breitet sich über die **Vorhofmuskulatur** aus und wird von dieser zum **AV-Knoten** weitergeleitet. Dieser liegt an der Vorhof-Kammer-Grenze, die von nicht leitendem Bindegewebe gebildet wird. Im AV-Knoten wird die Erregung kurz verzögert, damit die Vorhöfe sich kontrahieren können, während die Kammern noch entspannt sind. Anschließend wird die Erregung über das **His-Bündel,** die **Tawara-Schenkel (Kammerschenkel)** und die **Purkinje-Fasern** in die Muskelzellen der Herzspitze weitergeleitet und breitet sich von dort auf die gesamte **Kammermuskulatur** aus. So entsteht eine gerichtete Kontraktion von der Herzspitze zur Herzbasis.

6.9 Lösung: B D

Der primäre Schrittmacher des Herzens ist der **Sinusknoten.** Er liegt im Einmündungsbereich der V. cava superior im rechten Vorhof. Hier hat die elektrische Erregung normalerweise ihren Ursprung. Die Eigenfrequenz des Sinusknotens beträgt etwa 60–100 Impulse pro Minute. Der im Sinusknoten entstandene Impuls erregt die Vorhofmuskulatur und wird über diese an den AV-Knoten weitergeleitet.

Der **AV-Knoten** liegt im Bereich der bindegewebigen Grenze im Übergang zwischen Vorhöfen und Kammern zwischen den Segelklappen. Seine Aufgabe ist es, die aus der Vorhofmuskulatur kommende Erregung kurzzeitig zu verzögern und dann über das His-Bündel, die Tawara-Schenkel und die Purkinje-Fasern an die Kammermuskulatur weiterzugeben. Auf diese Weise kommt es zunächst zu einer Vorhofkontraktion, bevor die Herzkammern sich kontrahieren: Eine geordnete Herzaktion entsteht.

Auch die Zellen des AV-Knoten generieren elektrische **Schrittmacherimpulse,** allerdings mit einer langsameren Frequenz von 40–60 Impulsen pro Minute. Bei einem Ausfall des Sinusknotenimpulses sorgt an dessen Stelle der elektrische Impuls aus dem AV-Knoten für die Erregung der Herzkammern.

6.10 Lösung:

Das **primäre** und physiologische (normale) **Schrittmacherzentrum** des Herzens ist der **Sinusknoten.** Er gibt mit einer Entladungsfrequenz von 60–100/Min. elektrische Impulse an die Vorhofmuskulatur ab. Diese normale Entladungsfrequenz kann durch vegetative nervale Einflüsse (Nervenfasern des Sympathikus und des Parasympathikus [N. vagus]) gebremst oder (z. B. in Stresssituationen) gesteigert werden.

Fällt die Erregungsbildung im Sinusknoten aus (z. B. durch eine Ischämie [Durchblutungsstörung] in diesem Bereich), so übernimmt der **AV-Knoten** als **sekundäres Schrittmacherzentrum** die Schrittmacherfunktion. Er gibt ca. 40–60 Impulse pro Minute ab, die über das Erregungsleitungssystem (His-Bündel, Tawara-Schenkel und Purkinje-Fasern) in das Kammermyokard weitergeleitet werden. Normalerweise wird diese Eigenfrequenz des AV-Knotens von den schnelleren Impulsen des Sinusknotens überdeckt: Impulse aus dem AV-Knoten können sich erst dann „durchsetzen“, wenn die Herzmuskelzellen nicht mehr durch die schnelleren Sinusknotenimpulse refraktär sind (➤ 6.7).

Fällt auch die Erregungsbildung im AV-Knoten aus oder wird die Weiterleitung dieser Impulse blockiert, so verbleibt als **tertiäres Schrittmacherzentrum** die Erregungsbildung in **Zellen des ventrikulären Erregungsbildungs- und Leitungssystems.** Man spricht von ventrikulärem Ersatzrhythmus oder Kammereigenrhythmus. Hier werden 20–40 Impulse pro Minute generiert und in das Ventrikelmyokard weitergeleitet.

6.11 Lösung: E

Vorhöfe und Herzkammern sind durch das bindegewebige Herzskelett voneinander elektrisch isoliert. Die Erregung aus den Vorhöfen wird im AV-Knoten erst nach einer kurzen Verzögerung weitergeleitet. Dadurch werden Vorhöfe und Kammern nicht gleichzeitig, sondern kurz nacheinander erregt, damit das Blut zunächst von den Vorhöfen in die Herzkammern und dann von den Herzkammern in den Lungen- und den Körperkreislauf gepumpt werden kann.

Fallen Sinusknoten und AV-Knoten als elektrische Impulsgeber aus, so wird die Erregungsbildung von den nachgeordneten Strukturen des Erregungsleitungssystems (His-Bündel, Tawara-Schenkel, Purkinje-Fasern) und notfalls auch von den Herzmuskelzellen des Arbeitsmyokards übernommen. Man spricht von einem **Kammereigenrhythmus.**

Das Kreislaufzentrum im Hirnstamm beeinflusst über sympathische und parasympathische Nervenfasern die Erregungsbildung und Erregungsleitung im Herzen. Dabei wirkt der Sympathikus steigernd auf die Herztätigkeit, der Parasympathikus dämpfend.

Eine Erregung, die nicht vom Sinusknoten, sondern vom AV-Knoten ausgeht, führt zwar zu einer Kontraktion der Herzkammern, jedoch fehlt die Koordination mit der Vorhofkontraktion. Das Herzschlagvolumen ist verringert.

Die Eigenfrequenzen der Erregungsbildung im AV-Knoten liegt bei 40–60 Impulsen/Min. (➤ 6.10)

6.12 Lösung:

Der **Sympathikusanteil** des vegetativen Nervensystems führt am Herzen zu einer

- positiven Inotropie (Kontraktionskraft wird gesteigert),
- positiven Chronotropie (Herzfrequenz wird gesteigert),
- positiven Dromotropie (Reizleitungsgeschwindigkeit wird gesteigert),
- positiven Bathmotropie (Geschwindigkeit der Reizbildung wird gesteigert).

Der **Parasympathikusanteil** des vegetativen Nervensystems wirkt jeweils entgegengesetzt.

Medikamente, die die sympathische Wirkung des vegetativen Nervensystems imitieren und verstärken, nennt man **Sympathikomimetika** (z. B. Adrenalin [Suprarenin®]).

Medikamente, die die parasympathische Wirkung hemmen und „lösen“, nennt man **Parasympatholytika** (z. B. Atropin).

6.13 Lösung:

Die **Anspannungsphase** beginnt mit dem Schluss der Segelklappen und der Druckerhöhung in den Herzkammern. Sobald der Druck in den Herzkammern den Blutdruck in der Aorta bzw. in den Lungenarterien übersteigt, öffnen sich die Taschenklappen und es beginnt die **Austreibungsphase.**

Mit Beginn der **Entspannungsphase** schließen sich die Taschenklappen wieder und verhindern so den Rückfluss des gerade ausgeworfenen Blutvolumens in die Herzkammern. Mit der weiteren Erschlaffung des Herzmuskels sinkt der Druck in den Herzkammern so lange, bis die Segelklappen sich öffnen und die Kammern sich erneut mit Blut füllen können. Diese **Füllungsphase** wird unterstützt durch die Kontraktion der Vorhöfe, die das Blut in die Kammern treiben.

6.14 Lösung: A B

Das **Herzzeitvolumen** eines Erwachsenen beträgt in Ruhe ca. 5 l/Min. Es ergibt sich aus der Formel: Herzzeitvolumen = Schlagvolumen × Herzfrequenz.

Bei einer **Herzaktion** wird nicht die gesamte Blutmenge, die sich im Ventrikel befindet, ausgeworfen, sondern nur etwas mehr als die Hälfte. Dieses bei einer Herzaktion ausgeworfene Blutvolumen nennt man das **Schlagvolumen.** Es beträgt bei einem Erwachsenen in Ruhe ca. 70 ml.

Die Schlagvolumina des rechten und des linken Ventrikels können sich bei einer einzelnen Herzaktion zwar unterscheiden, sind aber im Durchschnitt gleich groß.

Durch Erhöhung der Herzfrequenz und des Schlagvolumens kann das Herzzeitvolumen bei gesunden Menschen unter Belastung bis auf mehr als 20 l/Min. gesteigert werden. Die Erhöhung der Herzfrequenz führt jedoch nicht unbegrenzt zu einer Steigerung des Herzzeitvolumens: Ab einer Herzfrequenz von ca. 180–200/Min. werden Systole und Diastole zu kurz, um eine effektive Pumpfunktion zu gewährleisten. Bei weiterer Steigerung der Herzfrequenz sinkt das Herzzeitvolumen wieder. Eine Herzfrequenz von 300/Min. entspricht einem **Kammerflattern** und führt zu einem Zusammenbruch der Pumpfunktion mit einem funktionellen Kreislaufstillstand.

6.15 Lösung:

Bei Arterien und Venen besteht der Wandaufbau aus drei Schichten: **Intima** (innere Endothelschicht), **Media** (mittlere Schicht) und **Adventitia** (äußere Bindegewebshülle).

Die aus glatten Muskelzellen und elastischem Bindegewebe bestehende Media ist bei **Arterien** sehr viel stärker ausgeprägt als bei Venen. Während die großen Arterien eine sehr hohe Elastizität aufweisen, überwiegt bei den herzfernen Arterien und den kleineren Arteriolen der muskuläre Anteil. Sie werden als **Widerstandsgefäße** bezeichnet, da sie durch Verminderung **(Vasokonstriktion)** oder Erweiterung **(Vasodilatation)** des Gefäßdurchmessers den Blutdruck beeinflussen können.

In der Media der **Venen** finden sich nur wenige Muskelzellen. Dafür überwiegt der bindegewebige Anteil, was zu einer guten Dehnungfähigkeit führt. Dadurch können Venen große Blutmengen aufnehmen (Kapazitätsgefäße).

6

Kapillaren sind die feinsten Gefäßverästelungen und verbinden das arterielle und venöse Gefäßsystem. Sie bestehen nur aus einem einschichtigem Endothelzellverbund. An den Kapillaren finden die Austauschvorgänge zwischen Blut und Körperzellen statt.

6.16 Lösung: B E

Arterien sind dadurch definiert, dass sie das Blut **vom Herzen wegtransportieren.** Dabei führen sie im Körperkreislauf sauerstoffreiches Blut zu den Kapillaren im Gewebe, im **Lungenkreislauf** führen die Pulmonalarterien jedoch sauerstoffarmes Blut aus der rechten Herzkammer zu den Lungenkapillaren.

Große Venen haben Venenklappen, die wie ein Ventil den Blutfluss, der durch Muskelpumpe, Pulsation der benachbarten Arterien und geringe Sogwirkung bei der Einatmung entsteht, nur in die Richtung zum Herzen zulassen. Arterien haben **keine Klappen.**

Der **Wandaufbau** der Arterien unterscheidet sich von dem der Venen durch eine **muskelstärkere und sehr elastische Media** (➤ 6.15). Das in der Systole vom Herzen ausgeworfene Blutvolumen wird in der Aorta und den großen Arterien durch Ausdehnung der Arterienwand wie in einem Windkessel „aufgefangen“ und in der Diastole durch Kontraktion der Arterienwand „weitergedrückt“, sodass der pulsatile Blutfluss in den großen Arterien zu einem kontinuierlichen Blutfluss in den kleinen Arterien, Arteriolen und Venolen umgewandelt wird. Dieses bezeichnet man als **Windkesselfunktion** der Arterien.

6.17 Lösung: A B E

In der **unteren Hohlvene (V. cava inferior)** fließt das sauerstoffarme Blut aus der unteren Körperhälfte zum rechten Vorhof zurück. Von dort gelangt es in den rechten Ventrikel und wird – immer noch sauerstoffarm – in die **Lungenarterien** (Aa. pulmonales) gepumpt.

In den Lungenkapillaren nimmt das Blut den aus den Alveolen durch die Basalmembran und das Kapillarendothel diffundierenden Sauerstoff auf. Das jetzt sauerstoffreiche Blut fließt durch die **Lungenvenen** (Vv. pulmonales) zum linken Vorhof und in den linken Ventrikel, von wo es in die Aorta gepumpt wird.

Die rechte und die linke **Halsschlagader** (A. carotis dextra und A. carotis sinistra) entspringen aus der Aorta und versorgen das Gehirn und den Gesichtsschädel mit Sauerstoff.

In der **Pfortader** fließt sauerstoffarmes venöses Blut aus dem Magen-Darm-Trakt und der Milz zur Leber. Das Pfortadersystem sorgt dafür, dass die im Darm aufgenommenen Nährstoffe möglichst direkt zur Verstoffwechselung in die Leber gelangen.

6.18 Lösung:

- Venenklappen
- Muskelpumpe
- Arteriovenöse Kopplung
- Inspiratorische Sogwirkung

Die größeren Venen haben **Venenklappen,** die wie ein Ventil den Blutfluss nur in die Richtung zum Herzen zulassen (sonst könnte das Blut aus den Beinen beim stehenden Menschen nicht zum Herzen zurückfließen). 6

Die Kontraktion von Muskeln, zwischen denen Venen verlaufen, führt durch das „Ausdrücken“ der Gefäße zu einer Blutströmung. Das Fehlen dieser **Muskelpumpe** bei Immobilisation (z. B. Bettlägerigkeit oder Gipsverband) ist der Grund dafür, dass unter diesen Bedingungen eine stark erhöhte **Thrombosegefahr** besteht.

Die rhythmischen Pulswellen großer Arterien, die meist in enger Nachbarschaft zu den Venen verlaufen, haben durch die pulsatilen Ausdehnungen mit Druck auf die Venen ebenfalls einen strömungsfördernden Effekt.

Bei der Inspiration entsteht durch die Ausdehnung des Brustkorbs ein Unterdruck im Thorax, der sich auf die großen venösen Gefäße (V. cava superior und V. cava inferior) fortpflanzt und durch den entstehenden Sog den venösen Rückfluss fördert (dieser Unterdruck kann bei einem zur Außenluft offenen zentralen Venenkatheter [ZVK] zur gefürchteten Komplikation der **Luftembolie** führen).

6.19 Lösung: C E

Der **arterielle Blutdruck** schwankt entsprechend der Systole und Diastole der Herzaktion zwischen dem systolischen Maximalwert und dem diastolischen Minimalwert. Der **mittlere arterielle Blutdruck (MAP)** liegt zwischen dem Maximal- und Minimalwert, jedoch nicht genau in der Mitte zwischen diesen Werten, sondern um ein Drittel der systolisch-diastolischen Druckdifferenz über dem diastolischen Wert. Er bezeichnet den Blutdruckwert, der über den gesamten Herzzyklus gesehen durchschnittlich in der Arterie herrscht. Der mittlere arterielle Blutdruck ist ein besseres Maß für die Organdurchblutung als der systolische Blutdruckwert. Der Normalbereich für den MAP beträgt etwa 70–105 mmHg.

Der Gesamtquerschnitt aller arteriellen Blutgefäße wächst von den großen Arterien zu den **Kapillaren** enorm an. Hierdurch sinkt der Blutdruck und es verlangsamt sich die Strömungsgeschwindigkeit, sodass in den Kapillaren der Gasaustausch und der Austausch von Stoffwechselsubstanzen mit dem Gewebe stattfinden können. Der Blutdruck in den Kapillaren beträgt ca. 20 mmHg.

Eine Stimulation sympathischer Nervenfasern des vegetativen Nervensystems führt über eine **Vasokonstriktion (Gefäßverengung)** zu einer Steigerung des Blutdrucks.

Der vom rechten Ventrikel versorgte **Lungenkreislauf** gehört zum **Niederdrucksystem.** Der systolische Blutdruck in den Lungenarterien beträgt ca. 20–30 mmHg.

6.20 Lösung: A B C D E

Ein niedriges Herzminutenvolumen, z. B. durch ein Pumpversagen des Herzens beim kardiogenen Schock, führt zu einem **niedrigen Blutdruck.** Ebenso führt eine Verminderung des Blutvolumens im Kreislauf, z. B. durch eine stark blutende Verletzung, zu einem Blutdruckabfall, wie es beim Volumenmangelschock beobachtet werden kann.

Die nervale Blutdruckregulation erfolgt über die Beeinflussung des peripheren Strömungswiderstands der arteriellen Blutgefäße. Die größte Bedeutung hat hierbei die Gefäßweite der Arteriolen, die deshalb auch **„Widerstandsgefäße“** genannt werden (➤ 6.20). Die Gefäßweite wird über sympathische Nervenfasern des vegetativen Nervensystems mit Wirkung an α- und β-Rezeptoren eingestellt.

6 Die Aktivierung des sympathischen Nervensystems führt zur Vasokonstriktion mit **Blutdruckanstieg.** In der Nebenniere werden bei Aktivierung des Sympathikus Katecholamine (Adrenalin und Noradrenalin) in die Blutbahn abgegeben. Diese Stresshormone wirken ebenfalls an den α-Rezeptoren der Gefäßmuskelzellen und führen dadurch zu einer Verstärkung der Vasokonstriktion und des Blutdruckanstiegs.

Am Herzmuskel führt die Aktivierung des Sympathikus mit der Freisetzung von Katecholaminen über die Wirkung an β-Rezeptoren zu einer Steigerung der Herzleistung und des Herzminutenvolumens (➤ 6.12).

6.21 Lösung: A D

Der Gesamtquerschnitt aller arteriellen Blutgefäße wächst von den großen Arterien zu den Kapillaren enorm an. Hierdurch sinkt der Blutdruck und die Strömungsgeschwindigkeit verlangsamt sich, sodass in den Kapillaren der Gasaustausch und der Austausch von Stoffwechselsubstanzen mit den Geweben stattfinden können.

Das **Kreislaufzentrum** in **der Medulla oblongata** registriert den Blutdruck über Impulse von Druckrezeptoren (Pressorezeptoren) in den Wänden der großen elastischen Arterien (Aorta, Aufgabelung der Halsschlagader [Karotissinus]), die über Nervenbahnen weitergeleitet werden. Das Kreislaufzentrum kann auf einen Blutdruckabfall durch Stimulation von sympathischen Nervenbahnen des vegetativen Nervensystems reagieren. Es erfolgen eine Vasokonstriktion und eine Ausschüttung von Katecholaminen aus der Nebenniere: Die Herzleistung und der Blutdruck werden gesteigert.

Mehr als zwei Drittel des Blutvolumens befinden sich im Niederdrucksystem der venösen Gefäße. Man nennt diesen Teil des Kreislaufsystems deshalb auch **Kapazitätssystem (Blutreserve).**

6.22 Lösung:

- **Kardiale Vorlast:** Das Blutvolumen, das auf der jeweils venösen Seite vor der rechten bzw. linken Herzkammer lastet, dadurch eine Vordehnung der Herzkammern während der Diastole (Füllungsphase) bedingt und vom Herzen weitergepumpt werden muss.
- **Kardiale Nachlast:** Der Widerstand, gegen den die Herzkammern das Schlagvolumen in die jeweiligen Arterien (Pulmonalarterie bzw. Aorta) auswerfen müssen. Die Nachlast wird im Wesentlichen durch die Gefäßweite der kleinen Arterien und Arteriolen (Widerstandsgefäße) bestimmt.
  Eine zu hohe Nachlast kann ebenso wie eine zu hohe Vorlast zur Herzinsuffizienz führen.

6.23 Lösung: A C D E

Das **Blut** macht etwa 8 % oder 1/13 des Körpergewichts aus, also etwa 80 ml pro Kilogramm Körpergewicht (gilt für ein normales Körpergewicht). Das **Blutvolumen** eines 75 kg schweren Menschen beträgt somit ca. 6 l. Das Blut besteht zu ca. 40–50 % aus Blutzellen und zu ca. 50–60 % aus Blutplasma. Diesen prozentualen Anteil der Blutzellen am Gesamtblutvolumen bezeichnet man als Hämatokrit.

Bei den Blutzellen werden Erythrozyten, Leukozyten und Thrombozyten unterschieden. Erythrozyten (rote Blutkörperchen) sind mit dem roten Blutfarbstoff, dem **Hämoglobin,** angefüllt. Hämoglobin bindet Sauerstoff, der auf diese Weise mit den Erythrozyten über die Blutbahn ins Gewebe transportiert werden kann.

Thrombozyten (Blutplättchen) werden bei einer Gefäßverletzung aktiviert und haften sich an das verletzte Endothel an (Thrombozytenadhäsion und -aggregation). Sie bilden einen ersten Thrombus, der die verletzte Stelle verschließt und sind in die weitere Aktivierung des Gerinnungssystems eingeschaltet.

Die Hauptaufgabe der **Leukozyten** (weiße Blutkörperchen), die in weitere Untergruppen unterteilt werden können, ist die Abwehr von körperfremden Zellen und Proteinen **(Immunabwehr).** Eine bestimmte Untergruppe der Leukozyten, die B-Lymphozyten, produzieren die für die Immunabwehr wichtigen Antikörper.

Im **Blutplasma** sind wichtige Eiweiße (Proteine) enthalten. Hierzu gehören u. a. auch die Gerinnungsfaktoren. Durch Transfusion von Plasmakonzentraten (z. B. Fresh Frozen Plasma, FFP) kann die Blutgerinnung von Patienten verbessert werden.

6.24 Lösung:

Der Normalbereich für das Hämoglobin ist bei Männern und Frauen leicht unterschiedlich. Bei Männern beträgt er **14–18 mg/dl,** bei Frauen **12–16 mg/dl.** Eine Verminderung des sauerstofftransportierenden Hämoglobins, z. B. infolge einer Blutung, wird bei herzgesunden Menschen zunächst durch vermehrte Herzarbeit mit Steigerung des Herzzeitvolumens ausgeglichen. Bei Hämoglobinwerten unter 6 mg/dl kommt es jedoch zu einem zunehmenden Sauerstoffmangel im Gewebe.

6.25 Lösung:

- **Blutplasma:** Blut ohne Blutzellen. Flüssiger Anteil des Blutes. Das Blutplasma besteht aus Wasser, Plasmaproteinen (z. B. Albumin, Immunglobuline und Gerinnungsfaktoren), Nährstoffen (Glucose, Aminosäuren, Fettsäuren) und Elektrolyten.
- **Lymphe:** Gewebsflüssigkeit aus dem Interstitium (Zellzwischenraum). Ähnelt in der Zusammensetzung dem Blutplasma, enthält jedoch viele Leukozyten. Täglich werden 2–3 l Lymphe produziert, die über Lymphgefäße abtransportiert wird, welche in die Venen einmünden.
- **Hämoglobin:** roter Blutfarbstoff in den Erythrozyten. Eisenhaltiges Protein, das Sauerstoff binden kann.

6.26 Lösung: A B C E

Die bei einer Verletzung eines Gefäßes ablaufenden Prozesse können in die Phasen der **Blutstillung** und der **Blutgerinnung** unterteilt werden.

Die Blutstillung erfolgt durch Anlagerung (Aggregation) und Verklebung (Agglutination) von Thrombozyten an das verletzte Endothel (Innenhaut) des Gefäßes. Es entsteht ein Thrombozytenpfropf **(Thrombus).** Gleichzeitig wird die Blutstillung von einer starken Gefäßverengung **(Vasokonstriktion)** unterstützt, die durch Wirkstoffe aus den aktivierten Thrombozyten und den verletzten Endothelzellen hervorgerufen wird.

6

Neben diesen Prozessen der primären Blutstillung wird das kaskadenartige System der Gerinnungsfaktoren aktiviert. Hierdurch wird das im Plasma gelöste Fibrinogen in feste **Fibrinfäden** umgewandelt, welche den entstehenden Thrombus durch netzartige Strukturen verfestigen und zu einem Blutgerinnsel stabilisieren: Die Blutgerinnung hat eingesetzt.

Nach Abheilung der Gefäßendothelverletzung wird der Gerinnungsthrombus mithilfe des Enzyms Plasmin wieder aufgelöst. Diesen Vorgang nennt man **Fibrinolyse.**

Das Gerinnungssystem kann nicht nur durch äußere Gefäßverletzungen aktiviert werden, sondern auch durch entzündliche Endothelveränderungen und Störungen des Blutflusses. Wird hierbei das Gleichgewicht zwischen Gerinnungssystem und Fibrinolyse gestört, entstehen venöse oder arterielle Thrombosen und Gefäßverschlüsse.

Die Leukozytenaktivierung ist ein wichtiger Bestandteil der Immunabwehr.

6.27 Lösung: A

Das **AB0-Blutgruppensystem** bezeichnet bestimmte Strukturmerkmale der Erythrozytenmembran (Merkmal A, Merkmal B, kein Merkmal, beide Merkmale), die als Antigene wirken und eine Immunabwehrreaktion hervorrufen können.

Menschen, deren eigene Erythrozyten das Antigen A oder das Antigen B nicht haben, bilden Antikörper gegen das jeweils nicht vorhandene Merkmal. Würden diesen Menschen nun fremde Erythrozyten mit dem nicht-eigenen Antigen transfundiert werden, käme es sofort zu einer schweren, lebensbedrohenden Immunabwehrreaktion gegen diese Erythrozyten.

Die **Blutgruppe 0** bezeichnet Erythrozyten, die keines der Antigene A oder B besitzen. Diese Erythrozyten können auch dann transfundiert werden, wenn man die Blutgruppe des Empfängers nicht kennt. Deshalb eignen sich Erythrozytenkonzentrate der Blutgruppe 0 für die sofortige Notfalltransfusion bei vital bedrohlichem Blutverlust.

Auch bei einer Transfusion von Blutplasma muss das AB0-Blutgruppensytem beachtet werden, da im Blutplasma die Antikörper (Immunglobuline) gegen die Merkmale der nicht-eigenen Blutgruppe vorhanden sind. Diese Antikörper aus dem Spenderplasma könnten dann die Empfänger-Erythrozyten angreifen und zu deren Zerstörung (Hämolyse) führen.

Der **Rhesusfaktor** bezeichnet ein weiteres, vom AB0-System unabhängiges Erythrozytenmerkmal.

Auch unter miteinander verwandten Menschen sind unterschiedliche Blutgruppen anzutreffen, weshalb auch hier vor einer Transfusion eine Blutgruppentestung unerlässlich ist.

6.28 Lösung: A B C E

Das **Körperwasser** (ca. 50–60 % des Körpergewichts) befindet sich zu ca. zwei Dritteln innerhalb der Zellen **(intrazellulär)** und zu einem Drittel außerhalb der Körperzellen **(extrazellulär).** Der extrazelluläre Raum kann unterteilt werden in den Gewebsraum zwischen den Zellen **(Interstitium)** und den Raum in den Blutgefäßen **(Intravasalraum).** Im Interstitium befindet sich ca. 20 % des Körperwassers, intravasal befinden sich ca. 10 % des Körperwassers. Letztere machen den flüssigen Anteil des Blutvolumens aus (Wasser im Blutplasma).

Während im Extrazellulärraum die Natriumionen (150 mmol/l) überwiegen und nur eine geringe Kaliumionenkonzentration (5 mmol/l) vorhanden ist, befindet sich innerhalb der Zellen eine hohe Kaliumionenkonzentration (160 mmol/l) und eine geringe Natriumkonzentration (10 mmol/l).

Der **osmotische Druck** wird durch die Konzentration der osmotisch aktiven Teilchen in einem Flüssigkeitsvolumen **(Osmolarität)** bestimmt. Er beschreibt die Kraft, die auf eine semipermeable Membran (z. B. eine Zellwand) einwirkt, um die Osmolarität auf beiden Seiten auszugleichen. Nimmt die Osmolarität in der extrazellulären Flüssigkeit ab, wird durch diese Kraft Wasser durch die Zellmembrankanäle nach intrazelluär strömen, um den osmotischen Druck innerhalb der Zelle ebenfalls zu senken. 6

6.29 Lösung:

- Urin: ca. 1,5 l/Tag (➤ Abb. 6.3)
- Flüssigkeitsabgabe über Atemluft und Haut: ca. 0,8 l/Tag
- Flüssigkeitsabgabe mit dem Stuhlgang: ca. 0,2 l/Tag

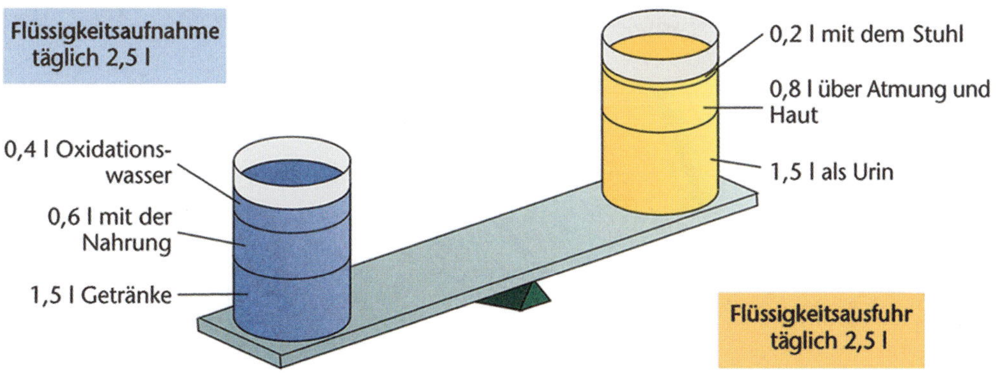
Flüssigkeitsaufnahme täglich 2,5 l
0,4 l Oxidations-wasser
0,6 l mit der Nahrung
1,5 l Getränke
0,2 l mit dem Stuhl
0,8 l über Atmung und Haut
1,5 l als Urin
Flüssigkeitsausfuhr täglich 2,5 l

Abb. 6.3 Physiologische Wasserein- und -ausfuhr [A400]

6.30 Lösung:

Als Exsikkose (*lat.* siccus: trocken) wird die **Austrocknung des Körpers** durch eine Abnahme des Körperwassers bezeichnet.

Als klinischer Test eignet sich der **Hautfaltentest:** Eine am Handrücken oder Unterarm gezogene Hautfalte verstreicht nicht, sondern bleibt stehen. Zudem fällt bei einer Exsikkose eine trockene Zunge auf.

6.31 Lösung:

- Beim **Coma diabeticum** kommt es aufgrund der Hyperglykämie zu einer Glukosurie mit hohen Wasserverlusten in Folge einer stark gesteigerten Diurese (osmotische Diurese). Es resultiert eine **hypertone Dehydratation.**
- Eine **Niereninsuffizienz mit Oligurie oder Anurie** führt zu einer verminderten Ausscheidung sowohl von Wasser als auch von Elektrolyten. Es resultiert eine Hyperhydratation ohne wesentliche Osmolalitätsveränderung, also eine **isotone Hyperhydratation.**
- Bei einer **schweren Gastroenteritis mit anhaltender Diarrhö und Erbrechen** verliert der Körper sowohl Wasser als auch Elektrolyte. Es entsteht eine **isotone Dehydratation.**
- Beim **Beinaheverdursten** ensteht durch die verminderte Zufuhr von freiem Wasser eine **hypertone Dehydratation.**
- Beim **Diabetes insipidus** ist die Abgabe von antidiuretischem Hormon (ADH) aus der Hypophyse gestört, z. B. nach einem Schädel-Hirn-Trauma oder bei einem Hirntumor. Die Folge ist eine stark gesteigerte Urinabgabe mit Verlust von Wasser. Es resultiert eine **hypertone Dehydratation.**

Neben Erkrankungen können auch Nebenwirkungen und Fehleinnahmen von Medikamenten (z. B. Laxanzienabusus, inadäquate Diuretikather) oder Fehler in einer Infusionstherapie zu gefährlichen Entgleisungen des Wasser- und Elektrolythaushalts führen.

6.32 Lösung:

- **Azidose:** Absinken des Blut-pH-Werts unter 7,37, Verschieben des physiologischen Säure-Basen-Gleichgewichts in Richtung Säure
- **Alkalose:** Ansteigen des Blut-pH-Werts über 7,43, Verschieben des physiologischen Säure-Basen-Gleichgewichts in Richtung Base

Je nach zugrunde liegender Ursache kann man eine Azidose oder eine Alkalose als respiratorische oder metabolische Azdiose bzw. Alkalose klassifizieren (➤ 6.33).

6.33 Lösung:

- Ein typisches klinisches Zeichen beim **Coma diabeticum** ist der **Acetongeruch** des Atems. Der Insulinmangel führt zu einem verminderten Glukosestoffwechsel und einem vermehrten Abbau von Fett zu Fettsäuren und Ketonkörpern wie Aceton. Es entsteht eine stoffwechselbedingte Übersäuerung des Körpers, eine **metabolische Azidose.** Der Organismus versucht, durch unnormal tiefe Atmung (Kußmaul-Atmung) die überschüssigen Säuren abzuatmen.
- Bei einer **hochgradigen Niereninsuffizienz** (z. B. chronische Niereninsuffizienz Stadium III und IV oder akutes Nierenversagen) kommt es zu verminderten Ausscheidung von sauren Wasserstoffionen und zu einem Verlust von basischem Bicarbonat. Es resultiert eine **metabolische Azidose.**
- Bei einer **Hyperventilationstetanie** wird durch eine psychogene Atemstimulation übermäßig viel Kohlendioxid abgeatmet. Durch den akuten Verlust von Kohlensäure verschiebt sich das Säure-Basen-Gleichgewicht in Richtung Base. Es resultiert eine **respiratorische Alkalose.**
- Bei einer **Hypoventilation,** z. B. infolge einer Intoxikation, kommt es zu einer verminderten Abatmung von Kohlendioxid. Durch den Anstieg der Kohlensäure im Blut entsteht eine **respiratorische Azidose.**

6.34 Lösung:

➢ Abb. 6.4

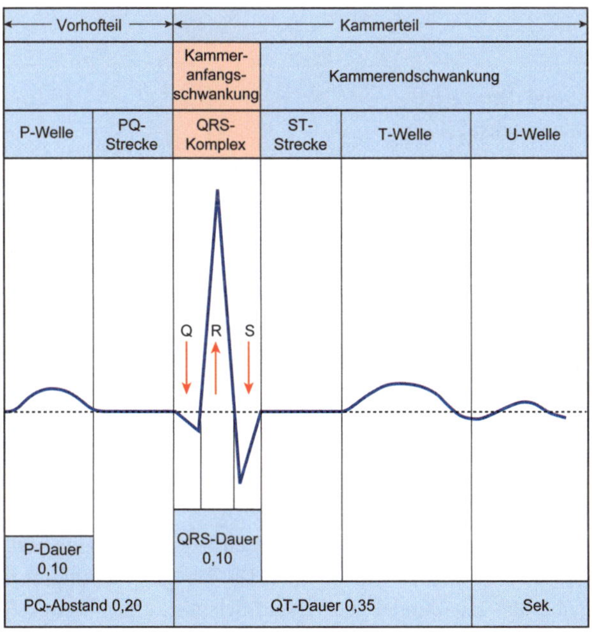

EKG-Merkmal	Physiologischer Vorgang
P-Welle	Vorhoferregung
PQ-Strecke	Vollständige Erregung der Vorhöfe
PQ-Zeit	Zeit zwischen dem Erregungsbeginn der Vorhöfe und der Kammern
Q-Zacke	Erregung des Kammerseptums
QRS-Komplex	Erregungsausbreitung in den Kammern
ST-Strecke	Vollständige Erregung der Kammern
T-Welle	Erregungsrückbildung der Kammern
QT-Zeit	Gesamte elektrische Kammeraktion
U-Welle	Erregungsrückbildung in den Kammermuskeln durch Kalium-Aufnahme; bei Hypokaliämie ausgeprägt

Abb. 6.4 EKG-Abschnitte und physiologisches Korrelat [L143]

6.35 Lösung: B

Mit einem **3-Kanal-EKG** sind die Ableitungen I, II und III nach **Einthoven** möglich.

Eine 3-Pol-Ableitung ist geeignet, um eine Rhythmusdiagnostik durchzuführen und den Herzrhythmus kontinuierlich zu überwachen. Damit können ein AV-Block III. Grades, ein Vorhofflimmern, eine Sinusbradykardie und eine Kammertachykardie sicher diagnostiziert werden.

Typisches EKG-Merkmal eines akuten Herzinfarkts ist eine **Hebung der ST-Strecke.** Da bei einem Herzinfarkt nicht der komplette Herzmuskel, sondern nur ein bestimmter Bereich von der Ischämie betroffen ist, ist die Veränderung der ST-Strecke nicht in allen Ableitungen gut zu erkennen, sodass mit eine 3-Pol-Ableitung ein Herzinfarkt nicht sicher diagnostiziert bzw. ausgeschlossen werden kann. Hierzu ist ein **12-Kanal-EKG** notwendig, dass auch Ableitungen nach Goldberger (aVR, aVL und aVF) und die Brustwandableitungen nach Wilson (V_1–V_6) zulässt.

6.36 Lösung:

- Beurteilung der Herzfrequenz:
  - Tachykardie oder Bradykardie?
- Beurteilung der Rhythmusform:
  - Regelmäßig oder unregelmäßig?
  - Sind P-Wellen vorhanden?
  - Folgt jeder P-Welle ein QRS-Komplex?
- Beurteilung der QRS-Komplexes:
  - Sind die QRS-Komplexe schmal oder breit und deformiert?
- Beschreibung von Abweichungen von einem normalen EKG:
  - Extraschläge (Extrasystolen)?
  - ST-Strecken-Veränderungen?

6

6.37 Lösung:

- **Bradykardie:** unter 60 Impulse pro Minute
- **Tachykardie:** über 100 Impulse pro Minute

6.38 Lösung: D E

Supraventrikuläre Extrasystolen haben ihren Ursprung in Schrittmacherzentren – wie der Name sagt – „oberhalb der Ventrikel", also in der Vorhofmuskulatur oder im AV-Knoten. Die Erregungsleitung in die Herzkammern geht dann den normalen Weg über das His-Bündel, die Tawara-Schenkel und Purkinje-Fasern zur Kammermuskulatur. Deshalb sehen die QRS-Komplexe für die Kammererregung normal aus und sind nicht verbreitert.

Regelmäßige QRS-Komplexe zeigen nur eine elektrische Aktivität an und sind nicht Beweis dafür, dass auf die elektrische Aktivität auch eine mechanische Aktivität, also eine Myokardkontraktion erfolgt. Bei vorhandenen QRS-Komplexen ohne messbare Auswurfleistung liegt eine **pulslose elektrische Aktivität (PEA)** vor. Man spricht auch von elektromechanischer Dissoziation (EMD), da elektrische und mechanische Herzaktion entkoppelt (dissoziiert) sind. Funktionell handelt es sich um einen reanimationspflichtigen Kreislaufstillstand.

Bei Patienten, die über Herzrasen oder Herzjagen klagen, liegt häufig eine **supraventrikuläre Tachykardie** vor. Dabei kann das Schrittmacherzentrum im Sinusknoten (Sinustachykardie) oder in einem Automatiezentrum der Vorhofmuskulatur liegen. Man nennt diese Herzbereiche außerhalb des Sinusknotens, die eigene elektrische Schrittmacherimpulse abgeben, auch „ektope" Schrittmacherzentren. Bei einem **Kammerflimmern** liegt funktionell ein Kreislaufstillstand vor und die Patienten verlieren nach 5–15 Sek. das Bewusstsein (➤ 4.1).

Schrittmacherimpulse aus der Ventrikelmuskulatur führen zu Extrasystolen mit verbreiterten QRS-Komplexen (ventrikuläre Extrasystolen), da hier die Erregung der Herzkammern nicht den normalen, „schnellen Weg" über das Erregungsleitungssystem geht, sondern direkt über die langsamer leitenden Herzmuskelfasern weitergegeben wird. Ventrikuläre Herzrhythmusstörungen sind von supraventrikulären Herzrhythmusstörungen also an der Breite des QRS-Komplexes zu unterscheiden.

Extrasystolen, also zusätzliche Herzaktionen außerhalb des regelmäßigen Herzrhythmus können vom Patienten manchmal als „Herzstolpern" wahrgenommen werden.

6.39 Lösung: A C D E

Von einer **Tachykardie** spricht man bei einer Herzfrequenz über 100 Impulsen pro Minute.

Eine supraventrikuläre Tachykardie wird durch Schrittmacherzentren oberhalb der Herzkammern – also „supraventrikulär" – ausgelöst. Da die Erregungsleitung in die Herzkammern über das normale Erregungsleitungssystem erfolgt, sind die QRS-Komplexe schmal und sehen normal aus.

Die Patienten verspüren diese Rhythmusstörung häufig als „Herzjagen". Oft kehrt der Herzrhythmus ohne besondere Therapie nach kurzer Zeit wieder zum normalen Sinusrhythmus zurück. Es kann aber auch zu Hypotonie, Schwindel und Angina-pectoris-Beschwerden kommen, sodass eine umgehende Behandlung nötig wird. Ein einfaches und oft wirksames Mittel ist eine **Vagusreizung** (kaltes Wasser trinken, Valsalva-Pressversuch). Die medikamentöse Therapie kann z. B. mit Adenosin (z. B. Adrekar®) erfolgen.

6.40 Lösung: A B C E

Von einer **Sinustachykardie** spricht man bei einer Herzfrequenz über 100/Min. mit dem Sinusknoten als Schrittmacher (normale P-Wellen). Sie tritt z. B. auf bei

- einem Volumenmangelschock (höhere Herzfrequenz als Regulationsmechanismus bei Volumenmangel),
- hohem Fieber (vermehrter Stoffwechsel mit höherer Herzfrequenz),
- der Inhalation mit Salbutamol in hoher Dosierung (Erweiterung der Bronchien durch relaxierende Wirkung auf die Bronchialmuskulatur über Aktivierung von pulmonalen β_2-Rezeptoren, aber Nebenwirkung der Tachykardie über positiv chronotrope Wirkung an kardialen β-Rezeptoren).
- akuter Herzinsuffizienz (Steigerung der Herzfrequenz als Regulationsmechanismus bei verminderter Kontraktionskraft und Pumpleistung des Herzens).

Beim AV-Block III. Grades entsteht ein bradykarder Ersatzrhythmus (➤ 6.41).

6.41 Lösung: A B C E

Das EKG zeigt einen **AV-Block III. Grades:** P-Wellen und QRS-Komplexe verlaufen ohne Beziehung zueinander, d. h., Vorhöfe und Kammern schlagen voneinander getrennt.

Bei einem AV-Block III. Grades wird die elektrische Erregung aus den Vorhöfen nicht über den AV-Knoten zu den Kammern weitergeleitet, sie wird im Bereich des AV-Knotens „geblockt". Als Folge der nicht weitergeleiteten elektrischen Impulse werden im distalen (unteren) Teil des AV-Knotens, im His-Bündel oder im Kammermyokard gelegene Erregungszentren zu Schrittmachern und sorgen für einen langsamen Ersatzrhythmus (➤ 6.10). Im gezeigten EKG liegt das Erregungszentrum für den Ersatzrhythmus im unteren Teil des AV-Knotens oder im His-Bündel, da bei einem Erregungsursprung im Kammermyokard breite und untypische QRS-Komplexe resultieren würden.

Durch den Abfall des Herzzeitvolumens in Folge der Bradykardie und unkoordinierten Aktion von Vorhöfen und Herzkammern sind Synkopen und Bewusstseinsstörungen bis hin zum reanimationspflichtigen Zustand möglich. Es kann die Anwendung eines externen transthorakalen Herzschrittmachers über Klebeelektroden indiziert sein.

Bei AV-Block III. Grades liegt kein ungeordnetes Flimmern der Myokardzellen vor. Er gehört deshalb nicht zu den defibrillierbaren Herzrhythmusstörungen.

6.42 Lösung: A B C

Auf dem EKG-Streifen ist eine tachykarde, regelmäßige Rhythmusstörung mit breiten Kammerkomplexen zu sehen. Es handelt sich um eine **ventrikuläre Tachykardie.** Ursache ist meistens ein **Reentry-Mechanismus** mit einer schnellen, im Kreis laufenden Erregungsausbreitung zwischen vorgeschädigten Herzmuskelzellen. Aufgrund der schnellen Kammerkontraktionen (100–250/Min.) besteht die Gefahr, dass sich die Herzkammern in der Diastole nicht ausreichend mit Blut füllen können, sodass in der Systole kaum Blut ausgeworfen wird. Dann ist der Blutkreislauf nicht mehr aufrecht zu erhalten und es wird kein Puls mehr zu tasten sein. Diese Form heißt **pulslose ventrikuläre Tachykardie (PVT).** In diesem Fall muss mit einer Reanimation begonnen werden. Die pulslose ventrikuläre Tachykardie gehört zu den **defibrillierbaren Herzrhythmusstörungen.** Initial kann ein Versuch der „mechanischen" Kardioversion mittels präkordialen Faustschlags unternommen werden. Die Bereitstellung eines Defibrillators darf nicht verzögert werden.

Wenn die ventrikuläre Tachykardie nicht schnell wieder spontan oder durch eine Defibrillation in einen langsameren Rhythmus zurückspringt, entsteht ein zunehmender Sauerstoffmangel im Myokard. Die Rhythmusstörung geht dann über ein Kammerflattern in ein Kammerflimmern über.

Wechselstrom erzeugt im EKG einen feinwelligen Störeinfluss mit einer Frequenz von 50 Hz.

Schrittmacherimpulse sind im EKG als senkrechte strichförmige „Spikes" erkennbar (➤ Abb. 6.5).

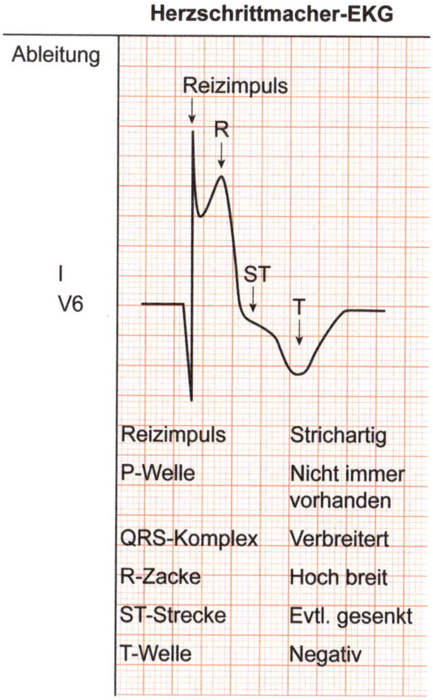

Abb. 6.5 Schrittmachergetriggertes EKG [L143]

6.43 Lösung:

- Stadium I: kompensierter Schock
- Stadium II: dekompensierter Schock
- Stadium III: irreversibler Schock

Die drei Schockstadien sind durch die Art und die Wirksamkeit der **Kompensationsmechanismen** gekennzeichnet:

Im **kompensierten Schock** wird der Abfall des **Herzminutenvolumens** mit dem resultierenden Blutdruckabfall durch eine **Aktivierung des sympathischen Nervensystems** (Stressreaktion) mit Freisetzung von Adrenalin, Noradrenalin und Dopamin aus dem Nebennierenmark bekämpft. Diese Katecholamine bewirken über α-Rezeptoren eine **Vasokonstriktion** mit Anstieg des peripheren Widerstands und über β_1-Rezeptoren eine **Steigerung der Herzkraft** (Inotropie) und eine **Herzfrequenzzunahme** (positive Chronotropie) (➢ 6.12). Hierdurch werden ein ausreichendens Herzzeitvolumen und ein ausreichender Blutdruck aufrechterhalten. Auf diese Weise können akute **Volumenverluste bis zu 20 %** des Blutvolumens kompensiert werden.

Weiterer Volumenverlust führt zur Phase des **dekompensierten Schocks.** Dieser ist durch eine extreme Adrenalinausschüttung gekennzeichnet, die zu einer hochgradigen Gefäßengstellung und Tachykardie mit Konzentration des Kreislaufs auf die akut lebenswichtigen Organe (Herz, Gehirn, Niere, Lunge, Leber) und zu einer **Minderdurchblutung** von Haut, Magen-Darm-Trakt und der Muskulatur führt **(Kreislaufzentralisation).** Blutdruck und Herzminutenvolumen sinken weiter ab. Klinisch imponieren Kaltschweißigkeit, Blässe und zunehmende Bewusstseinstrübung.

In den minderdurchbluteten Geweben kommt es zum Sauerstoffmangel und zur Anreicherung von sauren Stoffwechselprodukten (z. B. Laktat). Es entsteht eine **metabolische Azidose** (➤ 6.32).

Der **irreversible Schock** ist durch den **Zusammenbruch der Kompensationsmechanismen** und den bevorstehenden Tod des Patienten gekennzeichnet. Es besteht tiefe Bewusstlosigkeit, eine Bradykardie entwickelt sich, die Vasokonstriktion kann nicht mehr aufrechterhalten werden. Das Herzzeitvolumen bricht ein, der Blutdruck ist nicht mehr messbar. Auf Mikrozirkulationsebene ist es durch Gerinnungsaktivierung und **Mikrothrombosierung** zum Durchblutungstopp und Zelluntergang gekommen. Auch eine sofortige Therapie kann diesen Zustand jetzt nicht mehr rückgängig machen.

6.44 Lösung:

Blutverluste bis 20 % des Gesamtblutvolumens können durch die körpereigene sympathoadrenerge Gegenregulation kompensiert werden (➤ 6.43).

6.45 Lösung:

Schockindex = Puls/systolischer Blutdruck

6

Im Schockstadium I mit einem Blutvolumenverlust von etwa 20 % ist ein **Schockindex um 1,0** zu erwarten (z. B. Puls 100/Min., RR_{syst} 100 mmHg). Schon bei weiteren 10 % Volumenverlust steigt der Schockindex auf 1,5 (Puls 120/Min., RR_{syst} 80 mmHg) und der Patient befindet sich im Schockstadium II (dekompensierter Schock).

Mit dem Schockindex ist nur eine grobe Abschätzung möglich (➤ Abb. 6.6). Er ist nur sinnvoll, wenn sich aus den klinischen Anzeichen die Diagnose eines Schockzustands ergibt.

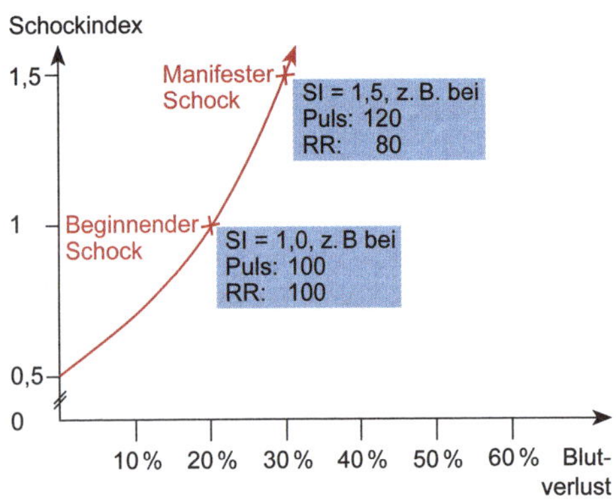

Abb. 6.6 Schockindexkurve [A400]

6.46 Lösung:

- Hypovolämischer Schock
- Distributiver Schock
- Kardiogener Schock
- Obstruktiver Schock

Unterschiedliche Schockarten mit ihren jeweiligen Auslösemechanismen können den o. g. vier pathophysiologischen Schockformen zugeordnet werden:

Beim **hypovolämischen Schock** besteht eine unzureichende Organdurchblutung als Folge eines Volumenmangels durch Flüssigkeitsverluste aus dem Gefäßsystem nach innen oder nach außen. Beispiele sind der **traumatisch-hämorrhagische Schock** durch Blutverlust oder der **hypovolämische Schock** durch schwere Diarrhoe mit unzureichender Trinkmenge.

Beim **distributiven Schock** entsteht die unzureichende Organdurchblutung durch eine Dysregulation des Gefäßsystems mit einer Umverteilung der intravasalen Flüssigkeit. Beispiele sind der **anaphylaktische Schock,** der **septische Schock** und der **neurogene Schock.**

Beim **kardiogenen Schock** entsteht die Organminderperfusion durch eine verminderte Pumpleistung des Herzens. Man unterscheidet myogene (z. B. Myokardinfarkt) und rhythmogene (z. B. ventrikuläre Tachykardie) Ursachen.

Beim **obstruktiven Schock** führt eine außerhalb des Herzens gelegene Ursache zu einer Flussbehinderung oder einer Behinderung der Pumpfunktion des Herzens. Beispiele sind die Lungenembolie, der Spannungpneumothorax oder die Perikardtamponade.

6.47 Lösung:

Pathophysiologie bzw. Symptomatik	Schockform
Histaminfreisetzung	Anaphylaktischer Schock
Halsvenenstauung	Kardiogener Schock
Endotoxinausschüttung	Septischer Schock
Sympathikolyse (Ausfall des Sympathikus)	Neurogener Schock/spinaler Schock
Blutverlust	Hypovolämer Schock/hämorrhagischer Schock

Beim **anaphylaktischen Schock** kommt es durch eine schwere allergische Antigen-Antikörper-Reaktion zur Freisetzung von Mediatorsubstanzen, v. a. von Histamin. Histamin bewirkt eine **pathologische Vasodilatation** und eine vermehrte Permeabilität (Durchlässigkeit) der Kapillargefäße für Flüssigkeit. Durch die Gefäßweitstellung und den Volumenmangel kann ein Schockzustand entstehen.

Der **kardiogene Schock** entsteht durch eine verminderte Pumpfunktion des Herzens z. B. in Folge eines akuten Herzinfarkts oder einer Herzrhythmusstörung. Durch das geringe Herzzeitvolumen kommt es zum Blutdruckabfall und zur Minderperfusion der Organe. In den Venen vor dem Herzen staut sich das Blut, das aufgrund der Pumpschwäche nicht „weitergepumpt" werden kann: Die Halsvenen treten deutlich hervor. Auf der arteriellen Seite des Kreislaufs („hinter dem Herzen") kommt es zur **sympathoadrenergen Gegenregulation** mit einer Engstellung der Gefäße (Vasokonstriktion).

Obwohl auf der arteriellen Kreislaufseite wegen des geringen Herzzeitvolumens ein relativer Volumenmangel vorhanden ist, wäre es fatal, beim kardiogenen Schock Volumen zuzuführen: Die Stauung vor dem Herzen würde sich verschlimmern und als gesteigerte „Vorlast" die Herzfunktion noch weiter belasten. Die richtige Maßnahme ist eine Entlastung des Herzens durch Oberkörperhochlagerung.

Der **septische Schock** kann durch die Freisetzung von bakteriellen Endotoxinen (gefäßwirksame Giftstoffe) im Rahmen einer schweren Infektion entstehen. Die Endotoxine sorgen für eine **pathologische Weitstellung der Gefäße,** die zum Blutdruckabfall führt. Eine Gegenregulation durch Vasokonstriktion und Erhöhung des peripheren Widerstands kann deshalb nicht stattfinden. Typisch für diese Schockform ist die initiale **hyperdyname Phase,** bei der durch Tachykardie und Steigerung des Herzminutenvolumens versucht wird, den Blutdruck normal zu halten.

Beim **neurogenen Schock** kommt es z. B. durch ein Schädel-Hirn-Trauma oder eine Entzündung im zentralen Nervensystem zu einer Störung der nervalen Verbindung zwischen ZNS und Blutgefäßsystem. Der Sympathikus kann nun die Gefäßweite nicht mehr beeinflussen, was zu einer **pathologischen Weitstellung der Gefäße** mit Blutdruckabfall führt.

Eine Sonderform ist der **spinale Schock:** Hier kommt es durch ein Wirbelsäulentrauma mit Rückenmarksverletzung und Durchtrennung von sympathischen Nervenbahnen zum Ausfall des sympathischen Nervensystems unterhalb der Verletzungsebene. Es resultieren eine fehlende Katecholaminausschüttung aus dem Nebennierenmark und eine Vasodilatation mit Blutdruckabfall. Da es aber nicht zu einer bedrohlichen Kreislaufinsuffizienz kommt, wird der spinale Schock nicht zu den typischen Schockformen gezählt.

6

Der **hämorrhagische Schock** ist die typische Form des Volumenmangelschocks. Er ist gekennzeichnet durch einen Blutverlust infolge einer inneren oder äußerlich sichtbaren Blutung. Es kommt zur **sympathoadrenergen Gegenregulation** des Kreislaufs (➤ 6.43).

6.48 Lösung: B C E

➤ 6.47

6.49 Lösung: A B C E

Die Anwendung eines externen transthorakalen Herzschrittmachers erfolgt über Klebeelektroden, die in gleicher Position wie bei eine Defibrillation aufgebracht werden.

Die Anwendung eines externen Schrittmachers im Rettungsdienst ist bei **bradykarden Herzrhythmusstörungen** (z. B. AV-Block III. Grades) mit Kreislaufinstabilität indiziert, wenn auf eine medikamentöse Therapie keine Besserung eintritt (➤ 6.41). Die elektrischen Reizimpulse führen oft zu einer schmerzhaften Kontraktion der Brustmuskulatur, wodurch eine Analgesie und Sedierung nötig werden.

Durch den externen Schrittmacher kann ein Reizimpuls in der vulnerablen Phase des Erregungsablaufs im Myokard abgegeben werden, was zur Auslösung eines **Kammerflimmerns** führen kann (➤ 6.7). Schutz bietet die **Demand-Funktion** des Schrittmachers, die die Abgabe von Schrittmacherimpulsen bei herzeigenen Impulsen unterdrückt.

Bei einem Kammerflimmern ist die Defibrillation und nicht die Anwendung eines Herzschrittmachers das Mittel der Wahl.

6.50 Lösung: D

- **Vorwärtsversagen:** Unfähigkeit der rechten bzw. linken Herzkammer, ein ausreichendes Schlagvolumen in das nachfolgende arterielle System (Pulmonalarterien bzw. Aorta) gegen die Nachlast auszuwerfen und dadurch einen ausreichenden Blutdruck aufzubauen. Es resultiert eine unzureichende Durchblutung der Organe.
- **Rückwärtsversagen:** Unfähigkeit der rechten oder linken Herzkammer, das sich vor dem Herzen im jeweiligen venösen System aufstauende Blut (Vorlast) weiter zu pumpen. Es resultiert bei der linken Herzkammer ein Rückstau des Blutes in die Lungenstrombahn mit Dyspnoe und Lungenödem, bei der rechten Herzkammer ein Rückstau des Blutes in das venöse Gefäßsystem mit Halsvenenstauung und Beinödemen.

➢ 6.22.

6.51 Lösung:

- Eingeschränkte Leistungsfähigkeit und Schwäche, Belastungsdyspnoe
- Nykturie (häufiges nächtliches Wasserlassen)
- Herzvergrößerung
- Knöchelödeme, Aszites, Pleuraerguss
- Lungenödem, feuchte Rasselgeräusche über der Lunge
- Zyanose, Orthopnoe

Bei der **globalen Herzinsuffizienz** sind beide Ventrikel von der verminderten Pumpfunktion betroffen. Durch die verminderte Fähigkeit zur Steigerung des Herzzeitvolumens entstehen eine verminderte Leistungsfähigkeit und Dyspnoe unter Belastung. Eine Herzinsuffizienz kann akut entstehen (z. B. bei Myokardinfarkt) oder chronisch verlaufen (z. B. bei koronarer Herzerkrankung). Sie kann kompensiert mit nur leichten Symptomen oder dekompensiert mit lebensbedrohenden Störungen, wie einem akuten Lungenödem und Zyanose, in Erscheinung treten.

Pleuraergüsse und **Knöchelödeme** entstehen durch den venösen Blutrückstau vor dem rechten Herzen und durch eine verminderte renale Flüssigkeitsausscheidung. Die verminderte Urinausscheidung ist als Reaktion auf die Minderdurchblutung der Niere bei dem verminderten Herzzeitvolumen zu erklären. Durch die geringere körperliche Belastung wird nachts die in den Ödemen eingelagerte Flüssigkeit vermehrt mobilisiert und ausgeschieden: Eine Nykturie stellt sich ein.

Chronisch erhöhte Vorlast und vermindertes Auswurfvolumen führen zu strukturellen Veränderungen des Herzmuskels mit **erweiterten Herzhöhlen** und einer **Herzvergrößerung.**

6.52 Lösung: A B C D E

Bei der akuten dekompensierten **Linksherzinsuffizienz** (z. B. bei einem Myokardinfarkt) kommt es zu einem Blutrückstau in die Lungenstrombahn vor dem insuffizient pumpenden Ventrikel **(Rückwärtsversagen).** Die Folge ist ein kardiales Lungenödem, das auskultatorisch durch feuchte Rasselgeräusche über der Lunge diagnostiziert werden kann. Der Patient leidet unter starker Luftnot und atmet aufrecht sitzend unter Einsatz der Atemhilfsmuskulatur (Orthopnoe). Die pulmonale Sauerstoffaufnahme ist eingeschränkt, der Patient ist zyanotisch. Niedriger Blutdruck, Tachykardie und Kreislaufzentralisation sind Zeichen eines kardiogenen Schocks, der als Folge des Vorwärtsversagens bei der akuten Linksherzinsuffizienz entstehen kann.

6.53 Lösung: B C E

Zu den nicht-medikamentösen Basismaßnahmen bei einer **akuten Herzinsuffizienz** gehören die O_2-Insufflation und die Oberkörperhochlagerung möglichst mit herabhängenden Beinen („Herzbettlagerung“ zur Entlastung des venösen Blutstaus vor dem rechten Herzen – Vorlastsenkung). Durch das Verfahren des „unblutigen Aderlasses“ kann der venöse Rückfluss zum Herzen und damit die Vorlast weiter gesenkt werden.

Furosemid (z. B. Lasix®) führt durch die vermehrte Wasserausscheidung und die Weitstellung der venösen Kapazitätsgefäße („venöses Pooling“) zu einer Vorlastsenkung und damit zu einer Besserung der Herzfunktion.

Eine großzügige Volumenzufuhr ist kontraindiziert und kann die Situation dramatisch verschlechtern.

Bei **Orthopnoe** und **kardialem Lungenödem** kann eine nichtinvasive Ventilation mit CPAP (continuous positive airway pressure) die Atemarbeit vermindern, den Gasaustausch verbessern und damit die Luftnot des Patienten bessern.

6.54 Lösung: A B

Eine Arteriosklerose entsteht durch einen Gewebeumbau in den Gefäßwänden mit Bildung von bindegewebigen Plaques, die u. a. Cholesterin und Fettsäuren eingelagert haben. Hierdurch verengen sich die Arterien und verlieren ihre Elastizität. Bluthochdruck **(Hypertonie)** ist einerseits ein Risikofaktor für die Entstehung einer Arteriosklerose, andererseits wird er durch die Arteriosklerose verstärkt.

6 Arteriosklerotische Plaques können einreißen und dann durch Thrombenauflagerung zum akuten Gefäßverschluss führen. Dieses ist die typische Ursache für einen **Myokardinfarkt.**

Bei der **Myokarditis** liegt eine virale oder bakterielle Infektion der Herzmuskelzellen vor. Neben Zeichen der Herzinsuffizienz finden sich häufig Fieber und grippale Symptome.

Eine **Lungenembolie** ist eine Verlegung der Lungenstrombahn durch eingeschwemmte Blutgerinnsel aus dem venösen Gefäßsystem, meist aus den Becken- oder Beinvenen.

Bei einem größeren **Perikarderguss** wird der rechte Ventrikel durch die im Herzbeutel befindliche Flüssigkeit (seröse Flüssigkeit oder Blut) in seiner diastolischen Ausdehnung und Füllung behindert. Es kommt zur verminderten Pumpfunktion mit Rückstau des Blutes in das venöse System, sichtbar z. B. an den gestauten Halsvenen. Der Extremfall dieser Situation ist die Perikardtamponade, die zum funktionellen Herz-Kreislauf-Stillstand führen kann.

6.55 Lösung:

- Instabile Angina pectoris
- Myokardinfarkt ohne ST-Strecken-Hebung (NSTEMI, Non ST-Elevation Myocardial Infarction)
- ST-Strecken-Hebungsinfarkt (STEMI, ST-Elevation Myocardial Infarction)

Diese drei Krankheitsbilder lassen sich präklinisch schwer unterscheiden. Sie werden deshalb unter dem Sammelbegriff „akutes Koronarsyndrom (ACS, Acute Coronary Syndrome)“ zusammengefasst, bis eine sichere Diagnose gestellt werden kann (➤ Abb. 6.7).

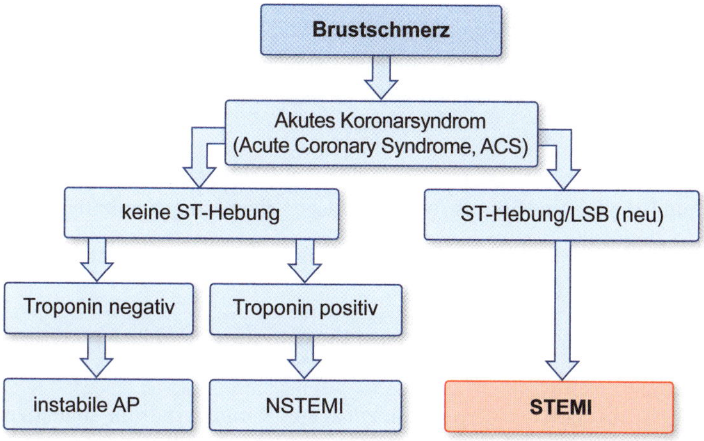

Abb. 6.7 Terminologie des akuten Koronarsyndroms [L143]

Die Diagnose eines STEMI erfolgt durch Auswertung eines **12-Kanal-EKGs.** Bei vorhandener ST-Hebung und klinischer Symptomatik soll durch den Rettungsdienst ein Herzkatheterlabor mit sofortiger Möglichkeit zur perkutanen Koronarintervention (PCI) angefahren werden.

Instabile Angina pectoris und NSTEMI zeigen keine eindeutigen EKG-Veränderungen. Der Nachweis von Troponin, einem in den Herzmuskelzellen vorhandenen Protein, beweist den Herzmuskelzelluntergang: Es liegt ein Myokardinfarkt ohne ST-Strecken-Hebung (NSTEMI) vor. Bei negativem **Troponin-Test,** aber typischer Symptomatik liegt eine instabile Angina pectoris vor. Auch hier lassen sich in den meisten Fällen Stenosen in den Koronararterien nachweisen, die zur Symptomatik des Ischämieschmerzes, aber noch nicht zu einem Myokardinfarkt geführt haben.

6.56 Lösung:

Angina-pectoris-Beschwerden (*lat.* angina: Enge, Beklemmung; *lat.* pectus: Brust) sind Ischämieschmerzen bei einer reversiblen Sauerstoff-Minderversorgung des Myokards. Dennoch kann es durch den kurzzeitigen myokardialen Sauerstoffmangel bereits zum Untergang von Herzmuskelzellen kommen. Man unterscheidet folgende Formen:

- **Stabile Angina pectoris:** wiederkehrende Beschwerden, die durch körperliche Belastung auslösbar sind und mit sinkender Belastung nachlassen. Beschwerden sind dem Patienten bekannt und verändern sich im zeitlichen Verlauf nicht.
- **Instabile Angina pectoris:** erstmalig auftretende Angina pectoris oder Änderung einer vormals stabilen Angina pectoris mit Auftreten der Symptome auch ohne körperliche Belastung.
- **Prinzmetal-Angina (vasospastische Angina pectoris):** reversible Angina-pectoris-Beschwerden, die sich nicht durch körperliche Belastung provozieren lassen. Die körperliche Leistungsfähigkeit ist außerhalb der Angina-Attacken nicht eingeschränkt. Im EKG können reversible ST-Hebungen vorhanden sein.

6.57 Lösung: A B D E

Obwohl das **akute Koronarsyndrom** im Rettungsdienst die häufigste Ursache von akutem Thoraxschmerz mit Dyspnoe darstellt, sollten bei der Anamneseerhebung und Untersuchung stets auch mögliche Differenzialdiagnosen mit einbezogen werden:

Die Immobilisation eines Beins durch einen Gipsverband beinhaltet ein stark erhöhtes Thromboserisiko und kann bei akutem Thoraxschmerz und Dyspnoe ein Hinweis auf das Vorliegen einer **Lungenembolie** sein.

Ein plötzlich auftretender, stärkster reißender Schmerz mit Ausstrahlung in den Rücken ist die typische Schmerzbeschreibung bei einer **Dissektion der thorakalen Aorta.**

Eine Atemabhängigkeit der thorakalen Schmerzsymptomatik ist nicht typisch für eine Angina pectoris. Sie kann z. B. auf eine **Pleuritis** im Rahmen einer Pneumonie hinweisen.

Ein einseitig fehlendes Atemgeräusch ist ebenfalls nicht typisch für ein akutes Koronarsyndrom, sondern ein Hinweis auf einen **Spontanpneumothorax,** z. B. auf dem Boden einer ausgeprägten COPD (chronic obstructive pulmonary disease) mit Lungenemphysem.

Kaltschweißigkeit, Übelkeit und Blässe sind unspezifische klinische Zeichen des Myokardinfarkts, die keinen typischen Hinweis auf eine Differenzialdiagnose geben.

6.58 Lösung: A B C D

Die häufigste **Komplikation bei einem akuten Myokardinfarkt** sind bedrohliche Herzrhythmusstörungen. Dabei können sowohl tachykarde Rhythmusstörungen wie z. B. ventrikuläre Tachykardien und Kammerflimmern als auch bradykarde Rhythmusstörungen wie z. B. ein AV-Block III. Grades auftreten.

Ein Myokardinfarkt kann zu einer **akuten Herzinsuffizienz** führen mit kardiogenem Schock und kardialem Lungenödem als Folge des Vorwärts- bzw. Rückwärtsversagens bei eingeschränkter linksventrikulärer Pumpfunktion (➤ 6.52).

Auch wenn gelegentlich bei einem Myokardinfarkt erhöhte Blutdruckwerte vorkommen können, gehört eine hypertensive Krise nicht zu den Komplikationen in Folge eines akuten Myokardinfarkts. Umgekehrt ist aber ein Angina-pectoris-Anfall oder ein Myokardinfarkt eine typische Komplikation der plötzlichen Blutdruckerhöhung während eines **hypertensiven Notfalls** (➤ 6.61).

6.59 Lösung: A B D E

Morphin und andere Opiate sind beim akuten Myokardinfarkt zur Analgesie (Schmerztherapie) indiziert. Die sedierende und stressabschirmende Nebenwirkung dieser Substanzen ist dabei erwünscht.

Acetylsalicylsäure (ASS) hemmt die Thrombozytenaggregation und wirkt somit dem thrombotischen Verschluss des betroffenen Koronargefäßes entgegen. ASS soll beim Myokardinfarkt frühestmöglich gegeben werden.

Heparin hemmt die Blutgerinnung (➤ 6.26) und wirkt dadurch ebenfalls dem thrombotischen Verschluss des Koronargefäßes entgegen. Deshalb gehört es zur Standardmedikation beim akuten Myokardinfarkt.

Nitroglycerin-Spray führt zur Erweiterung der Koronararterien. Die Durchblutung des Herzmuskels wird verbessert. Angina-pectoris-Beschwerden können sich dadurch verringern („Nitro-sensibel"). Bei einem manifesten Myokardinfarkt verbessert sich die Symptomatik jedoch meist nicht („Nitro-resistent"). Als Nebenwirkung kann ein u. U. gefährlicher Blutdruckabfall auftreten. Deshalb ist es bei Hypotonie und der Einnahme von Viagra® kontraindiziert.

Eine Tachykardie führt am Herzen zu einem erhöhten O_2-Bedarf und muss beim akuten Infarkt deshalb möglichst vermieden werden. Ziel ist eine Herzfrequenz von 60–80/Min. β_2-Sympathomimetika wie **Fenoterol** führen zur Erschlaffung der glatten Bronchialmuskulatur und damit zur Bronchodilatation. Als Nebenwirkung tritt ein kardialer Frequenzanstieg auf. Fenoterol ist deshalb beim akuten Myokardinfarkt kontraindiziert.

6.60 Lösung:

Ein Bluthochdruck besteht, wenn in Ruhe dauerhaft erhöhte Blutdruckwerte über 140 mmHg systolisch und über 90 mmHg diastolisch gemessen werden.

6.61 Lösung:

Bei einem **hypertensiven Notfall** kommt es durch einen plötzlichen, für den Patienten ungewöhnlich hohen Blutdruck zu Organstörungen (z. B. ZNS – Kopfschmerz, Schwindel, Bewusstseinsstörungen bis zu zerebralen Krämpfen, Herz-Kreislauf – akutes Koronarsyndrom, akute Herzinsuffizienz). Dabei ist nicht der Blutdruckwert, sondern die Organstörung entscheidend.

Eine **hypertensive Krise** ist dagegen durch sehr hohe – krisenhafte – Blutdruckwerte gekennzeichnet, ohne dass dadurch bedingte Organstörungen vorliegen müssen.

6.62 Lösung: A D E

Kopfschmerz, Sehstörungen und Übelkeit sind typische Zeichen der beginnenden Hirnschädigung bei einem **hypertensiven Notfall.** Bewusstseinsstörungen und Krampfanfälle können eintreten.

Obwohl bei einem hypertensiven Notfall häufig Blutdruckwerte über 200/110 mmHg systolisch/diastolisch gemessen werden, kann auch schon bei tieferen Blutdruckwerten eine entsprechende Symptomatik auftreten und eine Behandlung erfordern. Entscheidend ist nicht die absolute Höhe des Blutdrucks, sondern der rasche Anstieg mit dem Auftreten von Organstörungen.

Eine schnelle Senkung des Blutdrucks in den Normbereich kann gefährlich sein, da die Autoregulationsmechanismen der Hirndurchblutung beeinträchtigt sind und bei abrupter Blutdrucksenkung eine Minderperfusion des Gehirns und des Herzens droht. Der Blutdruck sollte schonend und primär nicht mehr als 20 % gegenüber dem Ausgangswert gesenkt werden.

Das Auslassen einer antihypertensiven Medikation ist eine typische Ursache für einen hypertensiven Notfall.

Die **zerebrale Autoregulation** sorgt durch arterielle Vasokonstriktion oder -dilatation für eine konstante Hirndurchblutung bei unterschiedlichen Blutdruckwerten. Bei den extrem hohen Blutdruckwerten während eines hypertensiven Notfalls ist sie allerdings in ihrer Funktion beeinträchtigt und kann die Hirndurchblutung nicht mehr konstant halten. Es kommt zur Hyperperfusion mit einem vermehrten intrakraniellen Blutvolumen. Folge sind die genannten neurologischen Symptome.

6

6.63 Lösung: B C E

Bei einer **hypertensiven Krise** ist die Nachlast für den linken Ventrikel und damit die Herzarbeit und der myokardiale O_2-Verbrauch stark erhöht. Bei vorbestehender koronarer Herzerkrankung (KHK) kann es zu einem **akuten Koronarsyndrom** kommen. Die hohe Nachlast kann außerdem zur akuten **Linksherzinsuffizienz** mit verminderter Pumpleistung führen. Dadurch kommt es zum Rückwärtsversagen des linken Ventrikels mit Blutstau in der Lungenstrombahn: Ein **kardiales Lungenödem** kann entstehen.

Durch die extremen Blutdruckwerte kann es zu einem Versagen der zerebralen Autoregulation mit der Gefahr der Ruptur eines zerebralen Gefäßes und zerebraler Blutung kommen.

Sobald bei einer hypertensiven Krise eine Organstörung auftritt, handelt es sich um einen hypertensiven Notfall mit der Indikation zur sofortigen Blutdrucksenkung.

Ein arterieller Gefäßverschluss oder eine Lungenembolie gehören nicht zu den Komplikationen einer hypertensiven Krise.

6.64 Lösung:

- Vasovagale Synkope/orthostatische Dysregulation
- Arrythmogene/kardiale Synkope

(➢ 6.65)

6.65 Lösung: A B C D E

Eine Synkope (umgangssprachlich: Kollaps) ist ein plötzlich einsetzender, kurzzeitiger, spontan reversibler Bewusstseinsverlust mit Verlust der Körperspannung mit oder ohne Sturz. Grund ist eine kurz dauernde zerebrale Minderperfusion. Häufige Ursachen hierfür sind:

- **Orthostatische Dysregulation:** Funktionsstörung des vegetativen Nervensystems bei der Regulation des Gefäßtonus bei Lageänderung. Bei plötzlichem Aufstehen kommt es durch verminderte Gegenregulation zum „Absacken" des Blutes in die unteren Extremitäten. Der verminderte venöse Rückfluss führt zu einer Synkope. Hypovolämie bei unzureichender Trinkmenge kann bei Lageänderung ebenfalls zur Synkope führen.
- **Vasovagale Synkope:** Emotionaler (Schreck, Angst) oder orthostatischer Stress (langes bewegungsloses Stehen) führen über reflektorische Mechanismen zu parasympathischer Stimulation mit Vasodilatation und Blutdruckabfall.
- **Arrhythmogene/kardiale Synkope:** Bradykarde und tachykarde Herzrhythmusstörungen, Funktionsstörungen der Herzklappen (z. B. eine Aortenklappenstenose) sowie Anämie und Hypovolämie können ebenfalls zu einer kurzzeitigen Verminderung des Herzzeitvolumens bzw. des zerebralen Sauerstoffangebots führen und dadurch eine Synkope verursachen.

Im Rettungsdienst ist es wichtig, eine Synkope nicht zu bagatellisieren und dem Patienten zu einer **Abklärung der Symptomatik** zu raten.

6.66 Lösung:

6

- Eine **Thrombose** bezeichnet den Verschluss eines Gefäßlumens durch Bildung eines an die Gefäßwand angelagerten Blutpfropfes (Thrombus). Die Ursachen sind als **Virchow-Trias** bekannt: Entzündung oder Verletzung des Gefäßendothels, Verlangsamung der Blutströmung (z. B. bei Bettlägerigkeit oder Herzinsuffizienz) und eine erhöhte Gerinnungsneigung. Der Thromboseort ist dabei auch der Ort des Gefäßverschlusses. Meist sind Venen, insbesondere die tiefen Bein- und Beckenvenen betroffen. Dies führt dann zu einem venösen Gefäßverschluss mit schmerzhafter ödematöser Schwellung und livider Verfärbung der betroffenen Extremität. Aber auch arterielle Thrombosen, z. B. auf dem Boden einer Arteriosklerose, sind nicht selten und führen dann zu einem **arteriellen Gefäßverschlus**s mit einer Ischämie im Versorgungsgebiet der Arterie ➢ 6.54.
- Eine **Embolie** entsteht durch Einschwemmung von körpereigenem (Blutgerinnsel, Fett, Fruchtwasser) oder körperfremdem (Luft, Fremdkörper) Material (Embolus) in ein Blutgefäß mit der Folge der Verlegung des Gefäßlumens. Dabei ist der Enstehungsort des Embolus nicht der Verschlussort. Typische Entstehungsorte für Blutgerinnsel sind bei einer Venenthrombose die tiefen Becken- und Beinvenen und bei einem Vorhofflimmern der linke Vorhof.
  Ein Embolus aus einer Beinvene bei einer Venenthrombose würde nach Ablösung vom Thromboseort über die untere Hohlvene, den rechten Vorhof und die rechte Herzkammer fließen und in einer Pulmonalarterie „stecken" bleiben. Auf diese Weise entsteht eine **Lungenembolie.** Ein Embolus aus dem linken Vorhof kann über die linke Herzkammer und die Aorta in eine Hirnarterie, eine Extremitätenarterie oder eine Mesenterialarterie einschießen und diese verschließen. Es resultiert ein **Schlaganfall,** ein **arterieller Gefäßverschluss** z. B. des Beines oder eine **Darmischämie.**

6.67 Lösung: A B C E

Eine **Embolie** bezeichnet ein eingeschwemmtes Strömungshindernis (➤ 6.66). Betroffen sind stets Arterien, da sich deren Durchmesser im Strömungsverlauf verringert und das Strömungshindernis schließlich „steckenbleibt".

Vorhofflimmern und schwere Herzinsuffizienz begünstigen durch Blutströmungsverlangsamung und -veränderung die Bildung von Thromben in den Vorhöfen und Herzkammern. Löst sich ein Thrombus aus dem linken Vorhof oder der linken Kammer und gelangt in das arterielle Strömungsgebiet, so wird er – je nach Größe – eine nachgeschaltete Arterie verlegen. Ebenso kann sich thrombotisches Material von arteriosklerotischen Plaques an den arteriellen Gefäßwänden lösen und im nachgeschalteten Strömungsgebiet ein Gefäß verlegen (➤ 6.54). Durch die Verlegung des Gefäßes ist die Durchblutung des nachgeschalteten Perfusionsgebiets stark eingeschränkt, was dann die entsprechenden klinischen Symptome hervorruft (z. B. arterieller Gefäßverschluss, Mesenterialarterieninfarkt, Schlaganfall).

Die lebensbedrohliche Folge einer **Lungenembolie** liegt in der Verlegung der Lungenstrombahn mit akuter Rechtsherzinsuffizienz und kardiogenem Schock.

6.68 Lösung: B C D E

Eine **Thrombose** bezeichnet die Verlegung des Gefäßlumens durch Bildung eines Blutpfropfes in einem Gefäß. Der Thromboseort ist dabei auch der Ort des Gefäßverschlusses (➤ 6.66).

Strömungsverlangsamung in den Venen, wie sie bei Bettlägerigkeit oder langem Sitzen (Flugreisen) aufgrund der fehlenden Muskelpumpe vorkommt, sind typische Risikofaktoren für Thrombosen (➤ 6.18). Häufig sind nach Operationen an den unteren Extremitäten die Muskelpumpe eingeschränkt und gleichzeitig der venöse Abfluss durch Schwellung und Ödembildung behindert. Dieses sind Risikofaktoren für eine Thrombose in den tiefen Venen. Aktive Bewegungsübungen sind eine gute Prophylaxe gegen eine **Venenthrombose.**

Eine Thrombose kann auch arterielle Gefäße betreffen und zum arteriellen Gefäßverschluss führen, wenn sich im Rahmen einer Arteriosklerose oder nach entzündlichen Veränderungen und Verletzungen an der Gefäßinnenwand (Endothel) Thromben bilden.

Ein **akutes Rechtsherzversagen** (nicht Linksherzversagen) ist die gefürchtete Folge einer Lungenembolie, die bei einer tiefen Venenthrombose nach Loslösung des Thrombus entsteht.

6.69 Lösung:

Die Symptome bei einem akuten **arteriellen Gefäßverschluss** wurden als „6 Ps" beschrieben:
- **P**ain: Schmerz
- **P**allor: Blässe (und Kälte)
- **P**aresthesia: Missempfindungen (Kribbeln, Taubheit)
- **P**ulselessness: Pulslosigkeit
- **P**aralysis: Bewegungsunfähigkeit
- **P**rostration: schweres Krankheitsgefühl

Es müssen nicht alle Zeichen vorhanden sein. Die neuromuskulären Symptome (Bewegungsunfähigkeit, Taubheit) sind nur bei völliger Ischämie der betroffenen Gliedmaße zu beobachten.

6.70 Lösung:

Bei Wiederherstellung eines Blutflusses innerhalb von 6–8 Std. besteht eine gute Chance, eine Amputation der betroffenen Gliedmaße zu verhindern. Bei länger andauernder kompletter Ischämie steigt das Risiko von irreversiblen Gewebeschäden, die eine Amputation unumgänglich machen, stark an.

6.71 Lösung: A E

Beim **akuten arteriellen Gefäßverschluss** sind häufig stärkste Schmerzen vorhanden, die eine analgetische Therapie notwendig machen.

Die betroffene Extremität sollte vorsichtig gelagert und an den Auflagestellen möglichst mit einem lockeren Watteverband geschützt werden. Ein fester Wickelverband mit einer elastischen Binde verstärkt die Minderperfusion des ischämischen Gewebes und ist kontraindiziert. Eine **Tieflagerung** der betroffenen Extremität erhöht den Perfusionsdruck und bessert dadurch die Restdurchblutung. Allerdings muss darauf geachtet werden, dass durch die Lagerung keine Druckstellen entstehen. Ein Massieren und Durchbewegen des Beins kann zu zusätzlicher Schädigung des ischämischen Gewebes führen und soll unterbleiben. Die Gabe von **Heparin** zur Hemmung der Gerinnung in den minderperfundierten Gefäßen ist indiziert.

6.72 Lösung: A D E

Bei einem **venösen Gefäßverschluss** kann je nach Schmerzstärke eine Analgesie mit Ketamin oder Opiaten notwendig sein. Die betroffene Gliedmaße sollte **hochgelagert** werden, um den venösen Abfluss zu verbessern. Da die Durchblutung der Haut durch den gestörten venösen Abfluss vermindert ist, ist eine lokale Kühlung auch bei Schwellung, livide verfärbter und überwärmter Haut kontraindiziert. 6

Wichtig ist eine **Vermeidung von unnötigen Bewegungen** des betroffenen Beins. In der Klinik wird später nach Anlegen eines elastischen Bindenverbands oder von Kompressionsstrümpfen eine vorsichtige Mobilisierung erfolgen. Die strikte Immobilisierung des Patienten, die früher durchgeführt wurde, hat sich nicht als vorteilhaft erwiesen. Es hat sich gezeigt, dass die Gefahr einer Lungenembolie durch Losreißen eines größeren Thrombus hierdurch nicht vermindert wird. In der Akutphase im Rettungsdienst soll jedoch jede unnötige Bewegung vermieden werden.

Die Gabe von **Heparin** zur Hemmung der Gerinnung und des Thrombenwachstums ist indiziert.

6.73 Lösung: A B D E

Eine Bettlägerigkeit eines Patienten infolge einer schweren Erkrankung oder nach einer Operation prädisponiert für das Entstehen von tiefen Venenthrombosen und ist eine häufige Konstellation bei einer Lungenembolie. Typisch sind akut einsetzende **Dyspnoe, Thoraxschmerz** und je nach Schweregrad der Lungenembolie auch Kreislaufinstabilität bis hin zum **kardiogenen Schock** und zum Kreislaufstillstand mit Reanimationspflichtigkeit.

Bei einer schweren Lungenembolie kommt es durch den Verschluss eines großen Teils der Lungenstrombahn zu einem **akuten Rechtherzversagen** mit Aufstau des Blutes in den venösen Gefäßen, äußerlich sichtbar an einer ausgeprägten **Halsvenenstauung.**

Feuchte Rasselgeräusche und Brodeln über der Lunge sind klinische Zeichen eines Lungenödems. Ein kardiales Lungenödem entsteht bei einem Linksherzversagen (➤ 6.52) und ist nicht typisch für eine Lungenembolie.

6.74 Lösung: A B D E

Bei Verdacht auf eine **Lungenembolie** und erhaltenem Bewusstsein soll eine **Oberkörperhochlagerung** durchgeführt werden, um den Blutrückstau vor dem stark belasteten rechten Herzen, der sich z. B. anhand der Halsvenenstauung zeigt, zu vermindern. Aus dem gleichen Grund darf auch keine rasche Volumentherapie mit großen Flüssigkeitsmengen erfolgen.

Die großzügige Insufflation von **Sauerstoff** ist indiziert.

Eine analgetische und leicht sedierende Medikation mit Opioiden (z. B. Morphin) ist häufig hilfreich. Zur Verhinderung von weiteren Thrombenbildungen wird Heparin injiziert.

Bei **Rechtsherzversagen mit kardiogenem Schock** wird der Notarzt versuchen, den Kreislauf mit **Katecholaminen** (z. B. Noradrenalin) zu stabilisieren. Auch eine präklinische **Fibrinolyse** (Auflösung des Thrombus mit medikamentösen Fibrinolytika, z. B. Alteplase oder Tenecteplase) kann in dieser Situation indiziert sein.

6.75 Lösung: A B C D E

Ein **Aortenaneurysma** (Aussackung der Aortenwand) kann sowohl in der thorakalen Aorta als auch im Bereich der Bauchaorta und auch kombiniert thorakoabdominal vorkommen. Im letzteren Fall handelt es sich typischerweise um eine **Aortendissektion (Aneurysma dissecans).** Dabei kommt es nach einem Einriss in der Intima der Aorta zu einer Wühlblutung in der Aortenmuskulatur, die langstreckige Ausmaße annehmen kann. Es entstehen ein „wahres" Lumen (das eigentliche Aortenlumen) und ein „falsches" Lumen (das Lumen der Aneurysma-Wühlblutung).

Die Schmerzsymptomatik eines **thorakalen dissezierenden Aortenaneurysmas** kann der eines akuten Herzinfarkts stark ähneln (plötzlicher heftigster Thoraxschmerz retrosternal mit Ausstrahlung in den Rücken, Dyspnoe). Differenzialdiagnostische Hinweise können der bei der Dissektion eher „reißende" Schmerzcharakter und ein eventuell „wandernder" und mehrgipfeliger Verlauf der Schmerzsymptomatik (beim Fortschreiten der Wühlblutung) sein. Bei einem **gedeckt rupturierten Bauchaortenaneurysma** sind neben einem initialen „reißenden" Schmerzereignis unspezifische Rücken- und Bauchschmerzen mit Ausstrahlung in die Beine typisch.

Typische Zeichen für eine **Aortendissektion** sind Blutdruckdifferenz oder einseitige Pulslosigkeit an den Armen oder Beinen. Sie entstehen durch eine Einengung und Minderdurchblutung der aus der Aorta abgehenden Gefäße. Auch Schlaganfall-ähnliche Zeichen einer zerebralen Minderperfusion können vorhanden sein. Bei einem gedeckt rupturierten Bauchaortenaneurysma können fehlende oder sehr schwache Leistenpulse und im Vergleich zu den Armen minderperfundierte Beine auf die Diagnose hinweisen.

KAPITEL

7

Georg Rohe

Respiratorisches System

7.1 Lösung:

- Nasenhöhle
- Pharynx (Rachen)
- Larynx (Kehlkopf)
- Trachea (Luftröhre)
- Bronchien und Bronchioli
- Lungenbläschen (Alveolen)

Die Atemwege werden anatomisch in die oberen und die unteren Atemwege eingeteilt. Die oberen Atemwege umfassen Nasenhöhle, Rachen und Kehlkopf, die unteren Atemwege die Luftröhre und den Bronchialbaum. Funktionell kann im Respirationstrakt das **luftleitende System** und das **gasaustauschende System** unterschieden werden. Zum luftleitenden System gehören der Nasenraum, der Pharynx (Rachen), der Larynx (Kehlkopf), die Trachea (Luftröhre) und die Bronchien. Die Bronchiolen als kleinste Verästelungen der Bronchien und die traubenartig angeordneten Alveolen (Lungenbläschen) bilden mit den sie umgebenden Lungenkapillaren das gasaustauschende System.

7.2 Lösung: A C E

Von den Strukturen des Kehlkopfes sind Schildknorpel, Ringknorpel und das dazwischenliegende Ligamentum conicum (cricothyroideum) durch die Haut tastbar (> Abb. 7.2).

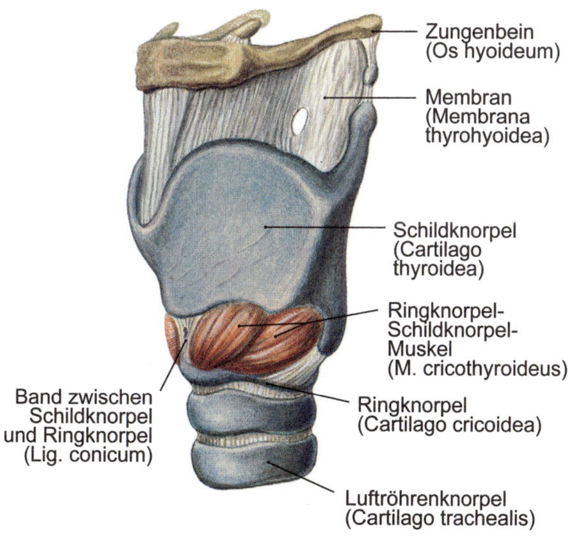

Abb. 7.2 Zeichnung Kehlkopf [S700]

Genau diese Strukturen werden bei der **Notfallkoniotomie** durch Tasten identifiziert: Bei überstrecktem Kopf ist der Kehlkopf mit dem Schildkorpel sichtbar. Tastet man den Schildknorpel mittig herunter, ist eine kleine Senke zu fühlen, bevor man darunter den wulstigen Ringknorpel tastet. In dieser Senke liegt das Ligamentum conicum. An dieser Stelle wird bei einer Notfallkoniotomie mit einem Skalpell oder einem Koniotomieset ein Zugang zur Trachea angelegt, über den z. B. bei einem zugeschwollenem Larynxeingang beatmet werden kann.

7.3 Lösung:

1. Zungengrund
2. Epiglottis
3. Stimmlippen
4. Stimmritze
5. Von Schleimhaut überzogene Stellknorpel (Aryknorpel)

Das Bild zeigt den Blick auf den Larynxeingang. Beim **Intubieren** wird die Spitze des gebogenen Spatels (Macintosh-Spatel) in die Falte zwischen Zungengrund und Epiglottis vorgeschoben und die Epiglottis durch Zug in Richtung des Spatelgriffs aufgerichtet.

Im Idealfall wird nun die Stimmritze in voller Ausdehnung sichtbar. Häufig sind aber auch nur der hintere (dorsale) Anteil der Stimmritze und die beiden Erhebungen des Stellknorpels (Aryknorpel) zu sehen.

7.4 Lösung: B D E

Der **knöcherne Thorax** besteht aus 12 Rippenpaaren. Die Rippenpaare 1–7 sind über Gelenke, die Rippenpaare 8–10 über Knorpel mit dem Brustbein (Sternum) verbunden. Die 11. und 12. Rippe enden frei. Ein Anheben der Rippen führt zu einer Vergrößerung des Thoraxdurchmessers und damit zu einer Vergrößerung des Thoraxvolumens. Dieses erfolgt bei tiefer Inspiration unter Einsatz der Atemhilfsmuskulatur.

Die untere Begrenzung des Brustraums zum Bauchraum wird durch das **Zwerchfell** gebildet. Es ist der wichtigste Atemmuskel. Bei Anspannung flacht sich das in Atemruhelage zum Thorax hin gewölbte Zwerchfell ab und sorgt so für die Inspiration.

Bei Raumforderung im Bauchraum, z. B. durch erweiterte Darmschlingen beim Ileus oder durch einen bei Beutel-Masken-Beatmung überblähten Magen, wird das Zwerchfell nach oben in den Brustkorb gedrückt und die Atmung bzw. Beatmung behindert.

Die **Trachea** ist beim Erwachsenen ca. 10–15 cm lang und teilt sich in die beiden Hauptbronchien auf. Die weitere Verästelung der Bronchien ist nicht seitengleich, da der rechte Lungenflügel aus drei Lungenlappen, der linke Lungenflügel aus zwei Lungenlappen aufgebaut ist.

7.5 Lösung: A D E

An der **Bifurkation** zieht der rechte Hauptbronchus steiler nach unten als der linke. Daher ist bei einer Aspiration meist der rechte Lungenflügel stärker betroffen und deshalb liegt bei einer zu tiefen Intubation der Tubus meist im linken Hauptbronchus.

Die Wand der Trachea und der größeren Bronchien besteht aus Schleimhaut mit Flimmerepithel, Knorpelspangen und glatter Muskulatur. Das gasaustauschende System der **Bronchioli** und die traubenartig angeordneten Lungenbläschen **(Alveolen)** sind nicht mit Flimmerepithel ausgekleidet (dieses würde den Gasaustausch erschweren), sondern mit Endothel- und Alveolarzellen. Die Innenflächen der Alveolen sind mit **Surfactant** überzogen, welches die Oberflächenspannung herabsetzt und so ein Kollabieren des gasaustauschenden Systems verhindert.

Beim Schluckakt verschließt der Kehldeckel (Epiglottis) den Eingang zur Trachea, sodass es unter normalen Umständen zu keiner Aspiration kommt.

Die Diffusionsstrecke für den Gasaustausch ist sehr kurz und besteht aus Alveolarepithel (zur „Luftseite") und dem Endothel der Lungenkapillaren (zur „Blutseite"). Bei entzündlichen Veränderungen (z. B. Lungenentzündung) oder Linksherzinsuffizienz mit Blutrückstau vor dem linken Herzen vergrößert sich diese Diffusionsstrecke durch Ödem und Schwellung und der Gasaustausch ist erschwert. Man spricht vom **interstitiellen Lungenödem.** Nimmt das Ödem weiter zu, kommt es zur Flüssigkeitsanfüllung in den Alveolen. Ein **alveoläres Lungenödem** mit schaumigem, flüssigem Sekret in den Atemwegen entsteht.

7.6 Lösung:

Mit **Totraumvolumen** wird der Teil des Atemzugvolumens bezeichnet, der in den luftleitenden Atemwegen verbleibt und nicht zum Gasaustausch verwertet werden kann.

Das Totraumvolumen beträgt ca. 2 ml/kg Körpergewicht, bei einem 75 kg schweren Patienten also ca. 150 ml. Neben dem natürlichen **anatomischen Totraum** ist bei einem beatmeten Patienten auch der **künstliche Totraum** durch Tubus, endstreckiges Schlauchsystem (z. B. „Gänsegurgel") und Filter zu beachten. 7

Von **funktionellem Totraum** spricht man, wenn Lungengewebe, das normalerweise am Gasaustausch teilnimmt, durch krankheitsbedingte Veränderungen die Fähigkeit zum Gasaustausch einbüßt (z. B. beim Lungenemphysem oder der Lungenfibrose).

7.7 Lösung: D E

Als **Pleuraspalt** bezeichnet man den mit einem Flüssigkeitsfilm gefüllten Spalt, der sich zwischen Rippen- und Lungenfell befindet. Auf diese Weise ist die Lunge gegenüber der Thoraxwand verschieblich, aber an ihr haftend im Brustkorb positioniert. Durch eine äußere Verletzung oder einen spontanen oder beatmungsbedingten Einriss im Lungengewebe kann Luft in den Pleuraspalt gelangen: Man spricht von einem **Pneumothorax.**

Der Haftungseffekt (Adhäsionskräfte) der Lungenoberfläche an der Thoraxwand kann dann nicht mehr wirken und die Lunge zieht sich elastisch zusammen. Sollte an der Eindringstelle für die Luft ein Ventilmechanismus entstehen, werden durch die zunehmende Luftmenge im Pleuraraum das zwischen den Lungenflügeln liegende Mediastinum und die in ihm liegenden großen Gefäße und das Herz verdrängt. Es entsteht ein lebensbedrohender **Spannungspneumothorax.**

Im Bauchraum befindet sich außerhalb der Darmschlingen normalerweise keine Luft. Sollte bei einem Patienten durch eine Röntgenaufnahme sog. „**freie Luft**“ im Bauchraum nachgewiesen werden, ist dies ein pathologischer Befund, der z. B. auf eine Perforation des Darms oder des Magens hinweist.

Der **Interkostalraum** ist der Bereich zwischen zwei benachbarten Rippen. In ihm finden sich die Interkostalmuskulatur (Zwischenrippenmuskulatur) und – jeweils an der Unterseite der Rippen – die Interkostalgefäße und -nerven.

Die **Nasennebenhöhlen** (Nasensinus) sind mit Schleimhaut ausgekleidet und luftgefüllt. Bei einer **Sinusitis** (Nasennebenhöhlenentzündung) können sie mit Sekret angefüllt sein.

Als **anatomischen Totraum** bezeichnet man den Teil der Atemwege, der nicht am Gasaustausch teilnimmt. Er enthält natürlich Luft.

7.8 Lösung: B

Bei einer Verletzung der Thoraxwand mit Eröffnung des Pleuraspalts nach außen fehlt die Unterdruckhaftung der Pleura visceralis an der Pleura parietalis. Das Lungengewebe zieht sich elastisch zusammen und die Lunge kollabiert. Ein **Spannungspneumothorax** kann sich entwickeln, wenn ein Ventilmechanismus an der Verletzungsstelle entsteht (➤ 7.7). Solange kein Spannungspneumothorax entsteht, führt ein einseitiger Pneumothorax zwar zu Dyspnoe, aber nicht zu einer lebensbedrohenden Behinderung der Atmung.

7.9 Lösung: A B

7

Nach einer normalen Exspiration (Atemruhelage) ist das Zwerchfell entspannt und wölbt sich nach kranial. Das Lungenvolumen in Atemruhelage entspricht der **funktionellen Residualkapazität (FRC)** und setzt sich aus dem exspiratorischen Reservevolumen (Luftvolumen, das nur bei tiefer Exspiration ausgeatmet wird) und dem Residualvolumen (Luftvolumen, das auch bei maximaler Ausatmung in der Lunge verbleibt) zusammen.

Das **inspiratorische Reservevolumen (IRV)** ist die Luftmenge, die nach einer normalen Einatmung noch zusätzlich eingeatmet werden kann. Bei Erwachsenen beträgt es etwa 2,5 l.

Im **Pleuraspalt** herrscht in Atemruhelage ein leicht negativer Druck (ca. –5 mbar), da das elastische Lungengewebe durch die Adhäsion der beiden Pleurablätter am Zusammenziehen gehindert wird.

Der Gasaustausch in den **Alveolen** findet kontinuierlich statt, da auch in der Ruhephase zwischen Exspiration und nächster Inspiration ein Partialdruckunterschied von Sauerstoff und Kohlendioxid zwischen Alveole und Lungenkapillare besteht.

7.10 Lösung:

$$\text{Atemminutenvolumen} = \text{Atemfrequenz} \times \text{Atemzugvolumen}$$

Das Atemminutenvolumen ist das Produkt aus Atemfrequenz und Atemzugvolumen (auch Tidalvolumen genannt) und gibt an, wie viel Liter Luft pro Minute eingeatmet werden. Beim Erwachsenen liegt es in Ruhe etwa zwischen 6 und 10 l/Min.

7.11 Lösung:

Die **Vitalkapazität (VC)** ergibt sich, wenn nach einer maximalen Einatmung maximal ausgeatmet wird. Sie ist die Summe aus dem Atemzugvolumen (AZV), inspiratorischem Reservevolumen (IRV) und exspiratorischem Reservevolumen (ERV). Beim Erwachsenen beträgt sie etwa 4 l.

7.12 Lösung:

- **Residualvolumen (RV):** Luftmenge, die trotz maximaler Ausatmung immer in den Atemwegen und der Lunge verbleibt (➤ Abb. 7.3). Beim Erwachsenen sind es etwa 1,1 l.
- **Totalkapazität (TLC):** Summe aus Vitalkapazität, also Summe aus Atemzugvolumen, inspiratorischem Reservevolumen, exspiratorischem Reservevolumen (➤ 7.13) und dem Residualvolumen. Beim Erwachsen sind es etwa 5 l.

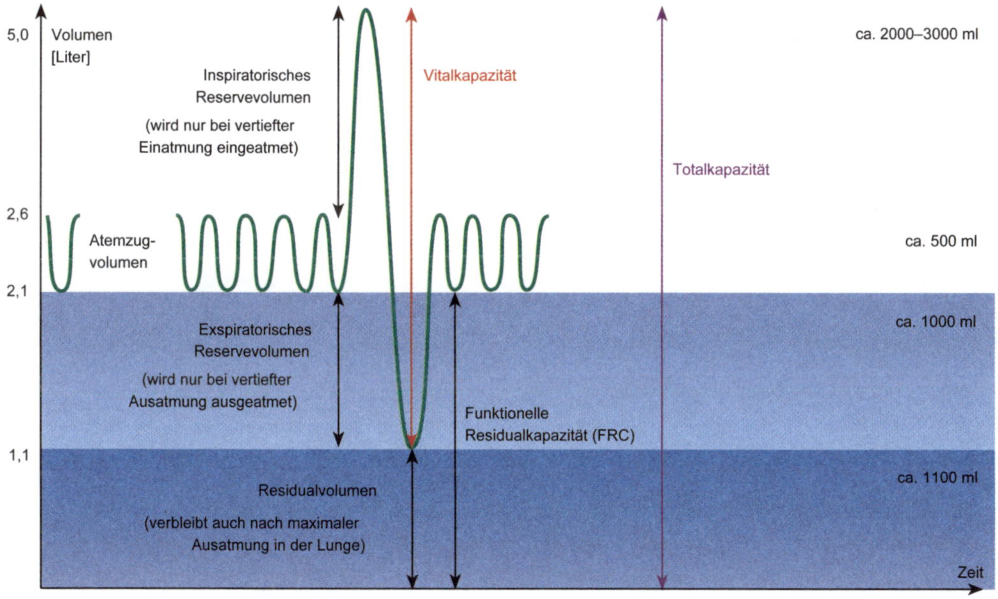

Abb. 7.3 Atemvolumina und Atemkapazitäten [L190]

7.13 Lösung: A B

Ein Atemminutenvolumen von 6 l/Min. bei einer Atemfrequenz von 40/Min. entspricht einem Atemzugvolumen von 150 ml. Um abzuschätzen, wie viel Luft in die Alveolen gelangt **(alveoläre Ventilation),** muss vom Atemzugvolumen das anatomische Totraumvolumen abgezogen werden.

Das anatomische Totraumvolumen ist der Teil des Atemzugvolumens, der sich im gasleitenden System (Nase bis Bronchien) befindet und damit nicht am Gasaustausch teilnimmt (➤ 7.6). Dies sind beim Erwachsenen ca. 150 ml (ca. 2 ml/kg). Hierdurch ist zu erklären, warum eine schnelle, flache Atmung wenig effektiv ist: Bei einem Erwachsenen, der ein (scheinbar ausreichendes) Atemminutenvolumen von 6 l/Min. mit einer Atemfrequenz von 40/Min. atmet, erreicht die eingeatmete Luft also kaum die Alveolen. Der Gasaustausch ist damit stark eingeschränkt. Diese alveoläre **Hypoventilation** führt zu Hyperkapnie und damit zu Luftnot. Wenn man im Selbstversuch mit hoher Frequenz flach atmet, merkt man, wie die Luftnot und der Drang, tief einzuatmen, zunehmen.

Die Exspiration erfolgt normalerweise passiv. Bei erschwerter Exspiration, z. B. durch Bronchialobstruktion beim **Asthma bronchiale,** kann die Bauchmuskulatur als Atemhilfsmuskel zur aktiven Unterstützung der Exspiration angespannt werden.

Die Volumendifferenz zwischen maximaler Exspiration und maximaler Inspiration heißt **Vitalkapazität** (➢ 7.11) und wird bei Lungenfunktionsuntersuchungen (Spirometrie) gemessen. Das Atemzugvolumen ist die Volumendifferenz zwischen normaler Exspiration (Atemruhelage) und Inspiration.

Bei einem einseitigen Pneumothorax ist ein Lungenflügel deutlich weniger oder gar nicht ventiliert. Dies führt bei akutem Geschehen zu **Dyspnoe,** jedoch kann mit dem verbleibenden ventilierten Lungenflügel ein ausreichender Gasaustausch gesichert werden (wie man z. B. bei Patienten, denen operativ ein Lungenflügel entfernt werden musste, beobachten kann).

7.14 Lösung:

➢ Tab. 7.1

Tab. 7.1 Durchschnittliche Atemfrequenzen, Atemzugvolumen und Atemminutenvolumen in unterschiedlichen Lebensabschnitten

Alter	Atemfrequenz	Atemzugvolumen	Atemminutenvolumen
Neugeborenes	40–60/Min.	Ca. 30 ml	Ca. 1,5 l
Säugling	30–40/Min.	Ca. 90 ml	Ca. 3 l
Schulkind	15–30/Min.	Ca. 220 ml	Ca. 3,5–6,5 l
Jugendliche und Erwachsene	12–20/Min.	Ca. 500 ml	Ca. 6–9,5 l

7.15 Lösung:

Der **Zwerchfellnerv (N. phrenicus)** entspringt im Halsrückenmark (C3–C5) und die motorischen Bahnen für die **Interkostalnerven** verlaufen durch das Halsrückenmark. Kommt es durch eine Fraktur in diesem Bereich zu einer Rückenmarksschädigung **(hoher Querschnitt),** so fällt die Innervation des Zwerchfells und der Interkostalmuskulatur aus. Der Patient kann nicht mehr selbstständig atmen.

7.16 Lösung:

	Inspirationsluft (Vol. %)	Exspirationsluft (Vol. %)
Stickstoff (N_2)	78	78
Sauerstoff (O_2)	21	17
Kohlendioxid (CO_2)	0,03	4,03
Edelgase	0,97	0,97

Beachte: Der Sauerstoffanteil in der Ausatemluft liegt noch bei 17 %. Dies erklärt, warum die in den Erste-Hilfe-Kursen gelehrte Beatmung mit der eigenen Ausatemluft effektiv ist.

7.17 Lösung: A B D

Die treibende Kraft für die **Sauerstoffdiffusion** in der Lunge vom Alveolarraum in die Lungenkapillaren (äußere Atmung) ist die **Sauerstoffpartialdruckdifferenz.**

Die **Diffusionsstrecke** als vom Sauerstoff zu überwindende Distanz zwischen Alveolarraum und Lungenkapillare hat Einfluss auf den Gasaustausch. Bei entzündlichen Veränderungen (z. B. Lungenentzündung) oder bei einem Lungenödem vergrößert sich diese Diffusionsstrecke durch Flüssigkeitseinlagerung und Schwellung und der Gasaustausch ist erschwert (➢ 7.5).

Den Sauerstoffverbrauch in den Zellen mit der Entstehung von Kohlendioxid als Stoffwechselprodukt nennt man **innere Atmung.**

Sauerstoff wird im Blut hauptsächlich in chemischer Bindung mit **Hämoglobin** transportiert. Die Sauerstoffsättigung gibt als Messwert an, wie viel Prozent des Hämoglobins mit Sauerstoff gesättigt sind. Die Menge des im Blut **physikalisch gelösten Sauerstoffs** ist sehr gering und fällt normalerweise für die Sauerstoffversorgung des Gewebes nicht ins Gewicht. Erst bei grenzwertiger Sauerstoffversorgung, z. B. bei hohem **Blutverlust** oder Besetzung des Hämoglobins durch toxische Gase wie **Kohlenmonoxid** ist auch die geringe Menge physikalisch gelösten Sauerstoffs von Bedeutung. Kohlenmonoxid (nicht Kohlendioxid) bindet 200–300-fach besser an Hämoglobin als Sauerstoff und verdrängt diesen aus der Hämoglobinbindung. Deshalb kommt es schon bei einem geringen Kohlenmonoxidgehalt in der Atemluft zu Vergiftungen mit tödlichem Sauerstoffmangel im Gewebe.

7.18 Lösung:

	Lungenarterie („venös")	Arteriell
Sauerstoffpartialdruck	40 mmHg	100 mmHg
Kohlendioxidpartialdruck	46 mmHg	40 (35–45) mmHg

In der Lunge findet der Gasaustausch zwischen Alveolarraum und Lungenkapillare statt. Treibende Kraft für die Diffusion ist der jeweilige **Partialdruckunterschied.**

Der Sauerstoffpartialdruck in den Lungenarterien vor den Alveolarkapillaren beträgt ca. 40 mmHg. Nach Diffusion und **Partialdruckausgleich** ist er auf ca. 100 mmHg gestiegen und das sauerstoffangereicherte Blut fließt über das linke Herz in die Arterien ab.

Der Kohlendioxidpartialdruck beträgt vor den Alveolarkapillaren ca. 46 mmHg. Nach Abdiffusion von Kohlendioxid und **Partialdruckabgleich mit dem Alveolargasgemisch** beträgt der Kohlendioxidpartialdruck im arteriellen Blut ca. 40 mmHg mit einer normalen Spannbreite zwischen 35 und 45 mmHg

7.19 Lösung: C E

Das Atemzentrum liegt im Hirnstamm in der **Medulla oblongata** (verlängertes Mark). Bei einer **Hirndrucksteigerung** infolge einer intrakraniellen Blutung oder eines Hirnödems kann dieser Hirnanteil zusammen mit Anteilen des Kleinhirns im Hinterhauptsloch des Schädels eingequetscht werden. Es kommt zur Störung der Atemregulation mit Tachypnoe, Cheyne-Stokes-Atmung, Bradypnoe und Apnoephasen bis hin zum Atemstillstand.

Chemorezeptoren in Aorta und Carotiden reagieren auf den Sauerstoffpartialdruck (pO_2) sowie den Kohlendioxidpartialdruck (pCO_2) bzw. den pH-Wert des Blutes und geben über Nervenbahnen Impulse an das Atemzentrum. Hier werden diese Rückmeldungen mit weiteren neuronalen Informationen abgeglichen und die Atemtätigkeit gesteuert: Verstärkung der Atemtätigkeit bei Abfall des pO_2 (Hypoxämie) oder Anstieg des pCO_2 (Hyperkapnie) oder pH-Wert-Abfall (Azidose), Minderung der Atemtätigkeit bei Abfall des pCO_2 (Hypokapnie) oder pH-Wert-Anstieg (Alkalose).

Auf das Atemzentrum wirken neben Impulsen aus den Chemorezeptoren auch viele weitere neuronale Impulse ein. So ist zu erklären, dass es beispielsweise zum Notfall der psychogen bedingten **Hyperventilationstetanie** kommen kann, obwohl die Messwerte der peripheren Chemorezeptoren (pCO_2 erniedrigt [Hypokapnie], pO_2 normal) eine Minderung der Atemtätigkeit erfordern würden.

7.20 Lösung:

Den größten Einfluss bei der Atemregulation hat der **Kohlendioxidpartialdruck (pCO_2)** im Blut.

Ein einfacher Versuch bestätigt das: Wenn wir den Atem anhalten, bekommen wir Lufthunger, lange bevor unsere Sauerstoffsättigung absinkt. Deshalb hyperventilieren Apnoetaucher vor dem Tauchgang.

Nur bei chronischer Hyperkapnie, z. B. bei einer ausgeprägten **chronisch-obstruktiven Lungenerkrankung (COPD)** reagiert das Atemzentrum nicht mehr so stark auf die Hyperkapnie und der Einfluss des Sauerstoffpartialdrucks überwiegt. Im Extremfall kann eine hohe Sauerstoffzufuhr bei dieser Erkrankung zu einer Verminderung der Atmung (Bradypnoe) führen.

7.21 Lösung:

7

Der Wert der **pulsoxymetrischen Sauerstoffsättigung** (SpO_2) gibt in Prozent an, welcher Anteil des im Blut verfügbaren Hämoglobins mit Sauerstoff gesättigt ist.

Bei einer **Anämie** mit vermindertem Hämoglobingehalt im Blut kann der SpO_2-Wert eine gute Sauerstoffversorgung vortäuschen, da zwar das gesamte Hämoglobin mit Sauerstoff gesättigt sein kann, aber eben zu wenig Hämoglobin vorhanden ist.

Auch kann ein Pulsoxymeter je nach Bauart nicht differenzieren, ob das Hämoglobin mit Sauerstoff oder mit anderen Gasen, z. B. Kohlenmonoxid gebunden ist. Deshalb ist der SpO_2-Wert bei **Rauchgasintoxikation** nicht verlässlich verwendbar.

7.22 Lösung:

Der Normalbereich der pulsoxymetrisch gemessenen Sauerstoffsättigung unter Raumluftatmung liegt bei etwa 95–100 %.

7.23 Lösung: B

Sauerstoff wird im Blut hauptsächlich in chemischer Bindung mit **Hämoglobin** transportiert (➢ 7.17).

Im Unterschied zu Sauerstoff ist Kohlendioxid gut löslich und verbindet sich im Blut mit Wasser zu Kohlensäure, die zu Protonen (H^+) und **Bicarbonat** (HCO_3^-) zerfällt. In dieser Form wird es hauptsächlich transportiert.

Die pulsoxymetrisch gemessene Sauerstoffsättigung kann irreführend sein, z. B. bei Blutungsanämie oder Rauchgasintoxikation (➢ 7.21).

Bei einem hohen Blutverlust ist das Sauerstoffangebot im Gewebe auch bei einer normalen Sauerstoffsättigung nicht ausreichend. Das den Sauerstoff transportierende Hämoglobin ist zwar gut gesättigt, aber es sind zu wenig Erythrozyten und damit zu wenig Hämoglobin vorhanden, um genug Sauerstoff zu den Zellen zu transportieren.

Eine normale Sauerstoffsättigung ist kein Beweis für ein adäquates Atemminutenvolumen. Sie kann auch bei einer Hypoventilation mit überhöhten Kohlendioxidpartialdrucken **(Hyperkapnie)** vorliegen. Während schon ein sehr geringes Atemminutenvolumen ausreicht, um eine ausreichende Oxygenierung sicherzustellen, ist ein normales Atemminutenvolumen (➢ 7.14) notwendig, um den Kohlendioxidpartialdruck (pCO_2) im Normalbereich (➢ 7.18) zu halten und eine Hyperkapnie zu vermeiden.

7.24 Lösung: C D

Der Normalwert des $p_{et}CO_2$ beträgt 35–45 mmHg. Bei höheren Werten spricht man von **Hyperkapnie,** bei tieferen von **Hypokapnie.** Ein $p_{et}CO_2$ von 65 mmHg ist sehr hoch und zeigt eine **Hypoventilation** an. Das Atemminutenvolumen muss gesteigert werden.

Ein $p_{et}CO_2$ von 20 mmHg spricht für ein zu hohes Atemminutenvolumen **(Hyperventilation).** Es wird also zu viel CO_2 „abgeatmet". Die eingestellte FIO_2 hat direkten Bezug zur Oxygenierung, also zum pO_2 (Normalwert im arteriellen Blut ca. 100 mmHg), nicht zum Atemminutenvolumen.

Unter Reanimationsbedingungen ist ein $p_{et}CO_2$ von 20 mmHg ein Zeichen für eine suffiziente Herzdruckmassage. Mit dem erreichten Minimalkreislauf wird ein Blutfluss erzeugt, durch den das CO_2 aus dem Gewebe in die Lungen transportiert wird. Studien zeigen, dass ein $p_{et}CO_2$ von mehr als 15 mmHg unter Reanimationsbedingungen auf einen Minimalkreislauf hinweist, der eine gute Chance auf einen Reanimationserfolg ermöglicht. Bei einem $p_{et}CO_2$ von weniger als 10 mmHg ist die Wahrscheinlichkeit für einen Reanimationserfolg sehr gering.

7.25 Lösung: A C D

Bei Verwendung einer **Sauerstoffbrille** sollte der Flow höchstens 6 l/Min. betragen. Ein Sauerstofffluss von mehr als 6 l/Min. über eine Sauerstoffbrille ergibt keine wesentliche Erhöhung der inspiratorischen O_2-Konzentration, führt zur raschen Austrocknung der Nasenschleimhaut und wird vom Patienten als sehr unangenehm empfunden.

Bei einem höheren inspiratorischen Sauerstoffbedarf sollten **Sauerstoffmasken mit Reservoir** verwendet werden. Hierbei sollte dann ein O_2-Flow von mindestens 6 l/Min. eingestellt sein, um einen Gasaustausch im Reservoir zu gewährleisten und eine Rückatmung von CO_2-reicher Ausatemluft zu vermeiden. So werden inspiratorische O_2-Konzentrationen von bis zu 60 % erreicht.

Bei **Nicht-Rückatem-Masken** wird die Rückatmung durch ein Ventil vermieden. Diese Geräte benötigen einen Sauerstoffflow von mindestens 8 l/Min. und können eine inspiratorische O_2-Konzentration von bis zu 95 % erreichen.

Eine Anfeuchtung der Inhalationsluft ist bei längerfristiger Anwendung zur Vermeidung der Schleimhautaustrocknung wichtig. Die kurzfristige Anwendung im Rettungsdienst ist auch ohne Atemluftbefeuchtung gefahrlos möglich.

Bei Patienten mit einem akuten **Myokardinfarkt** und stabilem Kreislauf, also ohne kardiogenen Schock, soll nach Studienlage eine pulsoxymetrische Sauerstoffsättigung im Bereich von 94–98 % angestrebt werden. Eine übermäßige Sauerstoffzufuhr mit einer SpO_2 von 100 % und supranormalen Sauerstoffpartialdrücken (pO_2 größer als 100 mmHg) kann bei diesen Patienten – möglicherweise über die vermehrte Bildung von chemisch aktiven Sauerstoffradikalen – zu einer Vergrößerung des Infarktareals im Herzmuskel führen.

Bei Patienten mit **chronisch-obstruktiver Lungenerkrankung** (COPD: chronic obstructive pulmonary disease) reagiert das Atemzentrum aufgrund des chronisch erhöhten CO_2-Partialdrucks kaum noch auf Veränderungen des pCO_2, sondern des pO_2. Hierdurch kann bei hoher Sauerstoffzufuhr eine Verminderung der Atemfrequenz bis hin zu langen Apnoephasen hervorgerufen werden (➤ 7.20). Dennoch soll bei COPD-Patienten mit Dyspnoe und schlechter Sauerstoffsättigung eine **Sauerstoffinsufflation** vorgenommen werden. Die Atmung des Patienten sollte dabei genau beobachtet werden.

7.26 Lösung:

- Produktiver Husten
- Belastungsdyspnoe oder Ruhedyspnoe
- Lippenzyanose, Akrozyanose
- Verlängerte Ausatmung mit auskultatorischem Giemen und Brummen
- Zeichen der chronischen Rechtsherzinsuffizienz (Cor pulmonale)

➤ 7.27

7.27 Lösung:

Durch jahrelange **chronische Bronchitis** mit Obstruktion der kleinen Bronchien kommt es zur chronischen Überblähung der Alveolen mit Ausbildung eines **Lungenemphysems.** Dabei werden mit der Zeit die Lungenbläschen des gasaustauschenden Systems einschließlich der zugehörigen Lungenkapillaren zerstört. Durch die chronische Überblähung und die Verminderung des Kapillarnetzes resultiert ein erhöhter Gefäßwiderstand in der Lunge **(pulmonale Hypertonie).** Das führt zur chronischen Rechtsherzbelastung und schließlich zur Erweiterung (Dilatation) des rechten Ventrikels mit **Rechtsherzinsuffizienz.** Dieses wird Cor pulmonale („Lungenherz") genannt. Die Folge sind Stauungsödeme, Aszites, gestaute Halsvenen und Belastungsinsuffizienz.

7.28 Lösung: A B C D

Die chronisch-obstruktive Bronchitis ist durch eine chronische verengende Entzündung der Bronchien mit Husten, Auswurf und Belastungsdyspnoe gekennzeichnet. Bei den wiederkehrenden Verschlechterungen („**Exazerbation**") kommt es zur Dyspnoe mit mühevoller und verlängerter Ausatmung und Atemnot. Meist ist eine Dauermedikation mit inhalativen Bronchospasmolytika (z. B. β_2-Mimetika wie Fenoterol) oder Entzündungshemmern (z. B. inhalierbare Kortikoide wie Budesonid) vorhanden.

Auskultatorisch sind Giemen und Brummen als Hinweis auf vermehrte Schleimsekretion und Obstruktion der Bronchien typisch.

Ein anfallsartiger akuter Beginn ist nicht typisch für eine COPD, sondern für das Asthma bronchiale. Häufig sind allergische Reaktionen oder Anstrengung und akute Infekte der Auslöser.

7.29 Lösung:

- Schleimhautschwellung
- Bronchospasmus
- Hypersekretion

Die o. g. Trias führt zur akuten Atemnot bei einem Asthmaanfall (➤ Abb. 7.4). Das Asthma bronchiale ist eine Erkrankung, die im Unterschied zur COPD anfallsartig und ohne langjährige Vorschädigung der Lunge auftritt. Je nach auslösenden Faktoren unterscheidet man das **allergische (extrinsic) Asthma bronchiale,** das über eine Antigen-Antikörper-Reaktion und Histaminausschüttung entsteht und das **nichtallergische (intrinsic) Asthma bronchiale,** das durch Infekte, körperliche Belastung oder Stresssituationen ausgelöst wird.

7

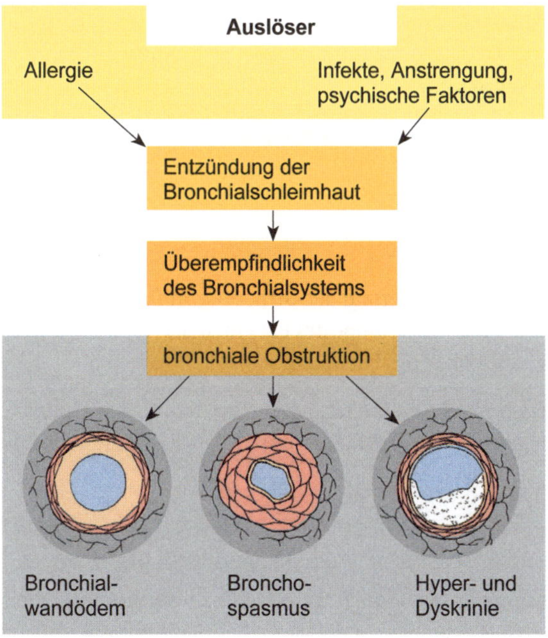

Abb. 7.4 Pathogenese des Asthma bronchiale [L190]

7.30 Lösung: A B C D

Beim Asthmaanfall ist die Sauerstoffaufnahme in der Lunge gestört. Hierdurch entsteht eine **Lippenzyanose.** Die Patienten haben schwerste **Atemnot** und setzen die Atemhilfsmuskulatur ein **(Orthopnoe).** Die Bronchialobstruktion durch Spasmus der Bronchialmuskulatur, Schleimhautödem und übermäßige Schleimproduktion führt dazu, dass die Atemluft in den Alveolen nur noch erschwert und unter großer Atemanstrengung ausgeatmet werden kann. Es resultiert ein angestrengtes, verlängertes Exspirium.

Auskultatorisch sind **giemende und brummende Atemnebengeräusche** typisch. Im Extremfall ist kaum noch eine Luftbewegung in den kleinen Atemwegen und den überblähten Alveolen möglich: Man spricht von der „silent lung" (stille Lunge). Durch eine Ausatmung gegen die fast geschlossenen Lippen **(Lippenbremse)** versucht der Patient, den Druck in den kleinen Bronchien und Bronchioli zu erhöhen und so einen Kollaps dieser Atemwege bei dem angestrengten Ausatemmanöver zu verhindern.

Hohes Fieber tritt bei Infektionen auf, in Zusammenhang mit Dyspnoe muss man an eine Pneumonie denken.

7.31 Lösung: A C D

Dem Asthma bronchiale liegt eine akute bronchiale Entzündungsreaktion durch Ausschüttung von Histamin und anderen Substanzen zugrunde, die allergisch oder nicht allergisch (z. B. durch Infekte, Anstrengung, psychische Faktoren) bedingt ist. Durch die Entzündung entstehen ein Schleimhautödem, eine vermehrte Schleimsekretion und ein Spasmus der Bronchialmuskulatur, welche zur Bronchialobstruktion, also zur Verengung und Verlegung des Bronchiallumens führen (➢ 7.29).

7 Bei der angestrengten Exspiration mit Druckerhöhung in der Lunge werden die kleinen Bronchien und die Lungenkapillaren zusätzlich komprimiert. Dies führt zu einem erhöhten Widerstand in der Lungenstrombahn und damit letztlich zu einer akuten Belastung und Aufweitung des rechten Herzens mit der Gefahr des **akuten Rechtsherzversagens,** dem sog. **akuten Cor pulmonale** (im Gegensatz zum chronischen Cor pulmonale bei der COPD (➢ 7.27). Das akute Rechtsherzversagen und die Hypoxämie machen den Asthmaanfall zu einer **lebensbedrohenden Situation.**

Die tiefe **Beinvenenthrombose** ist typisch für die Pathogenese einer Lungenembolie.

7.32 Lösung: B D

Beim akuten Asthmaanfall kommt es aufgrund der Orthopnoe mit zunehmender Überblähung der Lunge zu einer Erschöpfung der muskulären Atempumpe des Patienten. Es resultiert eine Hypoventilation mit zunehmender Hypoxie und Bewusstlosigkeit des Patienten.

Gleichzeitig besteht die Gefahr eines akuten Pumpversagens des rechten Herzens aufgrund des stark erhöhten Widerstands in der Lungenstrombahn (akutes Cor pulmonale). Siehe auch Lösung ➢ 7.31.

7.33 Lösung: B C E

Inhalative β_2-Sympathomimetika wie **Salbutamol** wirken bronchospasmolytisch (bronchialerweiternd) und gehören deshalb zur Primärtherapie bei einem akuten Asthmaanfall. Inhalative Anticholinergika wie Ipatropiumbromid (Atrovent®) wirken parasympatholytisch und hemmen dadurch Bronchokonstriktion und Hypersekretion. Beide Substanzen können gut mit einem Vernebler verabreicht werden.

Kortison (z. B. Solu-Decortin H®) wirkt antiphlogistisch (entzündungshemmend) und vermindert dadurch die Entzündungsreaktion in den Bronchien, die dem Asthmaanfall zugrunde liegt. Kortisonpräparate werden inhalativ (z. B. Pulmicort®-Spray) oder als i. v.-Injektion verabreicht.

ASS (z. B. Aspisol®) ist bei Asthmapatienten kontraindiziert, da durch dieses Medikament ein Asthmaanfall ausgelöst werden kann.

Metoprolol (z. B. Beloc®) gehört zur Gruppe der **β-Blocker.** Durch Blockade der β_2-Rezeptoren wirkt die Substanz einer über diese Rezeptoren vermittelten Bronchodilatation entgegen und kann unter Umständen einen Bronchospasmus auslösen. β-Blocker sind beim akuten Asthmaanfall kontraindiziert.

7.34 Lösung:

- Respiratorische Insuffizienz mit Hypoxie
- Septischer Schock

Lebensbedrohende Komplikationen treten insbesondere bei **bakteriellen Pneumonien** auf. Aber auch virale Pneumonien können zur schweren respiratorischen Insuffizienz mit bedrohlicher Hypoxie führen.

Zum septischen Schock siehe auch ➤ Kap. 6.47.

7.35 Lösung:

Aspiration bedeutet das Eindringen von flüssigen oder festen Stoffen mit der Einatmung mit teilweiser oder vollständiger Verlegung der unteren Atemwege.

Somnolente oder bewusstseinsgetrübte Patienten oder Patienten mit verlangsamten oder gestörten Schutzreflexen sind besonders aspirationsgefährdet. Sie sollten mit erhöhtem Oberkörper gelagert werden. Eine akute Aspiration von Flüssigkeit führt zu grobblasigen Rasselgeräuschen, die an ein ausgeprägtes Lungenödem denken lassen. Folge einer Aspiration ist häufig eine Pneumonie **(Aspirationspneumonie).**

7.36 Lösung: A D

Bei einer Verlegung der oberen Luftwege durch einen größeren Fremdkörper sind eine akute **Hustenattacke** und ein **inspiratorischer Stridor** (pfeifendes oder rasselndes Geräusch bei der Einatmung) die Leitsymptome. Durch den Fremdkörper kann es durch Reizung des N. vagus reflektorisch zu einer Asystolie mit Herz-Kreislauf-Stillstand kommen (**Bolustod,** typische Notfallsituation beim Essen).

Wenn der Patient bei Bewusstsein ist, sollte durch feste Schläge mit der flachen Hand zwischen die Schulterblätter bei heruntergebeugtem Oberkörper versucht werden, den Fremdkörper zutage zu fördern. Gelingt dies nicht, kann als Ultima Ratio ein **Heimlich-Manöver** durchgeführt werden. Diese Maßnahme hat jedoch nur Aussicht auf Erfolg, wenn das Trachealumen vollständig oder nahezu vollständig durch den Fremdkörper verschlossen ist.

Eine Reanimation wird auch bei einem Bolusgeschehen nach dem allgemeinen Algorithmus durchgeführt. Wichtig ist jedoch, zu versuchen, den Fremdkörper zu entfernen (Ausräumen mit dem Finger, Laryngoskopie, Magillzange) und die Atemwege freizumachen.

7.37 Lösung:

- Subjektiv empfundene akute Atemnot mit schnellen, tiefen Atemzügen
- Psychische Anspannung
- Kribbelparästhesien in den Fingern und im Mundbereich
- Pfötchenstellung der Hände, Verkrampfungen im Mundbereich
- Schwindel, Kopfschmerz
- Synkope

Dem Hyperventilationssyndrom liegt eine subjektiv als bedrohlich empfundene Atemnot zugrunde. Oft ist eine psychische Anspannungssituation als Auslöser auszumachen. Typischerweise (aber nicht ausschließlich) sind junge Frauen betroffen. Die Hyperventilation führt zu einem Absinken des Kohlendioxidpartialdrucks im Blut **(Hypokapnie).** Da jetzt weniger Kohlensäure im Blut abgepuffert werden muss, verschiebt sich auch der Säure-Basen-Haushalt der Patientin: Es ist eine **respiratorische Alkalose** entstanden.

An den durch die geringere Kohlensäurekonzentration frei gewordenen chemischen Bindungsstellen lagert sich jetzt vermehrt Kalzium an. Dies führt zu einem akuten Absinken des Kalziumspiegels im Blut **(Hypokalzämie),** welches die Ursache für die genannten klinischen Symptome ist: Kribbeln und Taubheitsgefühl in den Händen und um den Mund herum, verkrampfte „Pfötchenstellung" der Finger, Krampf der Lippenmuskulatur („Tetanie" ist das Fachwort für Muskelverkrampfung).

Diese Symptome verstärken die psychische Extremsituation. Angst und das subjektive Gefühl der Luftnot führen zu noch stärkerer Hyperventilation und die Symptomatik verschlimmert sich. Kopfschmerz, Schwindel und **vasovagale Synkope** (➢ 6.65) können auftreten.

7 Um diesen Teufelskreis zu durchbrechen, ist zunächst behutsame Beruhigung und Abschirmung des Patienten von anderen ängstlichen oder aufgebrachten Personen im Umfeld nötig. Eine Verlangsamung der Atmung durch Vorsprechen der Ein- und Ausatmung und eine behutsame Verwendung einer Rückatemmaske (nicht aufzwingen!) führen über die Normalisierung des Kohlendioxidpartialdrucks im Blut zum Abklingen der Symptomatik. Nur selten sind medikamentöse Maßnahmen (z. B. Diazepam [Valium®]) erforderlich.

7.38 Lösung:

Ein Hyperventilationssyndrom mit **auftretenden muskulären Verkrampfungen** (Pfötchenstellung der Finger, Krampf der Lippenmuskulatur) aufgrund der Hypokalzämie wird Hyperventilationstetanie genannt.

➢ 7.37.

7.39 Lösung: A C

Bei der Hyperventilationstetanie entsteht eine respiratorisch bedingte **Alkalose,** d. h., der pH-Wert im Blut steigt auf über 7,45 an. Ursache ist das übermäßige Abatmen von Kohlendioxid, sodass der Kohlendioxidpartialdruck im Blut auf unter 35 mmHg sinkt und eine **Hypokapnie** resultiert. Die Sauerstoffsättigung liegt im Normalbereich (94–98 %). Eine deutlich erniedrigte Sauerstoffsättigung muss Anlass sein, die Diagnose infrage zu stellen und nach anderen Ursachen für die Luftnot zu suchen.

KAPITEL

8

Frank Scheinichen

Neurologie und Psychiatrie

8.1 Lösung: B C

Das Nervensystem wird anatomisch in das **zentrale** (Gehirn und Rückenmark) und das **periphere Nervensystem** eingeteilt. Funktionell erfolgt die Einteilung in willkürlich und unwillkürlich **(autonom).**

Funktionelle und anatomische Einteilung vermischen sich, so besitzt das periphere ebenso wie das zentrale Nervensystem sowohl willkürliche als auch unwillkürliche Anteile.

8.2 Lösung: A

Acetylcholin ist einer der wichtigsten **Neurotransmitter,** der insbesondere an den muskulären Synapsen **(neuromuskuläre Endplatte)** wirkt. Im Endabschnitt des Axons der motorischen Nervenfaser **(präsynaptische Membran)** ist das Acetylcholin enthalten, welches bei einer Erregung freigesetzt wird.

Über den synaptischen Spalt gelangt der Transmitterstoff an die postsynaptische Membran der Muskelfaserzelle und bewirkt eine Kontraktion des Muskels. Eine Hemmung dieses Vorgangs ist über **Muskelrelaxantien** möglich. Dabei werden zwei Arten unterschieden: die nicht depolarisierenden und die depolarisierenden Muskelrelaxantien.

Die **nicht depolarisierenden Relaxantien** (z. B. Pancuronium) verdrängen Acetylcholin vom Rezeptor an der postsynaptischen Membran, ohne die Membrandurchlässigkeit zu verändern und führen zu keiner Depolarisation.

Depolarisierende Relaxantien (z. B. Succinylcholin) besetzen ebenfalls den Rezeptor, depolariseren jedoch die Membran. Es kommt zu den klinisch sichtbaren Muskelzuckungen beim Einsetzen der Wirkung.

8.3 Lösung: A C E

Der Sympathikus gehört mit seinem Gegenspieler, dem Parasympathikus, zum **autonomen Nervensystem.** Die sympathischen Anteile werden z. B. bei Stress, Angst und Aufregung aktiv. Bekanntester Botenstoff des Sympathikus ist das **Adrenalin.**

Als Stressnerv bewirkt der Sympathikus eine Aktivierung der Organe, die zur „Flucht" notwendig sind, wie etwa die Bronchodilatation, die eine bessere Sauerstoffversorgung gewährleistet. Die Wirkungen von Sympathikus und Parasympathikus sind in ➤ Tab. 8.1 aufgeführt.

Tab. 8.1 Wirkungen von Sympathikus und Parasympathikus an verschiedenen Organen

Organ	Sympathikus	Parasympathikus
Herz		
Sinusknoten	Allgemeine Leistungssteigerung	Allgemeine Leistungsabnahme
AV-Knoten	Frequenzzunahme	Frequenzabnahme
Myokard	Erregungszunahme	Erregungsabnahme
Koronararterien	Zunahme der Kontraktilität: • Vasokonstriktion (α-Rezeptoren) • Vasodilatation (β-Rezeptoren)	
Auge		
Ziliarmuskel	Dilatation	Kontraktion
Pupille	Mydriasis	Miosis
Blutgefäße		
Darmgefäße	Vasokonstriktion	Keine
Hautgefäße	Vasokonstriktion	Keine
Gehirngefäße	Vasokonstriktion	Unklar
Nierengefäße	Vasokonstriktion	
Lunge		
Bronchien	Bronchodilatation	Bronchokonstriktion
Schleimhaut	Verminderte Sekretion	Vermehrte Sekretion
Drüsen		
Tränendrüsen	Keine	Sekretion
Speicheldrüsen	Verminderte Sekretion	Vermehrte Sekretion
Magendrüsen	Kaum Sekretion	Vermehrte Sekretion
Pankreas	Verminderte Sekretion	Vermehrte Sekretion
Schweißdrüsen	Verminderte Sekretion	Keine
Magen-Darm-Trakt	Allgemeine Leistungsminderung	Erhöhte Leistung
Sphinkter	Tonussteigerung	Tonusminderung
Muskulatur	Tonussteigerung	Vermehrte Peristaltik
Leber	Steigerung von Glukoneogenese	Keine
Gallenblase, Harnblase	Dilatiert	Kontrahiert
Sphinkter	Kontraktion	Dilatation
Muskulatur	Tonusminderung	Tonuserhöhung
Genitalorgane		
Männlich	Ejakulation	Erektion
Weiblich	Muskelkontraktion	Drüsensekretion
Stoffwechsel	Erhöht	Vermindert

8.4 Lösung: A

Die Erregung einer peripheren Reizaufnahme erfolgt über sensible oder sensorische Nervenbahnen, welche auch als **afferente Bahnen** bezeichnet werden. Im ZNS wird der Reiz verarbeitet und es erfolgt eine Reaktion.

Handelt es sich um eine motorische Reaktion, wird der Reiz aus dem ZNS über motorische bzw. **efferente Bahnen** zum Erfolgsorgan geleitet.

8.5 Lösung:

Der Mensch besitzt **31 Spinalnervenpaare** (8 zervikale, 12 thorakale, 5 lumbale, 5 sakrale und ein kokzygeales Spinalnervenpaar). Die Spinalnerven entspringen aus dem Rückenmark und laufen zwischen zwei Wirbelkörpern in die Peripherie.

8.6 Lösung: B C D

Im Gegensatz zu den Spinalnerven entspringen die Hirnnerven nicht aus dem Rückenmark, sondern direkt aus dem Gehirn. Sie verlassen aber zum Teil durch entsprechende Öffnungen in der Schädelbasis den Gehirnschädel und verlaufen in der Peripherie. Der **N. vagus** ist der zehnte der insgesamt **zwölf Hirnnerven** und verläuft durch das Mediastinum bis in das Abdomen. Er ist der wichtigste Nerv des parasympathischen Nervensystems.

8.7 Lösung: A B D E

Die aufgenommenen Reize einer Nervenzelle können grundsätzlich auf zwei Arten weitergeleitet werden: **kontinuierlich** oder **saltatorisch** („springend"). Die saltatorische Erregungsleitung kann bis zu hundertmal schneller erfolgen als die kontinuierliche Weiterleitung. Saltatorisch leitende Nervenzellen werden am Axon von einer Myelinscheide, den **Schwann-Zellen,** umhüllt. Die elektrische Erregung „springt" von Einschnürung zu Einschnürung weiter. Wichtige Reaktionen, die schnell übermittelt werden müssen, wie z. B. **motorische Reflexe** auf einen Schmerzreiz, werden saltatorisch geleitet.

8.8 Lösung:

Hirnhäute von außen nach innen:

- Dura mater (harte Hirnhaut)
- Arachnoidea (Spinngewebshaut)
- Pia mater (weiche Hirnhaut)

Die Hirnhäute dienen zusammen mit der **Liquorflüssigkeit** dem Schutz des Gehirns. Sie ziehen bis in den Spinalkanal und schützen dort als **Rückenmarkshäute** das Rückenmark.

8.9 Lösung: A B C D E

Zwischen Arachnoidea und Pia mater befindet sich der Liquorraum **(Subarachnoidalraum)** mit etwa 150 ml Liquorflüssigkeit bei Erwachsenen. Die Liquorflüssigkeit dient insbesondere der Stoßdämpfung des Gehirns, hat aber auch wegen der in ihr enthaltenen Glukose eine gewisse versorgende (nutritive) Funktion.

Bei einer **Schädelbasisfraktur** mit einem Einriss in den Hirnhäuten und einer verletzungsbedingten Verbindung nach außen kann Liquor durch den Gehörgang oder durch die Nasenhöhle austreten. Es besteht dann eine hohe Infektionsgefahr für die Hirnhäute und das Gehirn.

8.10 Lösung: B D

Das Gehirn wird in verschiedene Areale unterteilt. Es finden sich verschiedene Zentren mit unterschiedlichen Aufgaben. So befindet sich z. B. das Zentrum für das bewusste Empfinden und Handeln im **Großhirn,** während die unbewusste Koordination von komplexen Bewegungsabläufen (z. B. der Muskeltonus beim Stehen, das Halten des Gleichgewichts beim Laufen etc.) im **Kleinhirn** stattfindet.

Das **Atemzentrum** befindet sich im verlängerten Mark (Medulla oblongata). Das **Rückenmark** endet in Höhe des 1.–2. Lendenwirbels, die dort entspringenden Spinalnerven verlaufen im Wirbelkanal weiter und gelangen auch noch tiefer zwischen den Wirbelkörpern nach peripher.

8.11 Lösung: B D

Ein **Reflex** ist eine unbewusste Reaktion des zentralen Nervensystems auf einen Reiz. Diese reflektorischen Reaktionen auf einen Reiz können sowohl im Rückenmark als auch im Gehirn ausgelöst werden. Da Reflexe nicht an das Bewusstsein gebunden sind, können auch soporöse und komatöse Patienten noch **Schutzreflexe** haben. Zum Beispiel kann man beim Einlegen eines Guedel-Tubus bei einem soporösen Patienten noch Würgereize und Erbrechen auslösen. Allerdings sind die Schutzreflexe mit zunehmender Bewusstseinsstörung immer weiter eingeschränkt. Bei tief komatösen Patienten sind die Schutzreflexe nicht mehr vorhanden (Lösung ➢ 8.12).

8.12 Lösung: A

Bewusstseinsstörungen werden in Somnolenz, Sopor und Koma eingeteilt. Ein **somnolenter** Patient ist auf (laute) Ansprache, ein **soporöser** Patient nicht auf Ansprache, sondern nur mit Schmerzreizen erweckbar. **Komatöse** Patienten sind nicht erweckbar. Komatöse Zustände können in vier verschiedene Stadien unterschieden werden, wobei erst im letzten Stadium (Stadium 4) die Schutzreflexe gänzlich erloschen sind:

- **Stadium 1:** gezielte Abwehr auf Schmerzreize, seitengleiche Pupillenreaktion
- **Stadium 2:** ungezielte Abwehr auf Schmerzreize, Paresen, Anisokorie
- **Stadium 3:** Beuge- und Strecksynergismen spontan oder auf Reiz
- **Stadium 4:** schlaffer Muskeltonus, Ausfall der Schutzreflexe, weite, reaktionslose Pupillen

8.13 Lösung: C

Die **GCS** ist zur Verlaufsdokumentation von Patienten mit neurologischen Erkrankungen oder Verletzungen konzipiert (➢ Tab. 3.1). Da sie sich nur auf neurologische Parameter bezieht, gehört sie zwar zur Beschreibung der Verletzungsschwere polytraumatisierter Patienten, ist aber für die Gesamtbeurteilung der Verletzungsschwere nicht geeignet.

8.14 Lösung: A B C E

Ein **Schlaganfall** ist eine akut auftretende zerebrale Durchblutungsstörung mit der Folge einer Hypoxie und dem Absterben von Nervenzellen. Je nachdem, ob eine Ischämie oder eine Hirnblutung vorliegt, unterscheidet man zwischen dem häufigen **ischämischen Schlaganfall** (ca. 80 % der Fälle) und dem selteneren **hämorrhagischen Schlaganfall** (ca. 20 % der Fälle).

Um den infarzierten Bereich bildet sich die sog. **Penumbra,** Hirngewebe, das noch nicht abgestorben ist, aber vermindert durchblutet wird. Ziel der Erstversorgung ist es, die Durchblutung dieser Penumbra wieder herzustellen und damit die Hirnschäden gering zu halten.

Ein bekannter Risikofaktor für einen Schlaganfall ist ein **arterieller Hypertonus** (➤ Abb. 8.1). Diese Erkrankung begünstigt eine Arteriosklerose, die durch Plaquebildung und thromboembolische Ereignisse einen Schlaganfall auslösen kann. Blutdruckkrisen können zu Gefäßeinrissen und damit zu einem hämorrhagischen Schlaganfall führen.

Ein **Vorhofflimmern** begünstigt eine intrakardiale Thrombenbildung, sodass auch hierin eine Ursache eines apoplektischen Insults liegen kann.

Bradykarde Herzrhythmusstörungen können über einen Blutdruckabfall zu zerebralen Durchblutungsstörungen mit Bewusstseinsverlust führen. Dies entspricht aber nicht der Definition eines apoplektischen Insults.

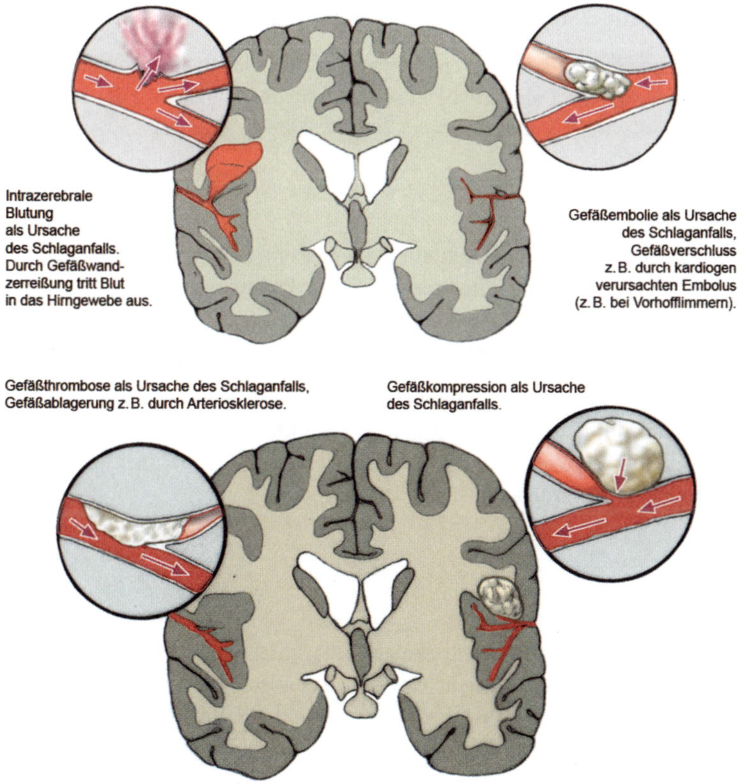

Abb. 8.1 Ursachen eines Schlaganfalls [L108]

8.15 Lösung: A B C D E

Bei einem Schlaganfall kann zwischen einem **blutigen (hämorrhagischen)** und **unblutigen (ischämischen) Insult** unterschieden werden (Lösung ➤ 8.14). Beim häufigeren ischämischen Schlaganfall können unterschiedliche zeitliche Profile differenziert werden, die jedoch im Rettungsdienst wegen der zeitlichen Profile eine untergeordnete Rolle spielen. Für Verlegungen und im Krankentransport kann die Kenntnis aber hilfreich sein:

- **Transitorisch-ischämische Attacke (TIA):** vollständige Symptomrückbildung innerhalb weniger Minuten bis maximal 24 Std.
- **Prolongiertes reversibles ischämisches neurologisches Defizit (PRIND):** Symptome bleiben länger als 24 Std. bestehen, bilden sich aber innerhalb 1 Woche vollständig zurück.
- **Progressive Stroke (progredienter Hirninsult):** Die Symptomatik nimmt über Stunden und Tage zu. Eine vollständige Rückbildung ist möglich, allerdings auch der Übergang in ein permanentes neurologisches Defizit.
- **Complete Stroke (kompletter Hirninfarkt):** Symptomatik tritt in voller Ausprägung schlagartig auf und bildet sich nicht oder nur unvollständig zurück.

8.16 Lösung: C

Die **Penumbra** ist das vermindert durchblutete, aber noch rettbare Hirngewebe, das das Areal der bereits abgestorbenen Nervenzellen umgibt. Nach ca. 3 Std. ist ein Großteil dieser primär noch rettbaren Nervenzellen abgestorben, sodass eine Rekanalisierung und Wiederherstellung der Durchblutung durch eine Lysetherapie möglichst innerhalb von 3 Std. nach Symptombeginn erfolgen muss.

Grundsätzlich gilt: Je schneller die Patienten einer fachgerechten Diagnostik und Versorgung zugeführt werden, desto besser ist die Prognose. Daher gilt beim Schlaganfall das Schlagwort: „Time is brain!“

8.17 Lösung: A C D E

8

Neben der Bestimmung und Verlaufsdokumentation des neurologischen Status anhand der GCS ist zur Verbesserung des Sauerstoffangebots in der minderperfundierten Penumbra (Lösung ➤ 8.16) die **Sauerstoffgabe** von großer Bedeutung. Idealerweise sollte der Patient in eine Klinik mit neurologischer Akutversorgungsmöglichkeit **(Stroke-Unit)** transportiert werden.

Eine erhöhte Körpertemperatur erhöht den Stoffwechsel und damit auch den zerebralen Sauerstoffverbrauch. Hierdurch wird der Sauerstoffmangel in der Penumbra verstärkt. Bei erhöhter Körpertemperatur sollten deshalb bereits in der präklinischen Versorgungsphase fiebersenkende Maßnahmen (z. B. kalte Umschläge, Paracetamol Supp.) durchgeführt werden.

8.18 Lösung: C

Bei den weitaus meisten Patienten mit einem akuten Schlaganfall ist eine **Hypertonie** zu beobachten. Die erhöhten Blutdruckwerte sollten bis zu einem Wert von systolisch 220 mmHg toleriert und nicht gesenkt werden. In dem ischämischen Hirnareal ist die Autoregulation der Hirndurchblutung außer Kraft gesetzt. Deshalb würde eine rasche Blutdrucksenkung zu einer Verschlechterung der Durchblutung in der minderversorgten Penumbra führen.

Erst bei systolischen Werten über 220 mmHg wird eine vorsichtige Blutdrucksenkung um ca. 20 % des Ausgangswerts bzw. maximal bis auf ca. 180 mmHg empfohlen.

8.19 Lösung: A B C E

Die Ursachen für einen **Krampfanfall** können vielfältig sein. Neben hirnschädigenden Prozessen durch raumfordernde Vorgänge (Blutung, Ödem, Tumore) oder Hypoxie können Drogenentzug und Alkoholabusus Ursachen für Krampfanfälle sein. Ebenso gelten metabolische Störungen (z. B. entgleister Diabetes), Eklampsie und genetische Dispositionen als bekannte Ursachen.

An den eigentlichen Krampfanfall schließt sich häufig der sog. **Terminalschlaf** (postiktale Phase) an: Der Betroffene verfällt in einen tiefschlafähnlichen Zustand, die Gefahr eines erneuten Krampfanfalls bei vermehrten äußeren Reizen ist besonders groß. Zur Einteilung der Krampfanfälle Lösung ➤ 8.20.

8.20 Lösung: D

Der **Petit-mal-Anfall** bezeichnet eine kurzzeitige Bewusstseinsstörung, es sind jedoch keine körperlichen Reaktionen zu beobachten. Diese Art des Krampfanfalls tritt meist nur im Kindes- und Jugendalter auf (➤ Tab. 8.2).

Tab. 8.2 Unterteilung der Krampfanfälle

Krampftyp	Fachbezeichnung/Auftreten	Symptome
Generalisierte Krampfanfälle	• Petit-mal-Epilepsie des Kindes- und Jugendalters • Grand-mal-Epilepsie in jedem Lebensalter	• Oft unbemerkte Vigilanzstörung (Absencen, leerer Blick) ohne Aura mit diskreten Muskelzuckungen • Großer, generalisierter Anfall
Fokale Krampfanfälle	In jedem Lebensalter bei ungestörtem Bewusstsein	• Immer mit einer Aura (z. B. optische oder auditive Empfindungen) • Längere Reorientierungsphasen (Dämmerattacken) • Automatismen • Vertrautheits- oder Fremdheitserlebnisse (z. B. Déjà-vu)

8.21 Lösung: A B C D

Während des Krampfanfalls sollte der Patient vor Verletzungen geschützt werden. Ein **Status epilepticus** muss wegen der während des Krampfes bestehenden **zerebralen Hypoxie** infolge der Hypoventilation bei gleichzeitig gesteigertem Sauerstoffverbrauch medikamentös durchbrochen werden.

Mittel der ersten Wahl für diese Indikation ist Clonazepam (z. B. Rivotril®), falls dieses nicht zur Hand sein sollte, ist auch Diazepam (z. B. Valium®) oder Midazolam (z. B. Dormicum®) geeignet. Als Alternativen zum i. v.-Zugang können Diazepam auch bei Erwachsenen als Rektiole und Midazolam über eine MAD-Applikationshilfe (Mucosal Application Device) nasal appliziert werden.

Eine geeignete Zielklinik sollte über eine neurologische Fachabteilung verfügen.

8.22 Lösung: A B C D

Als **Status epilepticus** wird ein generalisiert tonisch-klonischer Krampfanfall von länger als 5 Min. Dauer oder eine Serie von aufeinander folgenden Krampfanfällen, bei der der Patient für länger als 30 Min. das Bewusstsein nicht wiedererlangt, bezeichnet.

In Anbetracht der Alarmierungs- und Anfahrzeit kann man davon ausgehen, dass sich Patienten, die beim Eintreffen des Rettungsdienstes noch krampfen, vermutlich in einem Status epilepticus befinden.

Dieser Zustand ist für den Patienten besonders gefährlich, da die Atemtätigkeit während des Anfallgeschehens insuffizient und der zerebrale Sauerstoffbedarf wegen der verstärkten Hirntätigkeit erhöht ist. Es kann zu **Sauerstoffmangelzuständen** mit der Entwicklung eines Hirnödems kommen.

Während des Krampfgeschehens besteht eine hohe Gefahr der Aspiration von Mageninhalt.

Eine bei jedem Krampfgeschehen und jeder Bewusstseinsstörung auszuschließende mögliche Ursache ist die **Hypoglykämie.**

8.23 Lösung: A B C D E

Ursachen für ein **psychomotorisches Erregungssyndrom** können endogen (ohne bekannte Ursache, z. B. manisch-depressive Psychose, Schizophrenie) oder exogen (mit bekannter Ursache, z. B. Drogeneinnahme, hirnorganische Erkrankungen) bedingt sein.

Die Betroffenen sind unruhig, uneinsichtig und können unter Wahnvorstellungen und Halluzinationen leiden. Es besteht die Gefahr, dass sie gegen sich selbst oder das Rettungsfachpersonal gewalttätige Handlungen vornehmen. Eine Sedierung mit Benzodiazepinen kann sinnvoll sein. Bei Wahnvorstellungen und Halluzinationen sind Neuroleptika (z. B. Haloperidol) indiziert.

8.24 Lösung: A B C D E

8

Ein **Delir** ist durch eine Kombination von akuten psychischen und vegetativen Symptomen infolge einer Stoffwechselstörung des zentralen Nervensystems gekennzeichnet. Der Patient im Vollbild eines Delirs ist typischerweise tachykard, hyperton und schweißig und zeigt eine psychomotorische Unruhe (Lösung ➢ 8.23) mit Wahnvorstellungen und optischen oder akustischen Halluzinationen.

Die Ursachen sind sehr vielfältig. Im Rettungsdienst ist das Delir nach Konsum oder nach abruptem Entzug von Sucht- oder Rauschmitteln am häufigsten anzutreffen. Aber auch delirante Zustände bei schweren Infektionen, Elektrolytentgleisungen und nach Einnahmefehlern bei Medikamenten sind nicht selten.

KAPITEL

9 Traumatologie

Georg Rohe

Wunden und Wundversorgung

9.1 Lösung:

Schichtaufbau der Haut von außen nach innen (> Abb. 16.10):
1. Oberhaut (Epidermis)
2. Lederhaut (Dermis/Corium)
3. Unterhaut (Subkutis)

Die Zellen der **Oberhaut (Epidermis)** werden durchschnittlich alle 28 Tage erneuert. Die dickste Schichtstärke ist an den Fußsohlen und den Handinnenflächen zu finden.

Die nächste Hautschicht ist die **Lederhaut.** Sie wird auch **Dermis** oder **Corium** genannt und ist eng mit der darüber liegenden Oberhaut verbunden. Ihr gut durchblutetes Bindegewebe ist von Nerven und Lymphbahnen durchzogen. Sie versorgt die Oberhaut mit Nährstoffen und Sauerstoff. In ihr finden sich die Haarwurzeln und die dazugehörigen Talgdrüsen.

Die **Unterhaut (Subkutis)** ist eine von der Lederhaut nicht exakt abgegrenzte, sehr dehnbare Bindegewebeschicht. Mit dem Unterhautfettgewebe übernimmt sie die Funktion der Hautpolsterung. Diese Schicht dient als Energiespeicher und Wärmeisolierung.

9.2 Lösung:

- **Platzwunden:** entstehen durch direkte stumpfe Gewalteinwirkung senkrecht zur Hautoberfläche.
- **Schürfwunden:** entstehen durch Abrieb.
- **Quetschwunden:** Oft sind tiefer liegende schwere Weichteildefekte und Hämatome zu beachten.
- **Bisswunden:** Hier spielt die Infektionsgefahr eine große Rolle.
- **Stichwunden:** Die besondere Gefahr liegt in der Verletzung von tief liegenden Organen und Gefäßen.
- **Schusswunden:** sind oft unscheinbar, wobei die Eintrittswunde kleiner als eine eventuell vorhandenen Austrittswunde ist. Oft sind nicht nur das Gewebe und die Organe im Schusskanal betroffen, sondern durch die Druckwelle in Folge der hohen Projektilgeschwindigkeit auch entfernt liegende Organe.
- **Schnittwunden:** haben scharf begrenzte Wundränder.
- **Ablederung (Decollement):** großflächige Ablösungen der Haut von den darunter liegenden Muskelfaszien. Sie kommen typischerweise bei Überrolltraumen vor. Die Wundheilung ist oft kompliziert. Häufig müssen im Verlauf große Hautareale durch Transplantationen gedeckt werden.

9.3 Lösung: A C D

Die Infektionsgefahr bei **Bisswunden** ist aufgrund der im Speichel vorhanden Erreger erheblich.

Akute Wunden entstehen durch akute Krafteinwirkung auf den Körper. **Chronische Wunden** sind Haut- und Gewebeverletzungen, die trotz mehrwöchiger Therapie nicht abheilen. Oft liegt eine Grunderkrankung vor, die die Wundheilung verhindert (z. B. periphere arterielle Verschlusskrankheit [pAVK] oder Diabetes mellitus). Beispiele für chronische Wunden sind der **Dekubitus** (Druckgeschwür) und das **Ulcus cruris** (offene Beinwunde infolge von Durchblutungsstörungen).

Schürfwunden sind oft mit dem Eintrag von kleinen Schmutzpartikeln verbunden. Wenn z. B. rauer Straßenbelag die Haut bei einem Sturz abreibt, kommt es zu dieser schmerzhaften Verletzung.

Prellungen oder **Quetschungen** können Gewebsverletzungen mit Einblutungen verursachen, die jedoch unter der Haut liegen und deshalb nicht immer sofort erkennbar sind. Vereinfachend kann man Prellungen als **„geschlossene Wunden"** bezeichnen.

Die Tiefenausdehnung von **Schnittwunden** und die damit verbundene Verletzung von Muskeln, Sehnen, Nerven, Gefäßen und Organen ist oft nur schwer einzuschätzen. Diese Wunden bluten oft stark. Die Wundränder sind glatt. Es ist zur Versorgung eine genaue chirurgische Untersuchung notwendig.

9.4 Lösung: B C E

Bei einer Alarmierung mit der Meldung **„Stichverletzung"** muss an die Möglichkeit der Eigengefährdung gedacht werden, da eine Stichverletzung oftmals im Rahmen einer kriminellen Handlung oder einer Selbsttötungsabsicht entstanden ist. Ist der Einsatzort polizeilich gesichert oder kann eine Eigengefährdung sicher ausgeschlossen werden, wird mit der Versorgung des Verletzten begonnen.

Stichverletzungen erscheinen häufig wenig imposant. Gleichzeitig zeigt die verletzte Person oft eine schwere **Schocksymptomatik.** Hinter dem kleinen Stichkanal kann sich eine starke Blutung nach innen verbergen. Deswegen geht man bei Stichverletzungen am Rumpf zunächst immer von einer lebensgefährlichen Verletzung aus. Eine Blutstillung ist von außen nicht möglich und somit ein rascher Transport in eine geeignete Klinik indiziert.

9.5 Lösung:

- **Manuelle Kompression** der Blutungsquelle
- Wenn möglich: **Abdrücken** der zuführenden Arterie (z. B. A. axillaris, A. femoralis) in Verbindung mit **Hochlagern** der Blutungsquelle
- **Druckverband, Woundpacking** in Verbindung mit **Hämostyptika,** Wundverschlussmethoden (z. B. iTClamp®)
- **Abbinden** (Tourniquet) (➤ Abb. 9.1)

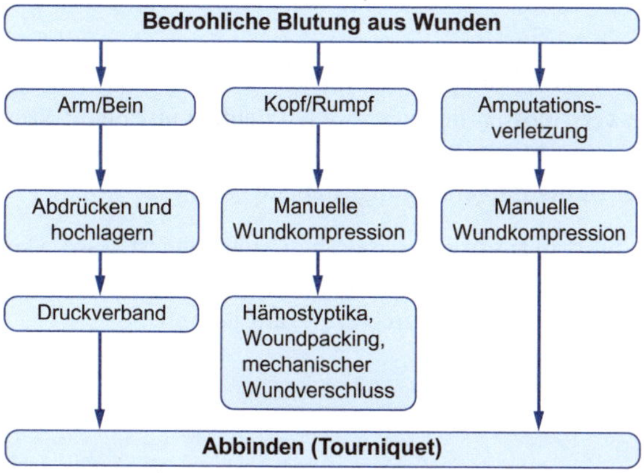

Abb. 9.1 Übersicht: Blutstillung [M1226/V492]

9.6 Lösung: A C E

Generell stellt die **Abbindung einer Extremität** zur Blutstillung eine Ausnahme dar. Fast in jedem Fall lassen sich starke Blutungen durch einen Druckverband oder direktes Aufpressen von Kompressen stillen. Nur in den Fällen, in denen dieses nicht zum Erfolg führt, ist eine Abbindung indiziert. Großflächige, zerfetzte Wunden, Amputationsverletzungen und Fremdkörper in stark blutenden Wunden können solche Ausnahmen darstellen.

Das Abbinden einer Extremität mit einem **Tourniquet** muss sehr fest erfolgen. Dabei entstehen durch die Gewebseinschnürung starke Schmerzen, die bei nicht bewusstlosen Patienten eine entsprechende Analgesie erfordern. Ist die Abbindung nicht ausreichend fest, wird die Arterie nicht vollständig komprimiert. Die betroffene Extremität wird weiterhin arteriell durchblutet, während durch das Tourniquet eine venöse Stauung entstanden ist. Hierdurch kann die Blutung verstärkt werden.

9.7 Lösung: A C D E

Fremdkörper in Wunden werden belassen und erst unter klinischen Bedingungen entfernt. Dieser Grundsatz gilt auch für stark verschmutzte Fremdkörper. Übergroße Fremdkörper werden mit geeignetem Werkzeug (Feuerwehr, Technisches Hilfswerk) möglichst ohne zusätzliche Bewegung des Fremdkörpers in der Wunde auf ein transportfähiges Maß gebracht.

Bei **Entfernung eines Fremdkörpers** aus einer Wunde besteht die Gefahr, dass die tamponierende (abstopfende) Wirkung aufgehoben und eine bedrohliche Blutung ausgelöst wird. Außerdem können Nerven und andere empfindliche Gewebestrukturen durch das unkontrollierte Herausziehen geschädigt werden. Um die **Infektionsgefahr** zu minimieren, wird die Wunde steril abgedeckt und der Fremdkörper in seiner Position fixiert.

9.8 Lösung:

Das **Amputat** wird zunächst druckfrei steril eingewickelt (Kompressen, Verbandtuch). Danach wird es in einen wasserdichten Beutel gelegt, der wiederum verschlossen in einen zweiten Beutel mit kaltem Wasser oder künstlichem Eis gelegt wird. Die ideale Temperatur hierfür beträgt 2 °C. Für den Rettungsdienst gibt es spezielle Doppelbeutelsysteme mit Kühlmitteln zur **Implantatversorgung (Replant-Set).**

Ein Reinigen oder gar Desinfizieren des Amputats führt zu zusätzlichen Gewebeschäden und ist deshalb kontraindiziert. Ebenso darf kein direkter Kontakt mit Wasser oder Eis erfolgen. Eine Temperatur unter 2 °C muss unbedingt vermieden werden, da es sonst zu Gewebsschäden durch Erfrierung kommt.

Verletzungen des Bewegungssystems

9.9 Lösung: B D

Die an den Knochenenden gelegenen Abschnitte eines Knochens nennt man **Epiphyse,** dazwischen liegt die **Diaphyse.** Der Übergang zwischen den Abschnitten wird als **Metaphyse** oder **Epiphysenfuge** bezeichnet. Hier befindet sich im Kindesalter die Wachstumszone des Knochens. Kommt es in diesem Bereich zu Verletzungen, kann das Längenwachstum des Knochens empfindlich gestört werden.

Umschlossen ist der Knochen von der Knochenhaut, dem **Periost.** In ihr verlaufen Nerven und die Gefäße, die in den Knochen ziehen und ihn ernähren. Das Periost ist im Gegensatz zur eigentlichen Knochensubstanz sehr schmerzempfindlich.

Eine **intraossäre Kanüle** wird durch die harte Rinde (Kompakta) des Knochens gebohrt und liegt mit ihrer Spitze in der Markhöhle. Spongiosa findet sich in den Epiphysen der Knochen.

9.10 Lösung:

- Oberarmknochen – Humerus
- Elle – Ulna
- Speiche – Radius
- Oberschenkelknochen – Femur
- Schienbein – Tibia
- Wadenbein – Fibula

9.11 Lösung: C

Das **Gelenk** wird gebildet durch den Gelenkkopf des einen Knochens und die Gelenkpfanne des anderen Kochens (➤ Abb. 9.2). Beide sind von Knorpel überzogen. Dazwischen findet sich der Gelenkspalt. Eine feste bindegewebige Gelenkkapsel umschließt das Gelenk. Auf deren Innenseite findet sich eine gut durchblutete Membran (Synovia), die die Gelenkflüssigkeit (Gelenkschmiere) produziert, über die die Knorpelzellen ernährt werden.

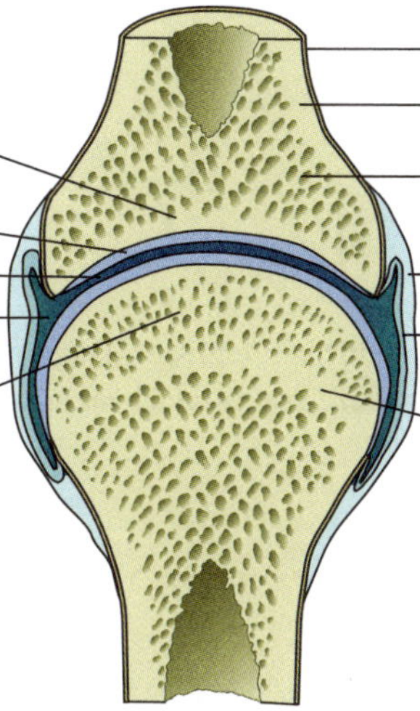

Abb. 9.2 Gelenkaufbau [L190]

9.12 Lösung:

D Durchblutung
M Motorik
S Sensibilität

Zur Untersuchung von Extremitätenverletzungen gehört die sorgfältige Überprüfung der Durchblutung, der Bewegungsfähigkeit (Motorik) und der Reizwahrnehmung (Sensibilität). Eine fehlende Durchblutung (Rekapillarisierungszeit, Tasten des Pulses, Signal des Pulsoxymeters) und/oder eine gestörte Sensibilität (Berührungsempfindlichkeit, Kribbeln) oder eine fehlende Motorik (aktive Bewegung) weisen auf Gefäß- und Nervenverletzungen hin. Bei grob dislozierten Luxationen oder Frakturen ist dieses eine Indikation für einen baldigen Repositionsversuch. Nach einem Repositionsversuch und auch nach einer Schienung oder Umlagerung muss die Untersuchung erneut durchgeführt werden, um eine Verschlechterung nicht zu übersehen.

9.13 Lösung:

- **Distorsion (Verstauchung):** Gelenküberdehnung mit Verletzung der stabilisierenden Gelenkbänder. Die Gelenkkapsel ist erhalten und die Gelenkflächen stehen korrekt zueinander. Schmerz und Gelenkschwellung sind die Folge.
- **Luxation (Verrenkung):** Gelenküberdehnung mit Gelenkkapselriss und bleibender Fehlstellung der Gelenkflächen. Eine Reposition ist notwendig.

9.14 Lösung:

- Fehlstellung
- Stufenbildung
- Abnorme Beweglichkeit
- Krepitation (Aneinanderreiben von Knochenfragmenten)
- Sichtbare Knochenenden

Die genannten Zeichen beweisen das Vorliegen einer Fraktur. Blutergüsse (Hämatome), Schmerzen, Schwellungen und Bewegungseinschränkungen gelten als **unsichere Frakturzeichen.**

9.15 Lösung:

➢ Abb. 9.3

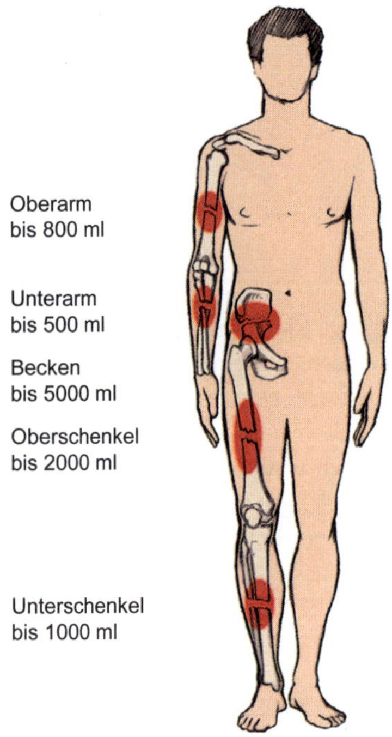

Abb. 9.3 Möglicher Blutverlust bei Frakturen [L108]

9.16 Lösung: A D E

Der Sinn einer schonenden **Ruhigstellung von Extremitätenfrakturen** liegt in der Vermeidung von Schmerzen und von zusätzlichen Schädigungen der Gefäße, der Nerven und des Weichteilgewebes. Patienten nehmen eine Schonhaltung ein, um den verletzten Knochen möglichst wenig zu bewegen. Eine **Reposition** ist notwendig, wenn bei einer dislozierten Fraktur die Durchblutung oder die Sensibilität (DMS) einer Extremität gestört sind. Sind diese normal, wird die Fraktur in der vorgefundenen Position vorsichtig und unter Vermeidung von unnötiger Bewegung ruhiggestellt. Bei einer **Schienung** (z. B. pneumatische Schiene, Vakuumschiene, SAM®Splint) ist zu beachten, dass auch die der Fraktur benachbarten Gelenke ruhiggestellt werden müssen. Die **Reposition** und **sterile Abdeckung von offenen Frakturen** bei Traumapatienten erfolgt nicht im Rahmen des Ersteindrucks (General Impression), sondern unter „E" (Environment) im Rahmen der Einschätzung (Primary Survey oder Primary Assessment) nach dem C-ABCDE- oder X-ABCDE-Schema. Vor der Frakturbehandlung steht die Stillung lebensbedrohender Blutungen und die Aufrechterhaltung der Vitalfunktionen.

9.17 Lösung:

Gradeinteilung der offenen Frakturen:

- **Grad I:** kleine Hautwunde nach Durchspießung der Haut von innen nach außen durch den frakturierten Knochen, minimaler Gewebeschaden
- **Grad II:** Fraktur mit großer Hautwunde durch den Knochen von innen, jedoch ohne Verletzung von Muskulatur, Gefäßen oder Nerven
- **Grad III:** Fraktur mit großem Weichteildefekt und Schädigung von Muskulatur, Nerven oder Gefäßen
- **Grad IV:** subtotale Amputation

9.18 Lösung: A B

Da eine gute **Ruhigstellung einer Fraktur** sich nur durch Ruhigstellung der benachbarten Gelenke erreichen lässt, ist im Rettungsdienst die Kenntnis verschiedener Ruhigstellungstechniken und Hilfsmittel erforderlich.

Bei **dislozierten Frakturen** mit einer Störung der Durchblutung und der Sensibilität des distal gelegenen Extremitätenbereichs ist eine Reposition und Ruhigstellung in achsengerechter Position anzustreben. Dies gilt für geschlossene und für offene Frakturen gleichermaßen.

Die Fixierung einer **Oberschenkelfraktur** ist mit der Luftkammerschiene nicht ausreichend möglich, da hierdurch keine Ruhigstellung im Bereich des Hüftgelenks erfolgt und somit nicht beide der Fraktur benachbarten Gelenke ruhiggestellt würden. Bei dieser Fraktur sind die Vakuummatratze oder über das Hüftgelenk reichende Streckschienen wie z. B. das Kendrick-Traction-Device® einzusetzen.

Die Verwendung von Dreiecktüchern hat auch im professionellen Rettungsdienst ihre Indikationsbereiche. Beispielsweise ist die Verwendung als Armtragetuch eine gute Möglichkeit, eine Unterarmfraktur ruhigzustellen.

9.19 Lösung: A B D

Bei der **Oberschenkelhalsfraktur** handelt es sich um eine der häufigsten Sturzfolgen älterer Menschen. Besonders oft betroffen sind Frauen mit Osteoporose. Symptomatisch sind die auffallende Verkürzung und Außenrotation des betroffenen Beines. Die Schmerzstärke variiert bei Schonung des Beines von mäßig bis erheblich, bei Belastung oder Bewegung sind die Schmerzen häufig unerträglich. Eine Nachforderung des Notarztes zur analgetischen Therapie kann deshalb indiziert sein.

Die Patienten werden in der anmodellierten **Vakuummatratze** immobilisiert und können so einigermaßen schmerzfrei transportiert werden. Einfache Beinschienen wie eine Luftkammerschiene sind nicht geeignet, da sie keine Ruhigstellung im Hüftgelenk ermöglichen.

9.20 Lösung: A C

Das knöcherne **Becken** wird rückenseitig (dorsal) durch das Kreuzbein (Os sacrum) und seitlich jeweils durch die beiden Hüftbeine (Os coxae) gebildet. Die in den Iliosakralgelenken durch festes Bindegewebe mit dem Kreuzbein verbundenen Hüftbeine sind bogenförmig nach vorn gewölbt und bauchseitig (ventral) durch die knorpelig-bindegewebige Schambeinfuge (Symphyse) verbunden: Es entsteht ein knöcherner Beckenring. Die beiden Hüftbeine bestehen jeweils aus Schambein (Os pubis), Darmbein (Os ilium) und Sitzbein (Os ischii).

Eine **Open-book-Fraktur** nennt man eine Beckenverletzung, bei der es durch Zerreißung der Symphyse und der festen Bandstrukturen über dem Iliosakralgelenk zu einem Aufklappen des knöchernen Beckenrings wie beim „Öffnen eines Buches" kommt.

Die traditionelle **Überprüfung der Beckenstabilität** durch festen Druck auf die Beckenschaufeln von oben und von der Seite hat sich in Studien als nicht zielführend und potenziell schädigend gezeigt. Besser sind eine vorsichtige manuelle Untersuchung und die Abschätzung des Risikos einer Beckenverletzung anhand der Merkmale Unfallmechanismus (Kinematik), äußere Zeichen einer Verletzung im Beckenbereich (Inspektion) oder Schmerzen (KISS-Schema). Bei einer Beckenfraktur muss immer an eine Mitverletzung der im Unterbauch und Becken liegenden Organe (z. B. Harnblase, Harnröhre, Darm) und Blutgefäße gedacht werden.

Bei Frakturen des Beckenrings kann es zu starken Blutungen aus dem Knochenmark und aus dem Venengeflecht vor dem Kreuzbein mit einem Blutverlust von bis zu 5 l kommen. Um die Blutung zu reduzieren, soll der Patient mit einer **Beckenschlinge** versorgt und das Becken auf diese Weise komprimiert werden. Die Beckenschlinge muss dafür in Höhe der tastbaren Rollhügel (Trochanter major) der Oberschenkelknochen angelegt werden. Eine zu hohe Positionierung im Bereich des Beckenkamms unterhalb der Taille ist nicht nur ineffektiv, sondern kann durch Aufklappen der unteren Anteile der Iliosakralgelenke sogar zu einer Verstärkung des Blutverlusts führen. Für eine optimale Wirkung sollen die Beine vor dem Festzurren der Beckenschlinge in leichter Innenrotation in Kniehöhe fixiert werden.

9.21 Lösung: A B C D

Die Wirbelsäule wird in die Halswirbelsäule, die Brustwirbelsäule, die Lendenwirbelsäule, das Kreuzbein und das Steißbein unterteilt. Sie besteht aus 33–34 Wirbelkörpern, nämlich den 7 Halswirbelkörpern, den 12 Brustwirbelkörpern, den 5 Lendenwirbelkörpern, dem aus 5 verschmolzenen Wirbeln bestehenden Kreuzbein und dem Steißbein, das aus 4–5 verschmolzenen Wirbeln besteht.

Zwischen den Wirbelkörpern der Hals-, Brust- und Lendenwirbelsäule befinden sich die Bandscheiben, die aus einer derben bindegewebigen Hülle und einem gallertartigen Kern bestehen. Hierdurch erhält die Wirbelsäule ihre Beweglichkeit. Die Wirbelsäule bildet zusammen mit dem Brustkorb und dem Becken das Knochengerüst des Rumpfes.

Die Wirbelknochen bestehen bauchseitig (ventral) aus dem eigentlichen Wirbelkörper. Nach dorsal (rückenwärts) umschließt der Wirbelbogen das Wirbelloch (Foramen vertebrale). Durch die Wirbellöcher der Wirbelknochen wird der Spinalkanal gebildet, durch den das Rückenmark verläuft. Von den Wirbelbögen entspringen nach hinten gerichtet und durch die Haut tastbar die Dornfortsätze. Die Querfortsätze entspringen seitlich an den Wirbelbögen und sind nicht durch die Haut tastbar.

9.22 Lösung:

- Gefühlsstörungen (Gefühllosigkeit, Taubheit, Kribbelgefühle, Seitenunterschied) unterhalb der vermuteten Verletzungshöhe
- Motorische Störungen (Kraftminderung, Lähmung, Seitenunterschied)
- Unkontrollierter Abgang von Urin oder Stuhl
- Zeichen eines spinalen Schocks mit warmer, rosiger Haut und ausbleibender Tachykardie trotz hypotonen Blutdruckwerten

Das Fehlen der aufgeführten Symptome schließt eine vorhandene oder drohende Rückenmarksschädigung nicht aus! Deshalb soll der Patient bei Verdacht auf eine Wirbelsäulenverletzung immer immobilisiert und Bewegungen der Wirbelsäule minimiert werden. Zur Entscheidungsfindung eignen sich die **NEXUS-Kriterien:** Findet sich bei einem bewusstseinsklaren Patienten ein Druck- oder Klopfschmerz über der Wirbelsäule oder eine neurologische Auffälligkeit, soll eine Immobilisierung erfolgen. Ebenso soll immobilisiert werden, wenn der Unfallmechanismus eine Wirbelsäulenfraktur möglich erscheinen lässt und der Patient aufgrund von Bewusstseinstrübung, Intoxikation oder ablenkenden weiteren Verletzungen nicht verlässlich Auskunft geben kann.

Bei der Lagerung dieser Patienten müssen insbesondere Rotations-, Beuge- oder Streckbewegungen verhindert werden **(„achsengerechte Lagerung“).** Die Behandlung von Störungen der Vitalfunktionen darf jedoch nicht verzögert werden.

Zum spinalen Schock: ➢ 9.23.

9.23 Lösung: C D E

Der **spinale Schock** ist eine seltene Sonderform des **neurogenen Schocks.** Er entsteht durch eine Verletzung des Rückenmarks im Bereich der Hals- oder oberen Brustwirbelsäule, wie sie z. B. bei einem Sturz aus großer Höhe oder bei einem Motorradunfall vorkommt.

Mit der Verbindung zum zentralen Nervensystem ist auch die Sympathikusinnervation unterbrochen. Hierdurch entfällt der vasokonstriktorische (gefäßverengende) Einfluss des Sympathikus auf die Regulation der Gefäßweite und es kommt zu einer Weitstellung der Blutgefäße (Vasodilatation) mit einem Blutdruckabfall. Da die sympathischen Nervenbahnen zum Herzen und zur Nebenniere ebenfalls unterbrochen sind, unterbleibt eine Gegenregulation durch eine reflektorische Steigerung der Herzfrequenz oder eine Ausschüttung von Katecholaminen (➤ 6.47).

Klinisch auffällig sind neben den neurologischen Symptomen einer Rückenmarksverletzung (Ausfall von Sensibilität und Motorik) die warme, gut durchblutete Haut und das Fehlen einer Tachykardie trotz eines sehr niedrigen Blutdrucks. Neben der Kreislauftherapie mit Zufuhr von Volumen und ggf. Katecholaminen sollte auf eine **Wärmeerhaltung** geachtet werden.

9.24 Lösung: A B D E

Bei Verdacht auf eine Halswirbelsäulenverletzung und stabile Vitalfunktionen hat ein **vorsichtiges Vorgehen** unter **Vermeiden von unnötigen Bewegungen** Priorität. Die Halswirbelsäule (HWS) wird durch Anlegen eines passenden Stützkragens stabilisiert. Bei der **Abnahme von Motorradhelmen** wird die Halswirbelsäule ohne Zug oder Extension fest in Neutralposition gehalten, bis der HWS-Stützkragen angelegt ist. Zur Ruhigstellung von Brust- und Lendenwirbelsäule bei Verletzten in einem Fahrzeug bietet sich die Verwendung eines Rettungskorsetts (z. B. KED®-System) an. Die Schaufeltrage und die Vakuummatratze sind geeignete Hilfsmittel zur Umlagerung und zur Immobilisierung von Patienten mit Wirbelsäulenverletzungen. Auch das Spineboard eignet sich zur Rettung Wirbelsäulenverletzter. Beim Ablegen des Kopfes ist häufig eine Unterlage nötig, um die Neutralposition beizubehalten. Nach Lagerung auf einer Vakuummatratze oder einem Spineboard muss zusätzlich zum HWS-Stützkragen durch ein Kopffixierpolster für Stabilität gesorgt werden.

Bei Verdacht auf eine HWS-Fraktur ist neben der Anlage eines HWS-Stützkragens auch die Immobilisierung der gesamten Wirbelsäule mit einer Vakuummatratze nötig, um Bewegungen im HWS-Bereich zu vermeiden.

Bei bewusstlosen Patienten mit möglicher Wirbelsäulenverletzung sollen die Atemwege nicht durch Überstrecken der Halswirbelsäule, sondern durch den **Esmarch-Handgriff** und vorsichtige Einlage eines **Wendl- oder Guedel-Tubus** freigehalten werden. Auch bei der Intubation dieser Patienten soll der Kopf durch einen zweiten Helfer in Neutralposition gehalten und die HWS nicht überstreckt werden. Bei schwierigen anatomischen Verhältnissen kann durch die Verwendung eines Videolaryngoskops oder einer supraglottischen Beatmungsmöglichkeit, z. B. eines Larynxtubus, eine Überstreckung der HWS vermieden werden.

9.25 Lösung:

Bei einer Fraktur im Halswirbelsäulenbereich besteht bei Mobilisation die Gefahr einer Rückenmarksschädigung oberhalb des 4. Halswirbels. Dieses führt zur Atemlähmung, weil hier beidseitig der Zwerchfellnerv (N. phrenicus) entspringt. Im Bereich des 1. und 2. Halswirbels kann der Dens axis, ein nach kranial ragender Zapfen des zweiten Wirbelkörpers, frakturiert sein und bei Bewegung das verlängerte Rückenmark (Medulla oblongata) mit dem Atemzentrum verletzen. Die Stabilisierung der HWS bei möglicher Fraktur gehört also zu den Maßnahmen der Atem(wegs)sicherung.

Schädel-Hirn-Trauma

9.26 Lösung: A C D

Der knöcherne Schädel kann in **Hirnschädel** und **Gesichtsschädel** unterteilt werden. Beim Hirnschädel unterscheidet man **Schädeldach** und **Schädelbasis.** Er umschließt und schützt das Gehirn. Die **Hirnnerven** verlassen den Hirnschädel durch verschiedene Öffnungen in der Schädelbasis. Das Hinterhauptsloch **(Foramen magnum)** bildet die größte Öffnung. Durch diese Verbindung zieht das Rückenmark, umgeben von der harten (Dura mater) und den weichen Hirnhäuten (Arachnoidea und Pia mater), die den **Liquorraum** umschließen, hinunter in den Wirbelkanal.

Liquor wird in den inneren Kammern des Gehirns **(Hirnventrikel)** gebildet. Diese inneren Liquorräume des Gehirns stehen über kleine Ausführungskanäle in Verbindung mit dem äußeren Liquorraum zwischen Arachnoidea und der von der Pia mater bedeckten Hirnoberfläche. Dieser von den Hirnhüllen gebildete, liquorgefüllte Raum heißt Subarachnoidalraum. Er verläuft mit den Hirnhäuten durch das Foramen magnum und umgibt das Rückenmark im Spinalkanal.

9.27 Lösung:

- Rechte und linke A. carotis interna
- Rechte und linke A. vertebralis, die sich zur A. basilaris vereinen
- Die genannten Arterien bilden an der Hirnbasis einen kleinen Kreis (Circulus arteriosus Willisii), aus dem die Hirnarterien entspringen.

Die Blutversorgung des Gehirns erfolgt durch die rechte und linke innere Halsschlagader **(A. carotis interna),** die durch einen kleinen Kanal in der Schädelbasis zum Gehirn ziehen und die beidseitigen Vertebralarterien **(A. vertebralis),** die durch das Hinterhauptsloch (Foramen magnum) in den Hirnschädel gelangen und sich dort zur **A. basilaris** vereinen. Diese Arterien bilden an der Hirnbasis einen Kreis **(Circulus arteriosus Wilisii),** aus dem dann die hirnversorgenden Abzweigungen (vordere, mittlere und hintere Hirnarterien) entspringen.

Auf diese Weise kann bei einer Unterbrechung der Blutzufuhr aus einer oder zwei Arterien die Durchblutung des Gehirns unter stabilen Blutdruckverhältnissen und bei fehlenden arteriosklerotischen Verengungen von den übrigen Gefäßen übernommen werden.

Die A. carotis interna entspringt aus der jeweiligen **A. carotis communis,** die beim Prüfen des Carotispulses am Hals getastet werden kann.

9.28 Lösung:

Bei einem **offenen SHT** ist die **Dura mater** eröffnet, beim **geschlossenen SHT** ist sie unverletzt.

Die harte Hirnhaut (Dura mater) ist eine feste bindegewebige Hülle, die dem Schädelknochen auf der Innenseite fest anhaftet. Der Dura mater haftet innen die dünne Arachnoidea (Spinnenwebenhaut) an, die die äußere Begrenzung des Liquorraums bildet. Bei einer Verletzung der Dura mater reißt auch die Arachnoidea ein und es kommt zum Austritt von Liquor, einem typischen Merkmal eines offenen Schädelhirntraumas. Bakterien können leicht eindringen und lebensgefährliche Infektionen (Hirnhaut- und Gehirnentzündungen) hervorrufen.

9.29 Lösung:

- Unter **primärer Hirnschädigung** versteht man bei einem SHT die Hirnverletzung durch die direkte Gewalteinwirkung zum Zeitpunkt des Traumas.
- Die **sekundäre Hirnschädigung** entsteht zeitversetzt durch Blutung und Ödem. Diese verursachen eine Raumforderung, die zum **Hirndruck** führt. Hirndruck verstärkt die Minderperfusion des Hirngewebes, was wiederum das **Hirnödem** verstärkt und dadurch zu weiterem Hirndruck führt. Ein sich selbst verstärkender Teufelskreis entsteht.

Primäre Hirnverletzung oder sekundäres Hirnödem verursachen je nach betroffenen Hirnregionen Störungen der Vitalfunktionen Bewusstsein, Atemregulation und Kreislaufregulation.

9.30 Lösung:

- Kurzzeitige Bewusstlosigkeit nach Trauma (weniger als 5 Min.)
- Kopfschmerz und Schwindel
- Übelkeit und Erbrechen
- Retrograde Amnesie oder antegrade Amnesie und Verwirrtheit

Commotio cerebri ist der medizinische Ausdruck für eine Gehirnerschütterung. Sie wird als Schädel-Hirn-Trauma 1. Grades, also leichtes SHT eingeteilt. Wichtigstes Symptom einer Commotio cerebri ist eine im Augenblick des Traumas einsetzende Bewusstlosigkeit, die aber nur wenige Sekunden oder Minuten anhält. Die Bewusstlosigkeit resultiert aus einer kurzzeitigen Funktionsstörung des ZNS, eine strukturelle Schädigung des Gehirns ist nicht nachweisbar. Nach dem Erwachen sind Kopfschmerz, Schwindel, Übelkeit und Erbrechen typische Symptome. Für die Zeit kurz vor Eintritt des Unfallereignisses besteht eine Gedächtnislücke, dieses Phänomen wird als **retrograde Amnesie** bezeichnet. Auch Verwirrtheit und **antegrade Amnesie** (fehlende Merkfähigkeit) können für einige Zeit nach dem Trauma bestehen.

9.31 Lösung:

Ein „symptom**freies Intervall**“ beschreibt das kurzzeitige Erwachen und anschließende Wiedereintrüben von Patienten mit einer schweren Schädel-Hirn-Verletzung nach einem Trauma. Die Funktionsstörung der Neuronen in Folge der direkten Gewalteinwirkung führt zu einer initialen Bewusstlosigkeit. Nach einer kurzzeitigen Besserung der Bewusstseinsstörung führt die sekundäre Hirnschädigung (➢ 9.29) durch Blutung oder zunehmendes Hirnödem zu Hirndruck und zum erneuten Eintrüben. Typisch ist das symptomfreie Intervall für eine intrakranielle Blutung, z. B. bei einem epiduralen Hämatom.

9.32 Lösung: B D E

Die Schädelbasis bildet den Boden des Hirnschädels. Sie ist insbesondere im Bereich der vorderen Schädelgrube zum Teil sehr dünn und kann bei einer Gewalteinwirkung leicht frakturieren (häufig bei gleichzeitigen Frakturen des Gesichtsschädels, z. B. Mittelgesichtsfrakturen). Während bei einer Fraktur der Schädelbasis in der mittleren und hinteren Schädelgrube meist gleichzeitig eine schwere Hirnschädigung vorliegt, kann der Patient bei einer vorderen (frontobasalen) Schädelbasisfraktur durchaus wach und neurologisch unauffällig sein.

Typische klinische Zeichen einer Schädelbasisfraktur sind die Entwicklung eines **Monokel- oder Brillenhämatoms** und – bei gleichzeitiger Verletzung der harten Hirnhaut – ein Liquorabgang (Liquorrhö) in Form eines wässrig-blutigen Ausflusses aus Nase **(Rhinoliquorrhö)** oder Ohr **(Otoliquorrhö).** In diesem Fall liegt eine offene Verbindung vom Gehirn nach außen vor (offenes Schädel-Hirn-Trauma) (➤ 9.28) und es besteht die Gefahr einer bedrohlichen Infektion des Gehirns (Enzephalitis).

Ein **„symptomfreies Intervall“** ist typisch für eine intrakranielle Blutung, z. B. bei einem epiduralen Hämatom (➤ 9.31). Es kann natürlich auch in Verbindung mit einer Schädelbasisfraktur auftreten, ist aber nicht diagnosesichernd für diese Verletzung.

9.33 Lösung: A B C D

Das Auftreten eines symptomfreien Intervalls spricht bei einem Patienten mit einem SHT für einen ansteigenden intrakraniellen Druck (➤ 9.31).

Bei ansteigendem Hirndruck wird der an der Schädelbasis verlaufende Augenmuskelnerv (N. oculomotorius) in seiner Funktion gestört: Es ist eine Pupillenerweiterung **(Mydriasis)** auf der betroffenen Seite zu beobachten.

Kommt es durch den ansteigenden Hirndruck zu einer Schädigung des Atem- und des Kreislaufzentrums in der Medulla oblongata, so zeigt sich dies in einer auffälligen Bradykardie **(Druckpuls)** und in Atemunregelmäßigkeiten wie der **Biot-Atmung:** Gleichmäßige, tiefe Atemzüge werden von intermittierenden Apnoephasen unterbrochen (➤ 3.1).

Der **Blutzuckerwert** hat keine direkte Abhängigkeit vom Hirndruck. Dennoch soll bei jedem bewusstseinseingeschränkten Patienten der Blutzuckerwert bestimmt werden, da ein sehr niedriger oder sehr hoher Wert zu Bewusstseinsstörungen führen kann.

9.34 Lösung:

Epidurale, subdurale und intrazerebrale Blutungen sind typische traumatische Blutungen. Sie entstehen durch Gefäßverletzungen.

- **Intrakranielle Blutung:** Oberbegriff für eine Blutung innerhalb der Schädelhöhle ohne weitere Unterscheidung (➤ Abb. 9.4)
- **Epidurales Hämatom:** Blutansammlung oberhalb der Dura mater zwischen Schädelkalotte und harter Hirnhaut. Epidurale Blutungen resultieren aus Verletzungen der Hirnhautarterien. Typisch ist ein **symptomfreies Intervall** nach einer primären Bewusstlosigkeit. Mit zunehmendem Hirndruck trübt der Patient erneut ein.
- **Subdurales Hämatom:** Blutansammlung unterhalb der Dura mater zwischen harter Hirnhaut und Arachnoidea (Spinnengewebshaut). Da der Liquorraum erst unter der Arachnoidea beginnt, ist dieser von der Blutung nicht betroffen. Subdurale Blutungen resultieren aus venösen Verletzungen von Gefäßen, die von der Hirnoberfläche durch die harte Hirnhaut in die venösen Abflüsse (Sinus) führen, die sog. Brückenvenen. Das symptomfreie Intervall kann Tage bis Wochen dauern. Oft sind ältere Menschen und Kinder betroffen und häufig ist das auslösende Ereignis (z. B. Sturz) nicht besonders schwerwiegend gewesen. Die Einnahme von Antikoagulantien (Gerinnungshemmern) (z. B. Marcumar®, Xarelto®, Eliquis®, Pradaxa®) ist ein Risikofaktor.
- **Intrazerebrale Blutung:** Blutung innerhalb des Hirngewebes (innerhalb der Hirnmasse), auch Hirnmassenblutung genannt. Bei intrazerebralen Blutungen sind Gefäßrupturen innerhalb des Hirngewebes die

Blutungsquelle. Oft kommt es rasch zu Hirndruckzeichen. Im typischen Fall bleibt der Patient nach dem initialen Trauma bewusstlos und zeigt kein symptomfreies Intervall. Die Prognose ist schlecht.

- **Subarachnoidalblutung:** Blutung im Subarachnoidalraum (äußerer Liquorraum), der außen durch die Arachnoidea und innen durch die mit der Hirnoberfläche verwachsenen Pia mater begrenzt ist. Eine Subarachnoidalblutung kann zwar auch traumatisch hervorgerufen sein, entsteht aber meistens aus völliger Gesundheit heraus durch Ruptur eines Aneurysmas der hirnversorgenden Arterien.

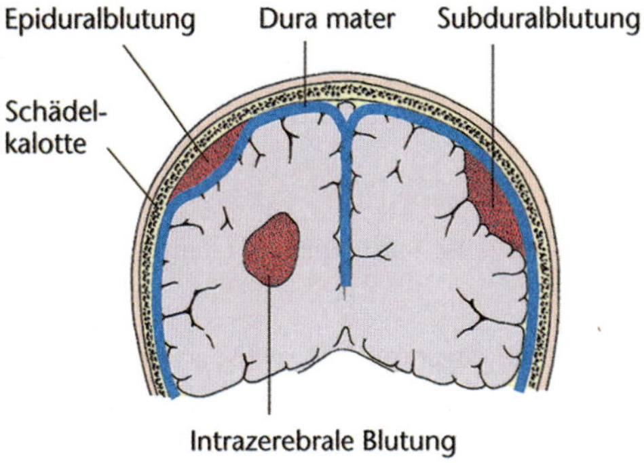

Abb. 9.4 Blutungen ins Schädelinnere [L190]

9.35 Lösung: D

Eine **epidurale Blutung** führt zu einem Hämatom im Epiduralspalt zwischen Dura mater und knöchernem Schädel (➤ 9.34). Sie entsteht durch eine arterielle Blutung aus einer Hirnhautarterie (A. meningea). Durch das zunehmende Hämatom kommt es zu einem Hirndruck mit Verdrängung der Hirnmasse. Klinisch zeigen sich eine Bewusstlosigkeit und eine Pupillenerweiterung (Mydriasis) auf der betroffenen Seite.

Da das Volumen des Hirnschädels gering ist, führt eine Blutung in die Schädelhöhle nicht zu einem Volumenmangelschock. Sind bei einem Patienten mit SHT gleichzeitig Anzeichen eines Volumenmangelschocks festzustellen, muss davon ausgegangen werden, dass weitere Verletzungen mit schweren Blutungen vorliegen.

Ein Monokel- oder Brillenhämatom ist ein typisches Zeichen für eine **Schädelbasisfraktur** (➤ 9.32).

Eine Verletzung der Brückenvenen führt zu einem subduralen Hämatom.

9.36 Lösung: C E

Die beschriebene Anamnese und Symptomatik sind typisch für ein **subdurales Hämatom.** Hierbei kommt es – oftmals nach Bagatelltraumen – durch eine Verletzung venöser Gefäße (Brückenvenen) zu einer Einblutung zwischen harter (Dura mater) und weicher (Arachnoidea mater) Hirnhaut (➤ 9.34). Neurologische Symptome wie zunehmende Eintrübung oder ein Krampfanfall treten zum Teil erst mehrere Tage nach dem auslösenden Ereignis auf. Eine Dauermedikation mit einem gerinnungshemmenden Medikament (z. B. Marcumar®) ist ein Risikofaktor für die Entwicklung eines subduralen Hämatoms nach einem Bagatelltrauma.

Differenzialdiagnostisch muss bei der Symptomatik an einen Schlaganfall mit ischämischem oder hämorrhagischem Insult gedacht werden.

9.37 Lösung: B C D

Bei einem schweren **Schädel-Hirn-Trauma (SHT)** ist der Patient bewusstseinseingeschränkt und die Schutzreflexe sind nicht verlässlich vorhanden. Dennoch soll auf eine stabile Seitenlagerung mit Tieflagerung des Kopfes verzichtet werden, um den venösen Abfluss nicht zu behindern **(Hirnödemprophylaxe).** Zudem muss bei einem SHT immer die Möglichkeit einer gleichzeitigen HWS-Fraktur bedacht werden. Deshalb ist eine Immobilisierung der Halswirbelsäule wichtig. Bei Anwendung einer **HWS-Stützmanschette** muss darauf geachtet werden, dass sie am Hals nicht abschnürend wirkt und einen guten venösen Abfluss ermöglicht. Idealerweise wird die HWS-Stützmanschette nach Ruhigstellung der HWS auf einer Vakuumatratze oder durch die Verwendung von Headblocks wieder entfernt.

Es soll eine **Oberkörperhochlagerung** von ca. 15–30° durchgeführt werden, lediglich bei instabilem Kreislauf und Schocksymptomatik ist eine flache Lagerung angezeigt. Eine ständige Absaugbereitschaft für den Fall eines Erbrechens oder einer Regurgitation von Magensekret ist wichtig. In diesem Fall kann, wenn notwendig, eine modifizierte Seitenlagerung unter achsengerechter Haltung der Halswirbelsäule zum Freimachen der Atemwege durchgeführt werden.

Bei einem schweren SHT gehören eine Intubation und kontrollierte Beatmung zu den notärztlichen Maßnahmen. Bei der Beatmung soll eine Hypoventilation genauso wie eine starke Hyperventilation vermieden werden. Eine Hypoventilation führt über eine Hyperkapnie zu einer zerebralen Vasodilatation mit Zunahme des Hirndrucks. Eine Hyperventilation führt andererseits zu einer zerebralen Vasokonstriktion (Gefäßverengung) mit Abnahme der Hirndurchblutung. Deshalb ist bei beatmeten Patienten mit SHT der Einsatz der Kapnometrie besonders wichtig. Der Zielwert für den endexspiratorischen Kohlendioxidpartialdruck ($etCO_2$) beträgt beim SHT 30–40 mmHg.

Thoraxtrauma

9.38 Lösung: A B C D E

Je nach Richtung des Stichkanals und der Länge des penetrierenden Gegenstands können alle genannten Organe verletzt werden.

9.39 Lösung:

Als **paradoxe Atmung** wird bei einem instabilen Thorax das Phänomen bezeichnet, dass sich bei der Inspiration der betreffende Teil der Thoraxwand nach innen einzieht und bei der Exspiration nach außen vorwölbt. Die Bewegung verläuft also entgegengesetzt der normalen Atemexkursionen.

Hintergrund ist der Mechanismus, dass sich bei mehreren benachbarten oder mehrfach gebrochenen Rippen die Thoraxstabilität nicht mehr aufrechterhalten lässt und die Thoraxwand den im Thorax herrschenden Druckverhältnissen folgt: Dem Unterdruck folgend nach innen bei der Inspiration und dem Druck nachgebend nach außen bei der Exspiration.

9.40 Lösung: D

Beim **Pneumothorax** befindet sich Luft im Pleuraspalt. Als Pleuraspalt bezeichnet man den mit einem Flüssigkeitsfilm gefüllten Spalt, der sich zwischen dem Rippenfell **(Pleura parietalis)** und dem Lungenfell **(Pleura visceralis)** befindet. Die Pleuraflüssigkeit hält durch Adhäsionskräfte die beiden Pleurablätter zusammen. Dazu herrscht im Pleuraspalt ein Unterdruck. Nur bei Hustenstößen und aktiver starker Ausatmung können positive Drücke im Pleuraspalt gemessen werden.

Durch eine äußere Verletzung oder einen spontanen oder beatmungsbedingten Einriss im Lungengewebe kann Luft in den Pleuraspalt gelangen: Man spricht von einem Pneumothorax. Der Haftungseffekt der Lungenoberfläche an der Thoraxwand kann dann nicht mehr wirken und die Lunge zieht sich elastisch zusammen und kollabiert. Dieser Zustand führt, soweit keine weiteren schweren Erkrankungen oder Verletzungen vorhanden sind und sich kein **Spannungspneumothorax** ausbildet, nicht zu lebensbedrohlichen Zuständen. Zur Sauerstoffversorgung des Organismus reicht die Funktion eines Lungenflügels aus.

Allerdings sind bei den Patienten häufig Dyspnoe und Hustenreiz zu beobachten.

9.41 Lösung:

- Dyspnoe und Zyanose
- Fehlendes oder stark abgeschwächtes Atemgeräusch auf der betroffenen Seite
- Gestaute Halsvenen (Einflussstauung vor dem rechten Herzen)
- Hypotonie und Tachykardie (obstruktiver Schock)
- Hautemphysem (subkutane Luftansammlung)

Bei einem **Spannungspneumothorax** kommt es mit zunehmender Druckerhöhung im Brustkorb zu einer **venösen Einflussstörung,** die an den gestauten Halsvenen sichtbar wird (➤ Abb. 9.5). Das Atemgeräusch ist auf der betroffenen Seite aufgehoben oder stark abgeschwächt.

Die Ausdehnung der freien Luft im Thorax ist unter der Haut als knisterndes **Hautemphysem** tastbar.

Durch den verminderten venösen Rückfluss und durch die Verschiebung des Mediastinums infolge des sich ausdehnenden Pneumothorax resultiert eine Füllungsstörung des Herzens, die zu einem **obstruktiven Schock** (➤ 6.46) mit Hypotonie und Tachykardie führt. Unterbleibt in dieser Situation eine rasche Druckentlastung, so droht ein akutes Kreislaufversagen mit funktionellem Kreislaufstillstand.

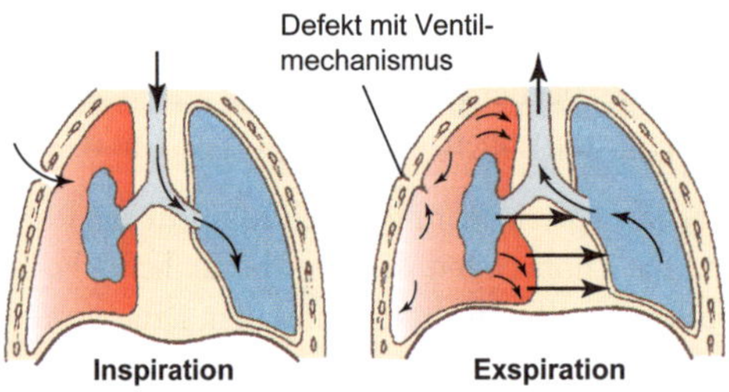

Abb. 9.5 Spannungspneumothorax [L106]

9.42 Lösung: A D

Bei einem Patienten mit den typischen Zeichen eines **Spannungspneumothorax** (➤ 9.41) und **Schocksituation** kann nur eine **rasche Druckentlastung** durch eine **Thoraxdrainage oder -punktion** eine Abwendung der akuten Lebensbedrohung bewirken. Die Sauerstoffinsufflation ist eine wichtige Sofortmaßnahme, die bei der mit dem Spannungsthorax einhergehenden Gasaustauschstörung und obstruktiven Schocksituation die Hypoxämie vermindern kann.

Die Schocklage verschlechtert die Atemmechanik und kann ebenso wie eine Volumentherapie keine Kreislaufstabilisierung bewirken, solange die thorakale Einflussstörung nicht durch Druckentlastung des Spannungspneumothorax therapiert worden ist.

Eine sofortige Intubation und Beatmung bei einem noch nicht beatmeten Patienten mit Spannungsthorax und Schocksituation würden ebenfalls keine Besserung erwarten lassen. Durch den positiven Beatmungsdruck würde der intrathorakale Druck noch erhöht werden. Dadurch würden sich die venöse Einflussstörung und die Schocksituation akut verschlechtern. Hinzu käme die kreislaufdepressive Wirkung der zur Narkoseeinleitung verwendeten Medikamente. Es droht ein Kreislaufversagen mit funktionellem Kreislaufstillstand. Erst nach einer Entlastungspunktion oder -drainage in Analgosedierung (z.B. mit Esketamin) und/oder Lokalanästhesie sollte in Abhängigkeit vom Zustand des Patienten über eine Narkoseeinleitung und Beatmung nachgedacht werden.

9.43 Lösung:

Für eine **Entlastungspunktion** bei einem **Spannungspneumothorax** kommen grundsätzlich die **Monaldi-Position** in der Medioklavikularlinie zwischen der 2. und 3. Rippe und die **Bülau-Position** in der vorderen Axillarlinie zwischen der 5. und 6. Rippe infrage. In den aktuellen Empfehlungen wird von einer Nadeldekompression in Monaldi-Position abgeraten und die Punktion in Bülau-Position bevorzugt, da diese sich als sicherer und effektiver gezeigt hat.

Bei der Punktion in einem Interkostalraum soll man sich am Oberrand der unteren Rippe orientieren, um nicht die am Unterrand der Rippen verlaufenden Gefäße (Interkostalarterie und -vene) und Nerven zu verletzen.

Die Entlastungspunktion ist nur eine Notfallmaßnahme, um den lebensbedrohenden Überdruck im Thorax zu entlasten. Eine Entfaltung der Lunge wird hierdurch nicht erreicht.

Der Notarzt wird in diesem Fall eine **Thoraxdrainage** anlegen.

Verletzungen des Abdomens (Abdominaltrauma)

9.44 Lösung:

- Typische Beispiele für ein **stumpfes Bauchtrauma** sind Anprallverletzungen (Lenkrad, Fahrradlenker), Tritte gegen den Bauchraum oder ein Reißen der Bauchorgane an ihren jeweiligen bindegewebigen Aufhängungen im Bauchraum und den zugehörigen Gefäßen bei schlagartigem Abbremsen **(Dezelerationstrauma).**
- Typische spitze Abdominaltraumen sind Messerstichverletzungen, Schussverletzungen oder Pfählungsverletzungen.

Im Gegensatz zum stumpfen Bauchtrauma ist bei einem **spitzen Bauchtrauma** der Peritonealraum eröffnet, das Bauchfell (Peritoneum) verletzt. Neben den direkten Organverletzungen besteht eine hohe Infektionsgefahr.

Prellmarken (Hämatome) sind immer ein Hinweis auf eine schwere stumpfe Gewalteinwirkung. Dabei können Bauchorgane und Gefäße verletzt sein.

9.45 Lösung:

Bei einer **zweizeitigen Milzruptur** wird bei dem primären Trauma zunächst nur das gut durchblutete weiche Milzparenchym verletzt. Die feste Milzkapsel bleibt erhalten. Erst nach Zunahme des Hämatoms über Stunden oder sogar Tage reißt die Milzkapsel ein und es kommt zu einem schlagartigen Blutverlust in die freie Bauchhöhle mit einer hämorrhagischen Schocksituation.

Eine zweizeitige Ruptur kann durch eine stumpfe Gewalteinwirkung auf gut durchblutete Bauchorgane mit einer festen Bindegewebskapsel hervorgerufen werden. Häufig betroffen ist die Milz, aber auch Leber oder Niere können zweizeitig rupturieren. Nach dem Trauma blutet es zunächst aus dem verletzten Organgewebe in das Organ ein, der Patient ist relativ symptomfrei. Nach einer gewissen Zeit (wenige Minuten bis zu mehreren Stunden) kann der Druck in der Kapsel des Organs so stark erhöht sein, dass sie einreißt: Der Patient zeigt starke abdominale Schmerzen, eine reflektorische Abwehrspannung der Bauchdecke und eine Schocksymptomatik. Die Gefahr bei der zweizeitigen Ruptur liegt in der Unterschätzung der Verletzungsschwere, da zunächst keine bedrohlichen Anzeichen zu erkennen sind.

Im Unterschied zu einer zweizeitigen Ruptur ist bei einer **einzeitigen Ruptur** die Organkapsel direkt durch den Unfallmechanismus eingerissen und der Patient zeigt sofort eine Abwehrspannung und Schockzeichen.

9.46 Lösung: B

Bei einem **Abdominaltrauma** mit Schocksymptomatik stehen die Schocktherapie und der zügige Transport in eine geeignete Klinik mit chirurgischer Interventionsmöglichkeit im Vordergrund. Der Transport darf nicht durch eine ausführliche Untersuchung des Abdomens verzögert werden. Dieses gilt auch für den Einsatz der präklinischen Sonografie, die als **eFAST-Sonografie** (extended Focused Abdominal Sonography in Trauma) freie Flüssigkeit im Abdomen nachweisen kann, aber nicht zu einer zeitraubenden genauen Organuntersuchung verwendet wird.

Bei der Volumentherapie des Schocks soll differenziert vorgegangen werden, d. h. nicht nach dem Konzept „so viel wie möglich", sondern mit dem Ziel, einen systolischen Blutdruck von etwa 90 mmHg aufrechtzuerhalten. Diese **„permissive Hypotension"** reicht für die Organperfusion aus und vermindert den Blutverlust aus den verletzten Gefäßen oder Organen.

Schmerz verstärkt die Stress- und Schocksituation und wirkt dadurch schädigend. Bei einem Abdominaltrauma sollen wie bei jedem Trauma eine ausreichende Schmerztherapie und ggf. eine Narkoseeinleitung durch den Notarzt erfolgen.

Verbrennungstrauma

9.47 Lösung:

Verbrennungsblasen bilden sich zwischen Epidermis (Oberhaut) und Corium (Lederhaut).

Die Haut gliedert sich in die **Epidermis** (Oberhaut), das **Corium** (Lederhaut) und die **Subcutis** (Unterhaut) (➤ 9.1). Das Corium ist die gefäß- und nervenführende Schicht. Brandblasen bilden sich zwischen Epidermis und Corium und sind das Merkmal einer Verbrennung zweiten Grades.

9.48 Lösung:

Das klinische Zeichen einer Verbrennung zweiten Grades ist die Blasenbildung zwischen Epidermis (Oberhaut) und Corium (Lederhaut). Hierbei kann dann zwischen einer oberflächlichen Verbrennung zweiten Grades (auch Grad IIa genannt) und einer tiefen Verbrennung zweiten Grades (Grad IIb) unterschieden werden:

- **Grad IIa:** Der Wundgrund bei einer oberflächlichen Verbrennung zweiten Grades ist gerötet und zeigt dadurch eine noch intakte Durchblutung der Kapillaren im Corium an. Der Wundbereich ist sehr schmerzhaft, was darauf hinweist, dass die Nervenendigungen im Corium ebenfalls noch intakt sind.
- **Grad IIb:** Bei Blasenbildung und Ablösungen der Epidermis mit weißlichem Wundgrund reicht die Schädigung tiefer ins Corium und die Kapillardurchblutung ist gestört. Meist ist dann auch die Schmerzempfindung durch die Schädigung der Nervenendigungen herabgesetzt. Während Verbrennungen des Grades IIa im Allgemeinen schnell und folgenlos abheilen, kommt es bei Verbrennung des Grades IIb zur verzögerten, komplizierten Abheilung mit Narbenbildung.

Der Übergang zur Verbrennung dritten Grades **(Grad III)** mit völliger Zerstörung des Coriums ist fließend. Hier erscheint die Hautoberfläche gräulich-weißlich und lederartig. Die Schmerzempfindung ist erloschen (➤ Tab. 9.1). Eine völlige Zerstörung der Struktur bis hin zur Verkohlung wird auch als Verbrennung vierten Grades **(Grad IV)** bezeichnet. Eine Hautrötung ohne Blasenbildung infolge thermischer Schädigung ist als Verbrennung ersten Grades definiert **(Grad I).**

Tab. 9.1 Einteilung der Verbrennungsschwere in Verbrennungsgrade

Grad I	Hautrötung, Schwellung, Schmerz
Grad IIa	Blasenbildung mit gerötetem Wundgrund (Kapillardurchblutung intakt), Schmerz
Grad IIb	Blasenbildung mit weißlich-gräulichem Wundgrund (Kapillardurchblutung gestört), verminderte Schmerzempfindung
Grad III	Lederartige gräulich-weißliche Hautnekrose, Schmerzempfindung erloschen
Grad IV	Zerstörung der Struktur, Verkohlung

9.49 Lösung:

Es sind ca. 22 % der Körperoberfläche betroffen.

Die **Neuner-Regel nach Wallace** ist eine bewährte Faustformel zur Abschätzung der verbrannten Körperoberfläche bei Erwachsenen. Nach dieser Regel beträgt die Oberfläche eines Arms etwa 9 % der Körperoberfläche. Die Oberfläche des Kopfes beträgt etwa 10 % der Körperoberfläche. Wenn man für die Oberfläche des Gesichts etwa knapp die Hälfte der Kopfoberfläche rechnet, ergibt sich in dem angeführten Beispiel eine betroffene Körperoberfläche von ca. 22 %.

Eine andere Faustregel besagt, dass die Handfläche etwa 1 % der Körperoberfläche eines Menschen ausmacht.

9.50 Lösung: A B C

Die Schädigung des Gewebes setzt sich auch nach Beendigung der äußeren Hitzeeinwirkung auf die Haut dadurch fort, dass die aufgenommene Wärmeenergie sich im Gewebe weiter ausbreitet. Man nennt diesen Vorgang **„Tieferbrennen".** Das Tieferbrennen lässt sich durch Kühlung mit kaltem Wasser unterbrechen. Dieses ist jedoch nur in den ersten Minuten nach einer Verbrennung sinnvoll. Eine unkritische und lang anhaltende Kühlung kann zur Hypothermie mit verminderter Gewebedurchblutung führen und hierdurch zusätzlich schädigend wirken.

Durch die Hitzeeinwirkung entstehen **Gewebszerfallsprodukte,** die toxisch wirken und eine generalisierte Entzündungssituation mit einem Multiorganversagen verursachen können. Durch die geschädigten Kapillaren tritt eine große Menge elektrolyt- und proteinhaltiger Flüssigkeit aus der Blutbahn. Durch diesen Plasmaverlust kommt es zu einer Eindickung des Blutes mit Verschlechterung der Fließeigenschaften. Es besteht die Gefahr eines Verbrennungsschocks mit Ausbildung von multiplen kleinsten Blutgerinnseln **(DIC: Disseminated Intravascular Coagulation)** und Sauerstoffmangel im Gewebe. Die Gesamtheit dieser schädigenden Einflüsse wird als **Verbrennungskrankheit** bezeichnet.

Fieber ist eine Abwehrreaktion des Körpers auf Entzündungsstoffe und bakterielle Toxine und entsteht nicht durch äußere Hitzeeinwirkung.

9.51 Lösung: C E

9

Um das Tieferbrennen (➤ 9.50) zu verhindern und gleichzeitig eine wirksame Schmerztherapie einzuleiten, sollten verbrannte Hautareale in den ersten Minuten nach einer Verbrennung lokal mit **handwarmem** Leitungswasser gekühlt werden. Eine großflächige Kühlung über einen längeren Zeitraum schädigt das betroffene Gewebe und den Gesamtorganismus durch eine Unterkühlung. Nach der Kühlung soll ein keimfreier Verband mit einem Brandwundenverbandtuch angelegt werden.

Bei Verbrennungen im Gesichtsbereich und bei **Inhalationstraumen** soll präklinisch großzügig die Indikation zur Intubation gestellt werden, da sich häufig eine extreme Schwellung des Gewebes entwickelt, die zur Verlegung der Atemwege und zur Verschlechterung des Gasaustauschs führen kann. Eine Intubation ist dann aber wegen der Schwellung kaum noch möglich.

Häufig sind schwer verbrannte Patienten durch psychische Anspannung und Zerstörung der Nervenendigungen in der Haut zunächst relativ wenig schmerzgeplagt. Auch der Verbrennungsschock durch Verlust von Plasmaflüssigkeit ins Gewebe ist nicht unmittelbar vorhanden, sodass das Ausmaß der Bedrohung leicht unterschätzt werden kann.

Der **Verbrennungsschock** ist eine Form des hypovolämen Schocks (➤ 6.46) und entsteht durch den Verlust von eiweißreicher Flüssigkeit ins Gewebe und über die Brandwunden.

Polytrauma

9.52 Lösung:

Unter dem Begriff **„Polytrauma"** versteht man die gleichzeitig entstandene Verletzung mehrerer Körperregionen, von denen mindestens eine oder die Kombination mehrerer lebensbedrohlich ist.

Eine Kombination von mehreren Verletzungen verschiedener Körperregionen, die nicht zu einem akut lebensgefährlichen Zustand führen (z. B. eine Kombination von mehreren Frakturen ohne gefährlichen Blutverlust) erfüllt nicht die o. g. Definition und ist demnach kein Polytrauma. Man benennt in diesem Fall die einzelnen Verletzungen und kann zusammenfassend von einer **Mehrfachverletzung** sprechen.

Die Frage, welche Organsysteme beteiligt oder wie die Verletzungen entstanden sind, ist für die Definition des Begriffs „Polytrauma" unerheblich.

9.53 Lösung: D

Bei polytraumatisierten Patienten ist präklinisch auf eine Vermeidung jeglicher Verzögerungen der Abläufe zu achten, da ein zunehmender Schockzustand die Prognose des Patienten erheblich verschlechtert. Dennoch müssen einige Untersuchungen und Überlegungen gewissenhaft erfolgen. Zur Erstbeurteilung und -versorgung der Patienten hat sich das **C-ABCDE oder X-ABCDE-Schema** bewährt:

- **C**ritcal Bleeding oder **EX**sanguinating Hemorrhage: Stillung einer lebensbedrohenden Blutung
- **A**temweg, HWS-Protektion: Atemwege freimachen und freihalten, HWS-Immobilisierung
- **B**eatmung: Sauerstoffinsufflation, assistierte oder kontrollierte Beatmung
- **C**irculation: Volumentherapie, Kreislaufkontrolle (Puls, Blutdruck, Rekapillarisierung)
- **D**isability (neurologisches Defizit): GCS, Pupillenkontrolle, orientierender neurologischer Status
- **E**xposure/Environment: Untersuchung des entkleideten Patienten, Detoxikation, Temperaturmanagement, Reposition von Frakturen, Unfallmechanismus und sich daraus ergebende mögliche Verletzungsmuster (Traumakinetik), Immobilisation

Auf diese Weise wird ein systematisches Vorgehen gesichert. Schon während der ersten Untersuchung sollte die Auswahl eines **geeigneten Krankenhauses (Traumazentrum)** und eines geeigneten Transportmittels (z. B. RTH) erfolgen. Bei aller gebotenen Eile müssen Sekundär- und Transporttraumen durch Anwendung geeigneter Hilfsmittel (Spineboard/Schaufeltrage, Vakuummatratze, HWS-Stützmanschette, Rettungskorsett etc.) vermieden werden.

Eine detaillierte Diagnostik und Versorgung der Verletzungen bedeuten Zeitverlust und sind deshalb präklinisch nicht indiziert. Auch die Volumentherapie besteht zunächst lediglich in der Anlage großlumiger Zugänge, die Volumenzufuhr kann dann während des Transports erfolgen. Dabei können hypotone Kreislaufwerte toleriert werden (➤ 9.46). Insgesamt sollte die Einsatztaktik dem Schlagwort „treat and go" folgen.

9.54 Lösung: A B C D E

Die Kenntnis des **Unfallmechanismus** ist wichtig, um das Ausmaß der Gewalteinwirkung und die möglicherweise beteiligten Körperregionen einschätzen zu können. Es gibt typische **Verletzungsmuster,** die bei bestimmten Unfällen häufig auftreten, z. B. Frakturen der Unterschenkel in Stoßstangenhöhe und Schädelverletzungen durch das Anschlagen des Kopfes auf die Windschutzscheibe oder die vordere Dachbegrenzung, wenn ein Fußgänger von einem Auto erfasst wird. Grundsätzlich muss aber bei der beschriebenen schwersten Gewalteinwirkung auf den Körper unabhängig von der primär der Gewalteinwirkung ausgesetzten Körperseite mit sämtlichen genannten Verletzungsarten gerechnet werden.

KAPITEL 10

Frank Scheinichen

Gynäkologie und Geburtshilfe

10.1 Lösung: B C

Die **Fruchtblase** mit dem **Fruchtwasser** (Amnionflüssigkeit) dient als Schutz des Fetus vor äußeren Einwirkungen wie Stößen oder Krankheitserregern. Weiterhin werden dem Fetus Bewegungen in der Fruchtblase ermöglicht. Bis zu 2 l Fruchtwasser können sich in der Fruchtblase bilden.

10.2 Lösung:

A Aussehen/Hautfarbe
P Puls
G Grundtonus/Muskeltonus
A Atmung
R Reflexe

Der **APGAR-Score** dient zur Beurteilung der Vitalität Neugeborener und wird direkt nach der Geburt und weiterhin 5 und 10 Min. postnatal erhoben. Benannt ist der APGAR-Score nach Virginia Apgar, die ihn entwickelte. Die Buchstaben des Nachnamens sind die Anfangsbuchstaben der Beurteilungsparameter.

Es können **maximal 10 Punkte** erreicht werden (je Parameter 2 Punkte). Werden weniger als 4 Punkte erreicht, ist das Neugeborene akut vital bedroht und bedarf lebenserhaltender erweiterter Maßnahmen.

10.3 Lösung:

Als **Mekonium** wird der Darminhalt des Fetus bezeichnet. Dabei handelt es sich um abgestorbene Zellen, die bei der Bildung des Darms entstehen, z. B. Darmepithelzellen, Fettsubstanzen, Verdauungsfermente etc. Diese Masse sieht schwarz und klebrig aus und wird auch als **„Kindspech"** bezeichnet.

Regelgerecht wird das Mekonium ca. 12–48 Std. nach der Geburt ausgeschieden. In seltenen Fällen erfolgt der Austritt des Mekoniums aus dem Darm jedoch noch in der Fruchtblase in das Fruchtwasser hinein. Es besteht die Gefahr, dass das Neugeborene das Fruchtwasser aspiriert **(Mekoniumaspiration).**

In der Folge kann es zu schweren Beeinträchtigungen des Neugeborenen kommen (Asphyxie, Pneumonie).

Bei der Versorgung des Neugeborenen sollte nur bei sichtbarer Obstruktion der Atemwege durch Mekonium oder zähen Schleim eine sofortige oropharyngeale Absaugung erfolgen.

10.4 Lösung:

Tokolyse bezeichnet die medikamentöse Wehenhemmung. Die präklinische Indikation für diese Maßnahme besteht nur sehr selten, etwa bei einem Nabelschnurvorfall.

Zur Tokolyse wird ein β_2-Sympathomimetikum eingesetzt: Partusisten® (Wirkstoff: Fenoterol). Der Wirkstoff **Fenoterol** wirkt entspannend auf die glatte Muskulatur und wird auch in Form eines Dosieraerosols als Bronchospasmolytikum genutzt (z. B. Berotec®).

Falls Partusisten® nicht zur Hand ist, kann notfalls auch mit Fenoterol-Dosieraerosol (z. B. Berotec®) eine Tokolyse durchgeführt werden. Aufgrund der besseren Steuerbarkeit sollte eine Wehenhemmung jedoch möglichst intravenös erfolgen und nicht inhalativ.

10.5 Lösung: A C

Die **Plazenta,** auch als Mutterkuchen bezeichnet, ist für die Versorgung des Feten zuständig. Die Nährstoffe und Sauerstoff werden über die Austauschfläche der Plazenta zwischen Mutter und Fetus ausgetauscht. Die Plazenta wächst proportional zur Größe des Fetus mit, um den erhöhten Bedarf an Nährstoffen und Sauerstoff decken zu können.

Bei der **vorzeitigen Plazentalösung** entsteht häufig nur eine geringe oder keine vaginale Blutung. Der Blutverlust nach innen zwischen Uterus und Plazenta kann jedoch zu einem lebensbedrohenden Volumenmangelschock führen. Gleichzeitig ist die Versorgung des Fetus hochgradig eingeschränkt.

Klinisch imponieren neben der Schocksymptomatik ein hartes, gespanntes Abdomen und starke Schmerzen. Ursache einer vorzeitigen Plazentalösung kann z. B. ein stumpfes Bauchtrauma bei einem Unfall sein.

10.6 Lösung:

Löst sich die Plazenta von der Gebärmutterwand (➤ Abb. 10.1), ist die Gefahr für Mutter und Fetus erheblich. Es kommt bei der Mutter zu starken inneren Blutungen, die jedoch kaum nach außen sichtbar sind. Das Abdomen ist abwehrgespannt und durch die reflektorische Kontraktion des Uterus kommt es zu starken Schmerzen. Die uteroplazentare Versorgung ist häufig so stark beeinträchtigt, dass die Gefahr eines intrauterinen Fruchttodes besteht.

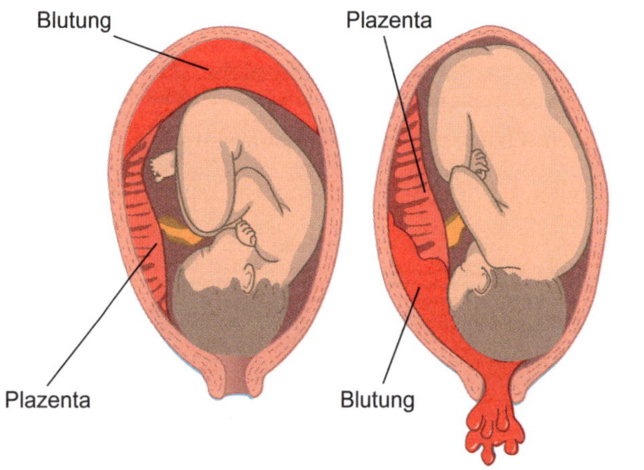

Abb. 10.1 Vorzeitige partielle Plazentalösung ohne und mit Blutung nach außen [L138]

10.7 Lösung: B C

Bei der **Placenta praevia** bildet sich die Plazenta im unteren Bereich der Gebärmutter und löst sich spätestens mit Beginn der Wehentätigkeit. Dadurch kann der Geburtskanal versperrt werden. Durch die Abscherung der Plazenta von der Uteruswand kann es zu erheblichen Blutungen kommen. Diese Gefahr besteht insbesondere in den letzten Monaten der Schwangerschaft.

10.8 Lösung: A B C D E

Die schwangerschaftsinduzierte Hypertonie (SIH) wurde lange Zeit auch als EPH-Gestose bezeichnet (nach den Leitsymptomen **E**dema [*engl.* für Ödeme], **P**roteinurie [Eiweißausscheidung im Urin], **H**ypertonie sowie Gestose [*lat.* für schwangerschaftsbedingte Erkrankung]).

Leitsymptom ist eine Hypertonie der Schwangeren, in deren Folge es zu einer Ödembildung insbesondere an den Beinen kommen kann. Die Gefahr liegt in einer vorzeitigen Plazentalösung oder Krampfanfällen der Schwangeren. Der Fetus ist dabei erheblich gefährdet.

10.9 Lösung: B C D

Der **Blasensprung** erfolgt normalerweise während des Geburtsvorgangs während der Eröffnungs- oder der Austreibungsphase. Bei einem Blasensprung vor Beginn der Wehentätigkeit spricht man von einem **vorzeitigen Blasensprung.**

Nach dem Zerreißen der Fruchtblase besteht die Gefahr eines **Nabelschnurvorfalls,** insbesondere, wenn dies vor der 36. Schwangerschaftswoche geschieht, da das Ungeborene dann noch nicht seine Geburtslage im Becken eingenommen hat.

Die Nabelschnur kann sich vor den Geburtskanal legen. Bei Beginn der Geburt komprimiert der Kopf des Kindes die Nabelschnur und vermindert somit die Durchblutung. Es kann zu einem gefährlichen Sauerstoffmangel beim Kind kommen. Deswegen ist es wichtig, Schwangere nach erfolgtem Blasensprung nicht mehr laufen zu lassen.

Neben der Gefahr des Nabelschnurvorfalls besteht nach dem Blasensprung eine hohe Infektionsgefahr für das ungeborene Kind.

10.10 Lösung: A B C E

Die Lunge des Fetus hat noch keine Funktion. Die Sauerstoffanreicherung des Blutes erfolgt in der Plazenta. Aus diesem Grund wird im **fetalen Kreislauf** die Lungenstrombahn durch zwei Kurzschlussverbindungen größtenteils umgangen:

Zum einen fließt Blut vom rechten Vorhof durch das **Foramen ovale** im Vorhofseptum direkt in den linken Vorhof und wird von dort über den linken Ventrikel in die Aorta gepumpt. Zum anderen fließt Blut vom Truncus pulmonalis über den **Ductus arteriosus Botalli** unter Umgehung der Lunge direkt in die Aorta.

Über die **Nabelvene** fließt das sauerstoffreiche Blut von der Plazenta in den fetalen Kreislauf, der vom schlagenden Herz des Fetus angetrieben wird.

10.11 Lösung: B

Die Schwangerschaft beginnt mit dem ersten Tag der letzten Menstruation und dauert 280 Tage +/– 10 Tage.

10.12 Lösung: A B D

Die aktuellen Leitlinien zur **Reanimation** sehen bei **Neugeborenen** zunächst 5 initiale Beatmungen und ein Verhältnis Ventilation:Kompression von 1:3 vor. Dies gilt nur unmittelbar nach der Geburt, ansonsten wird im Verhältnis 15:2 reanimiert. Mit der Wiederbelebung sollte begonnen werden, wenn die Herzfrequenz eines Neugeborenen < 60/Min. ist.

Insgesamt ist es schwierig, bei Neugeborenen einen Puls zu tasten. Der Puls kann am ehesten an der **A. brachialis** getastet werden, nicht jedoch an der A. radialis, da die Ärmchen noch zu „speckig" und die Pulsationen der A. radialis sehr zart und schwer zu tasten sind. Grundsätzlich sollte beurteilt werden, ob das Kind leblos erscheint.

10.13 Lösung:

Das **Abnabeln** sollte ungefähr 1–2 Min. nach der Geburt erfolgen. Dabei werden etwa in der Mitte der Nabelschnur zwei Nabelklemmen in einem Abstand von ca. 3 cm zueinander gesetzt. Anschließend wird mit einer sterilen Schere die Nabelschnur zwischen den beiden Nabelklemmen durchtrennt.

10.14 Lösung:

Grundsätzlich ist es nicht erforderlich, ein Neugeborenes während des Geburtsvorgangs (sichtbares Köpfchen) oder unmittelbar postnatal abzusaugen. Dies sollte nur erfolgen, wenn das Neugeborene respiratorisch durch Flüssigkeiten o. Ä. erheblich beeinträchtigt ist. Das **Absaugen** erfolgt oral. Nasales Absaugen kann zu einer Schwellung der empfindlichen Nasenschleimhäute führen.

10.15 Lösung:

Unter dem Begriff **Eileiterschwangerschaft,** auch **extrauterine Gravidität (EUG)**, versteht man die Einnistung der Eizelle vor dem Uterus. Wächst das Ei weiter heran, kommt es zu einer Ruptur im Bereich des Eileiters. Es kann ein lebensbedrohlicher Zustand durch eine Einblutung in die Bauchhöhle entstehen.

Die betroffene Patientin muss zügig in eine Klinik mit gynäkologischer Fachabteilung transportiert werden. Zur Durchführung einer möglichen Analgesie und Volumentherapie sollte ein Notarzt nachgefordert werden.

KAPITEL

11 Pädiatrie

Frank Scheinichen

11.1 Lösung: A B C E

Neugeborene (NG) und Säuglinge (Sgl.) weisen gegenüber dem Erwachsenen einige anatomische und physiologische Besonderheiten auf, die bei der Versorgung dieser Patientengruppe von Relevanz sind. So atmen NG zunächst fast ausschließlich durch die Nase, die Atmung über den Mund kann nur erfolgen, wenn das NG schreit. Die **Zunge** ist überproportional groß und verlegt bei Bewusstseinsstörungen schneller die Atemwege, die Sicht bei der endotrachealen Intubation ist erschwert.

Der **Kehlkopf** liegt höher, etwa in Höhe des 3.–4. HWK und erfordert eine andere Technik zur Darstellung der Stimmritze. Die **Bifurkation** geht zu den Bronchien im gleichen Winkel über, eine einseitige Intubation geht also nicht vorzugsweise in den rechten Hauptbronchus, wie dies beim Erwachsenen der Fall ist.

11.2 Lösung: B C E

Säuglinge und Kleinkinder haben mit etwa 75 % des Körpergewichts (KG) einen **größeren Wasseranteil als Erwachsene** mit etwa 60 % des KG.

Den Körperwassergehalt kann man in die intrazelluläre Flüssigkeit (beim Erwachsenen etwa 40 % des KG) und die extrazelluläre Flüssigkeit (beim Erwachsenen etwa 20 % des KG) aufteilen. Bei Säuglingen und Kleinkindern ist der **intrazelluläre Wasseranteil** im Vergleich zu einem Erwachsenen etwas geringer, der **extrazelluläre Wasseranteil** jedoch mehr als doppelt so groß als beim Erwachsenen.

Der **Flüssigkeitsumsatz und -bedarf** sind bei Säuglingen und Kleinkindern relativ zum KG um ein Vielfaches höher als beim Erwachsenen, sodass sich bei einem Flüssigkeitsmangel oder -verlust z. B. durch Durchfälle oder Fieber sehr schnell eine gefährliche **Exsikkose** ausbilden kann. Erst am Ende des Kleinkindalters gleichen sich die Werte an die eines Erwachsenen an.

11.3 Lösung: A D

Das **Tasten des Pulses** bei Neugeborenen und Säuglingen gestaltet sich unter Notfallbedingungen möglicherweise schwierig. Geeignete Stellen, insbesondere bei schlechten Kreislaufverhältnissen, sind die **A. brachialis** und bei älteren Säuglingen auch die **A. femoralis.** Wegen des kurzen Halses ist die A. carotis eher ungeeignet, ebenso die A. radialis und A. dorsalis pedis, da diese durch den Babyspeck kaum zu ertasten sind und noch dazu weit peripher liegen.

11.4 Lösung: A C E

Bei Neugeborenen und Säuglingen liegt die engste Stelle des luftleitenden Systems in Höhe des Ringknorpels und nicht, wie beim Erwachsenen, in Höhe der Stimmritze.

Die **Atemfrequenz** eines Neugeborenen liegt bei ca. 40/Min. und die Herzfrequenz bei ca. 140/Min.

11.5 Lösung: A C

Bei einer hochgradigen Obstruktion der oberen Atemwege noch ohne komplette Verlegung ist ein **inspiratorischer Stridor** kennzeichnend. Bei dem Versuch zu atmen entsteht eine **Schaukelatmung,** die inverse (umgekehrte) Atmung: Durch maximale Zwerchfellkontraktionen bewegen sich Abdomen und Thorax wie eine Schaukel gegensätzlich. Bei der versuchten Einatmung zieht sich der Thorax ein und wölbt sich das Abdomen vor, bei der versuchten Ausatmung wölbt sich der Thorax und spannt sich das Abdomen an. Es resultiert eine funktionelle Apnoe mit rasch eintretender Bewusstlosigkeit.

Die **paradoxe Atmung** beschreibt eine Einziehung der Thoraxwand bei der Einatmung und eine Vorwölbung bei der Ausatmung. Die Bewegungen der Thoraxwand verlaufen also genau entgegengesetzt (paradox) zu den Thoraxexkursionen bei normaler Atmung. Eine mögliche Ursache einer paradoxen Atmung ist eine instabile Thoraxwand bei einer ausgedehnten Rippenserienfraktur.

11.6 Lösung:

Das Krupp-Syndrom, ehemals auch **Pseudokrupp,** bezeichnet einen entzündlichen Prozess in den Atemwegen. Ursache ist in der Regel ein viraler Infekt, möglich sind aber auch andere Ursachen wie verschmutzte Luft und verschiedene Allergene. Kennzeichen sind ein bellender Husten und ein inspiratorischer Stridor. Während das häufige virale oder allergische Krupp-Syndrom meistens einen gutartigen Verlauf zeigt, kann die seltene bakteriell bedingte Ursache zu einer akuten Atemwegsverlegung führen.

Das **„echte" Krupp-Syndrom** ist eine alte Bezeichnung für die **Kehlkopfdiphtherie,** die durch eine bestimmte Bakterienart (*Corynebacterium diphtheriae*) hervorgerufen wird und durch ein ausgeprägtes Glottisödem zu einer lebensgefährlichen Atemwegsobstruktion führt.

11.7 Lösung:

Die typischen Zeichen eines **Krupp-Syndroms** sind in ➤ Tab. 11.1 aufgeführt. Wichtig ist die Differenzialdiagnose zur Epiglottitis, für die neben einer kloßigen Sprache hohes Fieber und starker Speichelfluss (aufgrund der starken Schmerzen wird das Schlucken vermieden) typisch sind. Dominierend beim Krupp-Syndrom ist der auffällige, **bellende Husten.** Eine Häufung der LTB ist im Herbst in den Abendstunden zu beobachten und tritt häufig in Kombination mit einem Infekt der oberen Atemwege auf.

Tab. 11.1 Differenzialdiagnostik des Krupp-Syndroms

Ätiologie und Epidemiologie	Pseudokrupp	Epiglottitis
Ursachen	Viren (Influenza), Umwelteinflüsse	Bakterien (*Haemophilus influenzae* Typ B)
Lokalisation	Subglottisch	Supraglottisch
Alter	0,5–3 Jahre	2–6 Jahre
Letalität	< 1 %	30–50 %
Symptome		
Beginn	Langsam	Aus völliger Gesundheit heraus
Allgemeinzustand	Gut, nur gering beeinträchtigt, unruhig	Schwer krank, still
Gesichtsausdruck	Mund geschlossen, Nasenflügeln	Mund offen, ängstlich, „Nasenflügeln", vorgeschobener Unterkiefer
Aussehen	Normal, eher blass	Rotes, fiebriges Gesicht
Atemnot	Mäßig	Erheblich
Husten	Bellend	Keiner
Schlucken	Normal	Erhebliche Schluckstörungen
Speichelfluss	Normal	Verstärkt
Stridor	Bei Ein- und Ausatmung	Bei Einatmung
Körpertemperatur	Körpertemperatur < 38 °C	Hohes Fieber, > 38 °C

11.8 Lösung:

An erster Stelle der Maßnahmen eines schweren Krupp-Syndroms mit Atemnot steht die **Stressvermeidung** für das Kind, da zusätzliche Angst und Aufregung zu noch schnelleren und heftigeren Atemversuchen führen und damit die Atemnot noch verstärken würden. Das Kind sollte auf dem Arm der Eltern belassen werden.

Nach der **Inhalation feuchter und kühler Luft** (Ersthelfermaßnahme: kalte Dusche im Badezimmer laufen lassen) stabilisiert sich der Zustand häufig. Außerdem sollte ein **Kortisonzäpfchen** (z. B. Rectodelt®) durch den Notarzt oder Notfallsanitäter verabreicht werden. Bei fehlender Besserung erfolgt das **Vernebeln von Adrenalin.** Eine Intubation und Beatmung sollte präklinisch möglichst vermieden werden und ist nur bei einem akuten Erstickungsbild mit apathischem, grau-blassem Kind erforderlich.

11.9 Lösung: A B

Die **Epiglottitis** ist eine bakterielle Entzündung des Kehldeckels (Epiglottis) und stellt eine akut bedrohliche Situation dar. Durch das entzündliche Ödem schwillt die Epiglottis an. Hierdurch kann es zu einer vollständigen Verlegung der Atemwege und damit zum Atemstillstand kommen.

Jede Reizung im Rachenraum muss unterbleiben, da hierdurch die Schwellung des Kehldeckels zunehmen kann. Das Kind sollte mit erhöhtem Oberkörper (oder auf dem Arm der Eltern) gelagert werden. Es gilt Transportpriorität.

Intubationsversuche gestalten sich bei der geschwollenen Epiglottis häufig sehr schwierig und können durch die Manipulation am Larynxeingang die Schwellung verschlimmern. Sie sollten präklinisch deshalb möglichst vermieden werden und sind nur bei einem akuten Erstickungsbild mit Hypoxie und Apathie indiziert. Das Instrumentarium für eine **Koniotomie** muss bereit liegen.

11.10 Lösung:

Kommt es zu einem **Bolusgeschehen,** versucht der Patient zunächst, durch Hustenstöße den Fremdkörper selbst zu entfernen und sollte auch dazu ermuntert werden. Gelingt dies nicht, kann sich eine dramatische Situation entwickeln. Zunächst sollte versucht werden, durch Schläge zwischen die Schulterblätter (mit weit nach vornüber geneigtem Kopf, evtl. den Oberkörper des Patienten über das Knie des Helfers legen) den Fremdkörper zu entfernen. Gelingt dies nicht, sollten 5 Thoraxkompressionen durchgeführt werden, bei Erwachsenen und älteren Kindern kann in ausweglosen Situationen auch das **Heimlich-Manöver** durchgeführt werden (kontraindiziert bei Neugeborenen und Säuglingen).

Sichtbare Fremdkörper im Bereich der oberen Atemwege können mit der **Magill-Zange** entfernt werden.

Säuglinge und Kleinkinder, die einen Fremdkörper aspiriert haben, sollten wegen der fehlenden Effektivität und der Verletzungsgefahr nicht an den Beinen hochgehoben und geschüttelt werden.

11.11 Lösung: A B C D

Häufigste Ursache für einen Krampfanfall im Kindesalter ist der **Fieberkrampf.** Wird ein noch krampfendes Kind vorgefunden, sollte man dieses zunächst vor Verletzungen schützen. Eine medikamentöse Krampfdurchbrechung kann mit Diazepam rektal erfolgen (5 mg bei Kindern < 15 kg KG, 10 mg bei Kindern > 15 kg KG). Alternativ kann Midazolam über ein MAD (Mucosal Atomization Device) nasal verabreicht werden. Sobald ein intravenöser Zugang vorhanden ist, sollten die Medikamente wegen der besseren Dosier- und Steuerbarkeit über diesen verabreicht werden.

Die Temperatursenkung erfolgt bei einem Fieberkrampf z. B. mit kalten Wadenwickeln oder medikamentös mit Paracetamol-Zäpfchen.

Adrenalin ist bei Krampfanfällen grundsätzlich nicht indiziert.

11.12 Lösung: A B C D E

Die **infektiöse Meningitis** ist eine schwere viral oder bakteriell bedingte Infektionskrankheit, die über eine Tröpfcheninfektion übertragen wird. Ein **Mundschutz** ist zum Eigenschutz immer obligat. Es besteht grundsätzlich Meldepflicht.

Neben dem typischen Leitsymptom der **Nackensteifigkeit** ist meist hohes Fieber vorhanden. Eine besonders gefürchtete und lebensgefährliche Form der bakteriellen Meningitis ist die **Meningokokkenmeningitis,** die zu einem septischen Schock mit Gerinnungsstörungen und Hauteinblutungen (Petechien) führen kann.

11.13 Lösung:

Als Medikament wird bei Kindern ebenso wie bei Erwachsenen **Adrenalin** (Epinephrin) eingesetzt. Die Dosierung beträgt 0,01 mg/kg KG, maximal 1 mg.

Üblicherweise befinden sich in 1 ml der Adrenalinlösung 1 mg Wirkstoff, sodass bei der Gabe bei der Reanimation eines Neugeborenen entsprechend verdünnt werden muss. Bei einem durchschnittlichen Gewicht von ca. 3 kg müssen 0,03 mg verabreicht werden. Eine Möglichkeit ist, aus einer 50 ml NaCl-Stechampulle zunächst 0,5 ml zu entnehmen und anschließend 0,5 mg (= 0,5 ml) Adrenalin einzuspritzen. Dann befindet sich in 1 ml 0,01 mg Adrenalin.

11.14 Lösung: A B C

Im Gegensatz zu Erwachsenen, bei denen ganz überwiegend kardiozirkulatorische Erkrankungen (z. B. Herzinfarkt, Lungenembolie etc.) zu einem Kreislaufstillstand führen, sind bei Kindern häufig respiratorische Störungen (z. B. Atemwegsverlegung) als Ursache eines Kreislaufstillstands auszumachen.

Die **Reanimation von Kindern** wird grundsätzlich mit 5 Beatmungen begonnen, anschließend erfolgt die Herzdruckmassage. Die empfohlene Kompressionsfrequenz ist 120/Min. Das Verhältnis HDM: Beatmung ist bei Neugeborenen am ersten Lebenstag 3:1, nach dem ersten Lebenstag bis zum Erscheinungsbild eines Erwachsenen 15:2.

Alle reanimationspflichtigen Patienten sollen präklinisch mit 100 % Sauerstoff beatmet werden. Allerdings ist die Gefahr von Folgeschäden bei einer Beatmung mit 100 % Sauerstoff bei Frühgeborenen und Neugeborenen relevant und muss im Rettungsdienst beachtet werden. Es erfolgt die Beatmung unter Raumluft.

11.15 Lösung:

Die Defibrillationselektroden bei Säuglingen und Kleinkindern werden in der sog. Anterior-Posterior-Position platziert. Dabei wird eine Elektrode vorne und die andere Elektrode hinten in Herzhöhe auf dem Brustkorb geklebt. Ab einer Thoraxgröße, bei der beide Elektroden in ausreichendem Abstand positioniert werden können, sollte die Sternum-Apex-Position gewählt werden.

11.16 Lösung:

Der Begriff **SIDS** (Sudden Infant Death Syndrome) steht für den **plötzlichen Kindstod.** Hier kommt es aus bisher unerklärlichen Gründen zu einem Kreislaufstillstand eines gesund erscheinenden Säuglings. Das Ereignis tritt auf, wenn der Säugling schläft und wird häufig morgens bemerkt, wenn die Eltern den Säugling wecken möchten. Die genaue Ursache ist bisher ungeklärt, jedoch scheint es einige Risikofaktoren zu geben.

Mit der Reanimation sollte immer begonnen werden, wenn keine sicheren Todeszeichen vorliegen.

11.17 Lösung:

Die Größe des Endotrachealtubus richtet sich letztlich nach den vorgefundenen anatomischen Gegebenheiten. Erfahrungswerte geben eine Orientierung, so z. B. für die Tubusgröße 3,0 mm ID bei Neugeborenen.

Mit der Formel „(Alter + 16)/4 = ID in mm" kann bei Kindern und Jugendlichen zwischen 2 und 18 Jahren der Innendurchmesser des passenden Endotrachealtubus abgeschätzt werden. Es sollten aber bei der Intubation immer auch der nächst größere und nächst kleinere Tubus zusätzlich bereit liegen. Auch die Kleinfingerdicke ist ein guter Orientierungswert.

11.18 Lösung:

Die normale Pulsfrequenz eines Neugeborenen liegt bei ca. 120–140/Min.

11.19 Lösung: A B

Grundsätzlich hängt die Auswahl der Spatelform bei der **Intubation von Kindern** von der Erfahrung und den Vorlieben des jeweiligen Intubateurs ab. Wegen des höher liegenden Kehlkopfes und der relativ langen und schmalen Epiglottis (➤ 11.1) können Neugeborene und Säuglinge aber oftmals besser mit einem geraden Spatel (Foregger/Miller) intubiert werden.

Bei diesen Spateln ändert sich die Technik der Intubation: Die Spatelspitze wird nicht wie bei den gebogenen Macintosh-Spateln in die Falte zwischen Zungengrund und Epiglottis positioniert, sondern die Epiglottis wird auf den geraden Spatel aufgeladen. Ab etwa dem ersten Lebensjahr ist eine Intubation mit einem gebogenen Spatel günstiger.

11.20 Lösung:

Grundsätzlich sollte bei **Vergiftungen** kein Erbrechen provoziert werden. Absolute **Kontraindikation** für das Herbeiführen von Erbrechen ist die **Aufnahme von Schaumbildnern** und **Säuren** oder **Laugen.**

Eine vollständige Entleerung des Magens durch Herbeiführen von Erbrechen gelingt nicht und somit kann auch nicht abgeschätzt werden, welche Menge des Giftstoffes im Magen zurückgeblieben ist. Die Aspirationsgefahr ist sehr hoch. Ebenso besteht das Problem, wie das Erbrechen provoziert werden kann.

11.21 Lösung: B D

Die Technik des Freimachens der Atemwege zur **Beatmung von Neugeborenen und Säuglingen** unterscheidet sich vom Vorgehen bei Erwachsenen. Der Kopf darf bei Neugeborenen/Säuglingen allenfalls mäßig überstreckt werden und sollte in der sog. **Schnüffelposition** gelagert werden. Ein zu starkes Überstrecken des Kopfes führt aufgrund der besonderen Anatomie im Gegensatz zu den Verhältnissen bei Erwachsenen eher zu einer Verlegung der Atemwege.

Das Freimachen der Atemwege erfolgt durch das Anheben des Unterkiefers.

Wegen der hohen Beatmungsfrequenz und des geringen Atemzugvolumens kommt der Verringerung des Totraums bei der Beatmung von Neugeborenen und Säuglingen eine besondere Bedeutung zu. Um den Anteil der Totraumventilation möglichst gering zu halten, sollte die Beatmungsmaske möglichst klein und eng anliegend sein und auf unnötige Verbindungsstücke verzichtet werden.

Durch Verwendung einer zu großen Beatmungsmaske mit Druck auf die Augen kann es zu einem **parasympathischen Reflex** mit einer gefährlichen Bradykardie kommen **(okulokardialer Reflex durch Bulbusdruck).**

KAPITEL

12 Akutes Abdomen und sonstige Notfälle

Stefan Thate

12.1 Lösung:

1. Leber
2. Gallenblase
3. Colon ascendens
4. Colon transversum
5. Colon descendens
6. Magen
7. Zwölffingerdarm
8. Jejunum
9. Ileum
10. Sigma
11. Mastdarm

Kenntnisse über die Lage der Bauchorgane sind notwendig, um bei einem Trauma oder einer Schmerzsymptomatik die möglicherweise betroffenen Organe einschätzen zu können.

12.2 Lösung: B

Nicht alle Bauchorgane werden vom **Peritoneum** (Bauchfell) umhüllt. Verschiedene Organe liegen hinter dem Peritoneum (retroperitoneal), z. B. die Nieren und die Bauchspeicheldrüse, oder außerhalb des Peritoneums (extraperitoneal), z. B. der Mastdarm.

Die Milz ist ein endokrines Drüsenorgan, das zum Lymphsystem gehört und nicht an der Verdauung beteiligt ist. Endokrine Drüsen geben ihr Sekret in den Blutkreislauf ab, exokrine Drüsen nicht.

Der **Magen** besteht aus glatter Muskulatur, die in Schichten angeordnet ist. Diese durchwalkt mit den Speisebrei und transportiert ihn durch die verschiedenen Abschnitte des Magens.

Die **Harnröhre** (Urethra) entspringt aus der Harnblase. Aus den **Nierenbecken** entspringen die Harnleiter (Ureter) die zur Harnblase hinführen.

12.3 Lösung:

An der Unterseite der Leber befinden sich:

- Die untere Hohlvene
- Die Leberarterie
- Die Pfortader
- Der Gallengang

12.4 Lösung:

Die **Bauchspeicheldrüse** ist eine Mischdrüse, hat also eine endokrine und eine exokrine Funktion. **Endokrin** werden insbesondere Insulin (in den B-Zellen) und Glukagon (in den A-Zellen) zur Steuerung der Blutzuckerkonzentration gebildet. **Exokrin** werden Verdauungsenzyme und Bikarbonat gebildet und in den Zwölffingerdarm abgegeben.

Die **Gallenflüssigkeit** wird in der Leber produziert.

12.5 Lösung: C

Der **Magenpförtner** verbindet den Magen mit dem **Zwölffingerdarm (Duodenum).** Er sorgt für eine portionsweise Weiterleitung des Mageninhalts.

Die **Ileozäkalklappe** stellt die Verbindung zwischen dem letzten Abschnitt des Dünndarms (Ileum) und dem Anfang des Dickdarms her, der mit einem Blindsack (Caecum) beginnt. An diesem Blindsack befindet sich der bei der **„Blinddarmentzündung"** betroffene Wurmfortsatz (Appendix vermiformis).

Die Ileozäkalklappe verhindert, dass Inhalte des Dickdarms (bakterielles Milieu) zurück in den Dünndarm gelangen können. Im **Dickdarm (Colon)** findet eine Resteindickung des Speisebreis statt, der größte Teil der Flüssigkeit wird jedoch bereits im Dünndarm aufgenommen.

12.6 Lösung: A C D E

Die Stärkespaltung beginnt bereits im Mund durch das Enzym **Ptyalin,** das über die Speicheldrüsen zugeführt wird.

Im Magen wird durch **Pepsin** Eiweiß gespalten. Die inaktive Vorstufe des Pepsins heißt Pepsinogen. Pepsinogen wird von bestimmten Zellen der Magenschleimhaut freigesetzt und im Magen durch die Magensäure aktiviert.

Fette werden erst im Zwölffingerdarm durch den Gallensaft emulgiert und durch die von der Bauchspeicheldrüse abgegebene **Lipase** gespalten.

Die **Speiseröhre** ist ein muskulöser Schlauch, der im oberen Bereich aus quergestreifter Muskulatur (willkürlicher Schluckakt) und im weiteren Verlauf aus glatter Muskulatur (unwillkürliche Peristaltik) besteht.

12.7 Lösung: A D E

Die häufigste Ursache für eine **Magenperforation (Magendurchbruch)** ist ein Magengeschwür **(Ulkus).** Durch die Einwirkung des aggressiven sauren Magensekrets vertieft sich der Ulkuskrater, bis letztlich die Magenwand durchdrungen ist.

Je nachdem, ob arterielle Gefäße der Schleimhaut vom Magensekret angegriffen werden, ist eine schwere Blutung möglich. In den meisten Fällen ist der Blutverlust jedoch nicht erheblich.

Eine gefährliche Komplikation der Magenperforation ist die Entzündung des Bauchfells **(Peritonitis)** durch den Ausfluss von Magensekret in die freie Bauchhöhle. Es kann zur Infektion des gesamten Bauchraums mit einem schweren septischen Schock kommen.

Ein unvorsichtig vorgeschobener Absaugkatheter zur Absaugung von Magensekret kann Magenschleimhautverletzungen und auch eine Magenperforation verursachen.

12.8 Lösung:

Die Ursache für eine **Ösophagusvarizenblutung** liegt in einer Lebererkrankung, der Leberzirrhose. Neben der häufigen Ursache Alkoholabusus können viele andere Erkrankungen (z. B. viele Stoffwechselerkrankungen) zu einer Leberzirrhose führen.

Die **Leberzirrhose** hat zur Folge, dass der Blutfluss durch die Leber reduziert wird. Das Blut aus dem Darm staut sich nun vor der Leber. Es kommt zu einem Blutdruckanstieg im Pfortadersystem. Dieser Druckanstieg fördert die Bildung von Varizen (Krampfadern). Auch die Venen der Speiseröhre gehören zum Pfortadersystem und bilden Varizen. Diese liegen oberflächlich und können einreißen.

Es kommt zu Blutungen unterschiedlicher Stärke, die von geringen Sickerblutungen bis zum massiven schwallweisen Erbrechen von frischem Blut reichen können. Bei geringen Blutungen hat erbrochenes Sekret ein **kaffesatzartiges Aussehen (Hämatin).** Dieses resultiert aus der Einwirkung des sauren Magensafts auf das Blut.

Bei starken Blutungen kann der Blutverlust erheblich sein und einen ausgeprägten **Volumenmangelschock** verursachen.

12.9 Lösung: B C E

Bei einem **Ileus** (umgangssprachlich „Darmverschluss") handelt es sich um eine Störung des Weitertransports des Darminhalts. Man unterscheidet einen paralytischen und einen mechanischen Ileus. Fällt die Peristaltik des Darms aus und wird dadurch der Darminhalt nicht mehr weitertransportiert, handelt es sich um einen **paralytischen Ileus** (Paralyse = Lähmung). Ursache kann etwa ein Mesenterialinfarkt sein, in dessen Folge Darmteile nicht mehr durchblutet werden.

Bei einem **mechanischen Ileus** ist das Darmlumen verlegt (eigentlicher „Darmverschluss"). Die Peristaltik findet zunächst verstärkt statt, wegen der Verlegung kann der Darminhalt jedoch nicht weiter gelangen. Mit zunehmender Überdehnung des Darms fällt die Peristaltik aus, es kommt schließlich auch hier zur **Darmparalyse.** Ursache für einen mechanischen Ileus können z. B. eine Darmverschlingung, eine Verwachsung, ein Tumor oder auch unverdauliche Nahrungsbestandteile sein.

Es kann bei einem Ileus zu erheblichen Volumenverlusten kommen, da die Resorption von Flüssigkeit aus dem Darm behindert ist. Gefürchtete Komplikation ist auch der Übertritt von Bakterien aus dem Darmlumen durch die Schleimhaut in die Blutbahn, was zu einem schweren **septischen Schock** führen kann.

12.10 Lösung: A B C D

Schmerz ist ein wichtiger Indikator zur Unterscheidung für die Diagnosefindung bei einem akuten Abdomen. **Kolikartige an- und abschwellende Schmerzen** bei **spastischen Kontraktionen** von Hohlorganen oder ein zunehmender Dauerschmerz bei Entzündungen geben Hinweise auf mögliche Ursachen (➤ Abb. 12.2).

Präklinisch ist eine gesicherte Diagnose nicht möglich, sie erfolgt erst nach weiteren Untersuchungen in der Klinik. Untersuchungsmethoden wie Laboruntersuchung, Sonografie und Computertomografie (CT) sind hier wertvolle Hilfen.

Eine wirksame Schmerztherapie darf dem Patienten präklinisch nicht vorenthalten werden. Wichtig sind aber eine sorgfältige Untersuchung und Dokumentation der angegebenen Schmerzen.

Eine häufige Ursache eines akuten Abdomens bei älteren Menschen ist ein **Darmverschluss (Ileus),** der im fortgeschrittenen Stadium zu tödlichen Komplikationen führen kann.

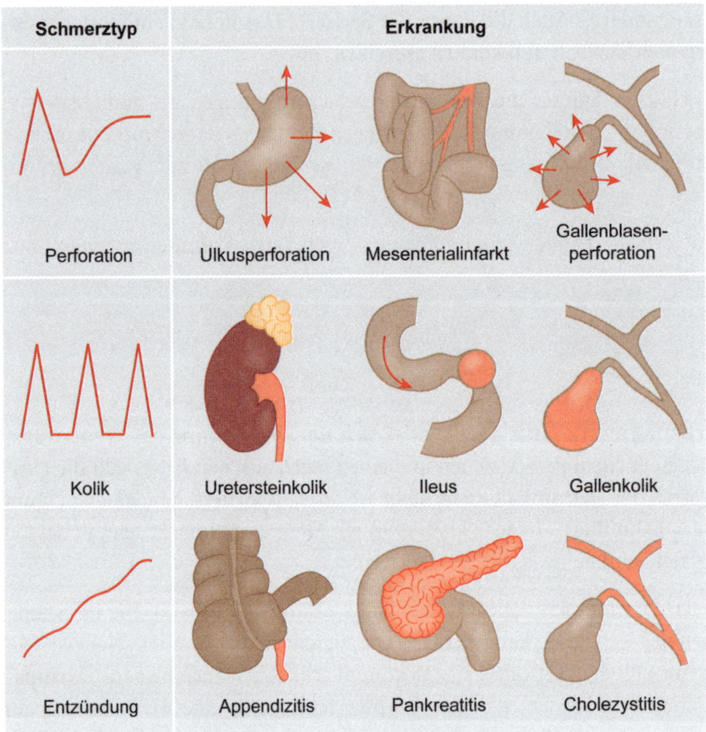

Abb. 12.2 Schmerztypen bei abdominellen Erkrankungen [L231]

12.11 Lösung:

Um giftige Substanzen aus dem Körper zu entfernen, stehen folgende Methoden zur Verfügung:

- **Dekontamination:** Der Kontakt zwischen Gift und Patient wird unterbrochen.
- **Neutralisation:** Der Giftstoff wird in eine weniger giftige oder ungiftige Form umgewandelt.
- **Elimination:** Der Giftstoff wird schnellstmöglich ausgeschieden.
- **Antidottherapie:** Es wird ein Gegengift gegeben.

12.12 Lösung: A B

Opiate und deren Abkömmlinge dämpfen das zentrale Nervensystem. Sie wirken atemdepressiv und sorgen durch eine maximale Miosis für stecknadelkopfgroße Pupillen.

Bei der Gabe von Naloxon als **Antidot** ist zu berücksichtigen, dass die Halbwertszeit wesentlich kürzer als die der meisten Opiate ist. Dies kann nach Abklingen der Naloxonwirkung und weiter anhaltender Opiatwirkung zu einer erneuten vitalen Gefährdung führen.

Ein starker Geruch nach Bittermandel deutet auf eine **Blausäurevergiftung** hin und hat mit Opiaten nichts zu tun.

12.13 Lösung: A

Das Auslösen von Erbrechen ist im Rettungsdienst nicht mehr üblich, da die potenzielle Gefährdung erheblich größer als der zu erwartende Nutzen ist.

Die **Magenspülung** noch am Notfallort ist eine Seltenheit. Gänzlich abgeschafft ist sie jedoch nicht, da es einige Vergiftungsformen (z. B. Barbiturate) gibt, bei denen eine frühe Magenspülung die Chancen des Patienten erheblich verbessert.

Die Sicherstellung von Giftresten oder Erbrochenem hat nach wie vor nicht an Bedeutung verloren. Zwar sind mittlerweile vielfältige Analyseverfahren möglich, sie sind aber nicht in ausreichender Zeit durchführbar.

Das Zu-Rate-Ziehen einer **Vergiftungszentrale** ist für Laien und professionelle Rettungsdienstmitarbeiter gleichermaßen empfehlenswert. Sie bietet fachliche Unterstützung bei Erster Hilfe und notfallmedizinischer Therapie.

12.14 Lösung:

Kohlenmonoxid ist das Leitgas bei einer Rauchgasinhalation. Durch seine 200- bis 300-fach erhöhte Affinität zu Hämoglobin blockiert es den Sauerstofftransport und es kommt zur **Hypoxie.** Schon ein Volumenanteil von 0,1 Vol% führt zu lebensgefährlichen Symptomen.

Zyanid (Blausäure) entsteht bei Verbrennung von Kunststoffen, wie sie in jedem Haushalt vorkommen. Es blockiert ein Enzym der Atmungskette, sodass der Sauerstoff in den Zellen nicht mehr verstoffwechselt werden kann. Man spricht von „innerer Erstickung“. Eine mögliche Notfalltherapie ist die Applikation von Hydroxycobalamin (Cyanokit®).

Stickoxide (Nitrose Gase, NO_x) und Salzsäure sind Reizgase, die ebenfalls bei der Verbrennung von Kunststoffen und damit bei jedem Wohnungsbrand entstehen können. Während die wasserlösliche **Salzsäure** zu Sofortsymptomen wie Schleimhautreizung, Hustenreiz und Verätzung in den oberen Atemwegen führt, dringen die fettlöslichen **Stickoxide** bis in die tiefen Atemwege vor. Hier führen sie häufig erst nach längerer Latenzzeit (bis zu 24 Std.) zu Zerstörungen der Alveolarstrukturen, Lungenödem und respiratorischem Versagen.

12.15 Lösung: A C

Die **Alkoholvergiftung** wird anhand der Blutalkoholkonzentration (BAK) in 4 Stadien unterteilt:

- **Erstes Stadium (Exzitation):** 1–1,5 Promille BAK. Es zeichnet sich durch Unruhe (Exzitation: Erregung), Enthemmung, Augenrötung, eingeschränkte Schmerzwahrnehmung, Gleichgewichtsstörungen und verwaschene Sprache aus.
- **Zweites Stadium (Hypnose):** 1,5–2,5 Promille BAK. Der Patient hat enge bis mittelweite Pupillen, er ist noch aus dem Schlaf erweckbar und verhält sich oft auch aggressiv. Die Muskulatur ist schlaff und Erinnerungslücken können vorhanden sein.
- **Drittes Stadium (Narkose):** 2,5–3,5 Promille BAK. Die Vigilanz vermindert sich bis zur Bewusstlosigkeit und es treten Schocksymptome auf. Stuhl und Harn können unkontrolliert abgehen, die Pupillen sind weit und reagieren träge.
- **Viertes Stadium (Asphyxie):** mehr als 3,5 Promille BAK. Der jetzt komatöse Patient ist unterkühlt, die Spontanatmung nimmt ab und die Pupillen sind weit und reagieren nicht mehr auf Licht. Die Schocksymptomatik nimmt zu und kann zusammen mit der Hypoventilation zum Tod führen. Je nach körperlicher Konstitution und Gewöhnung an diese Droge kann die tödliche Dosis durchaus schwanken. Zum einen sind bereits Menschen mit weniger als 3 Promille an einer Vergiftung verstorben, andererseits wurden auch schon Blutalkoholkonzentrationen von mehr als 6 Promille bei Patienten gemessen, die dank intensivmedizinischer Intervention überlebt haben.

12.16 Lösung: B E

Bei **Vergiftungen mit Antidepressiva** kommt es zum **anticholinergen Syndrom.** Dieses führt unter anderem zu einem Überwärmen des Körpers, sodass zusätzliche Wärmezufuhr nicht indiziert ist.

Bei **Vergiftungen mit Benzodiazepinen** wie Valium® kann Anexate® (Flumazenil) als Antidot eingesetzt werden. Da die Halbwertszeit von Anexate® kürzer ist als die der meisten Benzodiazepine, müssen diese Patienten unbedingt zur Überwachung in die Klinik verbracht werden. Es besteht die Gefahr, dass sie nach Wirken des Antidots erneut bewusstlos werden.

Paracetamolvergiftungen werden leicht durch den Rettungsdienst unterschätzt, da sie zunächst nur sehr milde Symptome auslösen. In der ersten Phase nach der Einnahme kommt es für 12–24 Std. zu einem symptomfreien Intervall. Wenn überhaupt, sind meist nur diffuse Oberbauchbeschwerden und Übelkeit erkennbar. In der zweiten, der hepatischen Phase, kommen Appetitlosigkeit und dann zunehmend die Zeichen einer akuten Leberinsuffizienz mit Bewusstseinsstörungen hinzu. Der Verlauf ist nicht selten tödlich. Die tödliche Dosis liegt laut Giftinformationszentrale Mainz beim Erwachsenen bereits bei 7,5 g (15 Tabletten). Eine Resorptionshemmung mit Kohlepulver ist hier sofort durchzuführen.

Da es für einige Arzneimittel (z. B. Barbiturate) kein geeignetes Antidot gibt, hat in der Therapie bei gefährlichen Vergiftungen die schnelle **Dekontamination** den höchsten Stellenwert. Dies muss vor erfolgter Resorption im Magen-Darm-Trakt erfolgen. Somit ist dies einer der seltenen Fälle, in denen noch an der Einsatzstelle eine Magenspülung durchgeführt wird.

12.17 Lösung:

Bei einem **anaphylaktischen Schock** handelt es sich um einen Schockzustand durch einen relativen Volumenmangel infolge der allergisch bedingten, plötzlichen Weitstellung der arteriellen Widerstandsgefäße.

Grundsätzlich sind hier alle typischen Schockmaßnahmen wie beispielsweise Sauerstoffgabe, Volumentherapie und Schocklagerung angezeigt. Dass bei einem lebensbedrohlichen Zustand der Notarzt erforderlich ist, erklärt sich von selbst.

Die schnellstmögliche Gabe von **Adrenalin** durch den Notarzt oder einen Notfallsanitäter ist eine der wichtigsten Maßnahmen. Die Adrenalingabe gilt als ein Paradebeispiel für einen rechtfertigenden Notstand im Rettungsdienst und wurde auch schon in der im Oktober 2003 von der Bundesärztekammer veröffentlichten Liste „Medikamente, deren Applikation im Rahmen der Notkompetenz durchgeführt werden kann" aufgeführt.

12.18 Lösung:

Zu den typischen Symptomen einer **Unterzuckerung** gehören ein starkes Hungergefühl und feuchte Haut durch übermäßiges Schwitzen. Eine trockene Haut, dagegen ist ein typisches Merkmal des **diabetischen Komas** mit sehr hohen Blutzuckerwerten.

Mit dem Absinken des Blutzuckerspiegels gehen häufig Verhaltensauffälligkeiten einher, oftmals sind diese Patienten unkooperativ oder gar aggressiv. Schließlich kommt es zu Bewusstseinsstörungen.

12.19 Lösung: B C E

Siehe Lösung ➢ 12.20.

12.20 Lösung: A C

Das **diabetische Koma** tritt bei hohen Blutzuckerwerten auf und kann in das ketoazidotische und das hyperosmolare Koma unterschieden werden. Die Gefährdung des Patienten besteht in der Dehydratation und den damit verbundenen Elektrolytverschiebungen. Die Dehydratation wird durch eine stark erhöhte Urinausscheidung hervorgerufen. Durch den hohen Glukosegehalt im Primärharn ist die Nierenschwelle überschritten. Die Glukose kann also nicht komplett aus dem Primärharn rückresorbiert werden und wirkt als osmotisch wirksame Substanz wasserbindend. Auf diese Weise kommt es zur vermehrten Urinausscheidung (osmotische Diurese, Glukosurie).

Beim **ketoazidotischen Koma** findet in Folge der Unfähigkeit zur Glukoseverstoffwechslung bei absolutem Insulinmangel (Diabetes Typ 1) ein übermäßiger Fettabbau in Fettsäuren statt, die dann in saure Ketonkörper umgewandelt werden. Die dadurch entstehende Azidose versucht der Körper durch eine verstärkte CO_2-Abatmung zu puffern (Kußmaul-Atmung, Azidoseatmung). Die Ausatemluft kann nach Aceton riechen. Eine präklinische Insulingabe ist nicht indiziert, da es zu einer weiteren unkontrollierten Elektrolytverschiebung kommen kann und durch resultierende Flüssigkeitsverschiebungen die Gefahr der Ausbildung eines Hirnödems besteht. Die Insulintherapie sollte deshalb unter intensivmedizinischem Monitoring in der Klinik erfolgen.

12.21 Lösung: C

Als **lebensrettende Sofortmaßnahmen** werden Maßnahmen bezeichnet, die eine unmittelbare vitale Bedrohung abwenden oder davor schützen.

Hierzu zählen:
- Absichern der Einsatzstelle
- Sicherung der Atemwege
- Seitenlage bei Bewusstlosigkeit
- Stillung bedrohlicher Blutungen
- Schockbekämpfung
- Beatmung/kardiopulmonale Reanimation

12.22 Lösung:

Priapismus ist definiert als schmerzhafte Dauererektion des Penis, die länger als 2 Std. anhält. Unbehandelt führt er zu Erektionsstörungen. Das Einreißen des Vorhautbändchens verursacht aufgrund der Nähe zur A. frenularis oftmals eine starke und andauernde Blutung.

12.23 Lösung: A B C D E

Die **Hodentorsion** beschreibt die Drehung von Hoden und Samenstrang um die eigene Längsachse, wobei die Durchblutung unterbrochen wird. Sie kommt v. a. bei Kleinkindern oder jungen Erwachsenen vor.

Symptomatisch ist eine akute Hodenschwellung mit Rötung und starken Schmerzen. Hinzu können Übelkeit und Erbrechen kommen. Neben der urologischen Tastuntersuchung wird die Diagnose mittels Ultraschalls gesichert.

Wichtig ist die sofortige Operation, bei der die Fehllage des Hodens korrigiert wird. Geht hier zu viel Zeit verloren, kann es durch die fehlende Durchblutung bereits nach 4–6 Std. zu einem Infarkt des Hodengewebes kommen.

12.24 Lösung: B C D E

Anhand der Spannung wird zwischen **Niederspannung** (bis 1.000 Volt) und **Hochspannung** unterschieden. Bei Starkstrom handelt es sich um einen umgangssprachlichen Begriff für Dreiphasenwechselstrom, der im öffentlichen Stromnetz mit einer Nennspannung von 400 Volt zur Verfügung steht.

Der **Körperwiderstand** ist insbesondere abhängig von der Hautfeuchtigkeit. Als Standardwert wird ein Widerstand von 1.000 Ohm angenommen.

Das Berühren eines Patienten bei einem Elektrounfall vor dem sicheren Abschalten des Stroms ist verboten. Bei **Hochspannungsunfällen** kann die Freigabe nur durch Fachpersonal erfolgen! Dies gilt besonders auf Bahnanlagen, auch wenn kein sichtbarer Elektrounfall vorliegt. Die Freigabe erfolgt nur durch den Einsatzleiter der Feuerwehr in Absprache mit dem Notfallmanager der Bahn AG. Die Oberleitungen führen 15.000 Volt Nennspannung und sind bereits unbeschädigt eine Gefahr.

Die Einwirkung von Blitzen auf den Körper dauert nur Mikrosekunden. Da der menschliche Körper keine Speicherfunktion für diese Art der Energie besitzt, besteht keine Gefahr bei Berührung durch das Rettungsteam.

12.25 Lösung: A B E

Während eine Wirkdauer von 100 ms nur in der vulnerablen Phase des Aktionspotenzials Kammerflimmern auslösen kann, sind bereits bei 600 ms Einwirkdauer **Herzrhythmusstörungen** garantiert.

Da durch den Strom unkontrollierte Krämpfe der Extremitäten ausgelöst werden können, kann es zu Überlastungsverletzungen des Bandapparats und der Muskulatur kommen.

Strommarken sind Begleitverletzungen, die einer sterilen Abdeckung bedürfen. Dies sollte aber erst erfolgen, nachdem die Vitalfunktionen überprüft und gesichert sind sowie ein weiter gehender Bodycheck abgearbeitet wurde. Unerlässlich ist das EKG-Monitoring bei allen Arten von Stromunfällen, egal welche Art von Spannung vorlag. Herzrhythmusstörungen sind eine häufige Folge dieser Unfälle. Innere Organe können zum einen durch den direkten Stromfluss, zum anderen auch durch Folgen, z. B. einen resultierenden Sturz, verletzt sein. Auch aus diesem Grund sollen immer eine erweiterte Ganzkörperuntersuchung und eine Vorstellung in einer Klinik erfolgen.

12.26 Lösung:

Unter einem **Barotrauma** versteht man Verletzungen im Körper, die durch Druckdifferenzen in luftgefüllten Hohlräumen und Hohlorganen entstehen. Ursache ist ein fehlender oder zu langsamer Druckausgleich. Auslösende Druckdiffferenzen können bereits im Hallenbad beim Aufstieg aus Tiefen von 2 m auftreten. Charakteristisch sind Verletzungen der Nasennebenhöhlen, des Mittelohrs oder, am bedrohlichsten, der Lunge.

12.27 Lösung:

Die **Dekompressionskrankheit** oder auch **Caisson-Krankheit** fasst alle Krankheitszeichen, die durch das Ausperlen von Gasen während des Auftauchens verursacht werden, zusammen. Als weniger bedrohliches, aber auffälliges Symptom der leichtesten Form der Dekompressionskrankheit werden die **„Taucherflöhe“** beschrieben: Durch die Bildung von subkutanen Gasblasen kommt es zu einem starken Juckreiz. In der Steigerung entwickeln sich Gelenkschmerzen, Atemnot und Ausfälle des zentralen Nervensystems. Bei schweren Verläufen sind neben der wichtigen Basismaßnahme der hochdosierten Sauerstoffinsufflation auch erweiterte Maßnahmen wie Intubation und Überdruckbeatmung sowie der Eiltransport in eine Druckkammer zur hyperbaren Sauerstofftherapie erforderlich. Damit diese **Tauchunfallzentren** auch nutzbar sind, ist regionale Vorplanung erforderlich. Diese Adressen sind durch Rettungsleitstellen vorzuhalten und die entsprechenden Alarmierungswege sollten bekannt sein.

12.28 Lösung:

- **Beinaheertrinken:** Ertrinken, das mindestens 24 Std. überlebt wird
- **Trockenes Ertrinken:** Ertrinken **ohne** Nachweis einer Flüssigkeitsaspiration
- **Nasses Ertrinken:** Ertrinken **mit** Nachweis einer Flüssigkeitsaspiration

12.29 Lösung: B C E

➢ Tab. 12.1

Tab. 12.1 Stadien der Hypothermie

Abwehrstadium 35–32 °C	Gegenregulation durch Muskelzittern (erhöht den Sauerstoffbedarf) und Stoffwechselsteigerung. RR- und Pulsanstieg, Hyperventilation
Erschöpfungsstadium 32–28 °C	Versagen der Gegenregulation. Atemfrequenz sinkt, Atemtiefe nimmt ab, Rhythmusstörungen und neurologische Ausfälle.
Lähmungsstadium 28–24 °C	Bewusstlosigkeit, Kein Schmerzempfinden, Neigung zum Kammerflimmern, Lebensgefahr.
Scheintod < 24 °C	Reflexlosigkeit, „Scheintod"

KAPITEL

13 Organisation und Einsatztaktik

Stefan Thate

13.1 Lösung: A

Der Krieg hat die Entwicklung des medizinischen Fortschritts vorangetrieben. Als Beispiele können der Beginn der **Luftrettung** im Koreakrieg dienen oder die Infusionstherapie der US-Streitkräfte im Zweiten Weltkrieg.

Alle anderen Genannten haben sicher auch mehr oder weniger Einfluss, jedoch bisher keinen prägenden.

13.2 Lösung: A B C D

Die Neuorganisation war höchst unterschiedlich und hat bis heute Spuren hinterlassen: Während in der amerikanischen und französischen Zone das **Rote Kreuz** beauftragt wurde, bevorzugten die Sowjets zunächst eine Verstaatlichung. Erst später wurde der Rettungsdienst der DDR dem DRK unterstellt.

In der britischen Zone wurden die kommunalen Feuerwehren mit der Durchführung des Rettungsdienstes betraut. Die Organisation den Deutschen selbst zu überlassen, kam für die Besatzungsmächte nicht in Betracht.

13.3 Lösung: B C D

Der **Rettungsdienst** ist zwar eine öffentliche Aufgabe, hat aber originär keinen hoheitlichen Status. Ein Träger der öffentlichen Gewalt, der zu entsprechendem Handeln berechtigt oder verpflichtet ist, ist beispielsweise die Polizei.

Der Rettungsdienst zählt zum Gebiet der Daseinsfürsorge und Gefahrenabwehr. Die im Grundgesetz verankerte Zuständigkeit liegt in der Hand der Länder.

13.4 Lösung: D

- **Notfallrettung:** Ihre Aufgabe ist es, das Leben oder die Gesundheit von Notfallpatienten zu erhalten, sie transportfähig zu machen und sie unter fachgerechter Betreuung in eine für die weitere Versorgung geeignete Einrichtung zu befördern.
- **Qualifizierter Krankentransport:** Es handelt sich um den medizinisch indizierten Transport von erkrankten oder verletzten Patienten, sofern diese keine Notfallpatienten sind. Der Transport wird durch Fachpersonal in speziell ausgestatten Fahrzeugen (Krankenwagen) durchgeführt.
- **Ärztlicher Notdienst:** Vertretungsdienst der Kassenärztlichen Vereinigungen (KV). Er stellt die hausärztliche Versorgung außerhalb der allgemeinen Öffnungszeiten der Praxen sicher.

13.5 Lösung:

Betrachtet man einen Krankentransport als Prozess, so lässt er sich in nachfolgende Teilprozesse unterteilen. Die einzelnen Bereiche fließen ineinander, lassen sich also nicht immer gänzlich voneinander abgrenzen:

1. Transportvorbereitung
2. Patientenübernahme
3. Transportdurchführung
4. Patientenübergabe
5. Transportabschluss

13.6 Lösung:

S Symptome
A Allergien
M Medikamente
P Präerkrankungen, persönliche Anamnese
L Letzte Mahlzeit
E Ereignisse
R Risikofaktoren

Bei bewusstlosen oder bewusstseinsgetrübten Patienten kann oft nur die Fremdanamnese – also das Befragen von Dritten – Hinweise geben.

13.7 Lösung: B

Letztlich können zwar alle genannten Maßnahmen während eines Notfalleinsatzes relevant sein, die **Sicherung der Vitalfunktionen** hat aber immer die höchste Priorität.

Im weiteren Verlauf sind das Erkennen von Ursachen einer Störung und ihre Therapie sicher auch als Ziele zu benennen. Das Feststellen von Personalien ist zwar relevant für die Leistungsabrechnung, zählt aber wohl nicht zu den vorrangigen Maßnahmen.

Die endgültige Behandlung einer Störung bleibt in aller Regel der Klinik überlassen. Aufgabe des Rettungsdienstes ist der Transport in ein geeignetes Krankenhaus nach Herstellung der Transportfähigkeit und Durchführung lebensrettender Maßnahmen.

13.8 Lösung:

Die DIN EN 1789 regelt die Ausstattung und Einteilung der Fahrzeuge des Rettungsdienstes. Entsprechend dieser Norm werden die Fahrzeuge wie folgt eingeteilt:

- **Patient Transport Unit (Krankenwagen Typ A1):** für den Transport eines Patienten auf Krankentrage oder -sessel geeignet, z. B. Pkw-Kombi
- **Patient Transport Unit (Krankenwagen Typ A2):** für den Transport mehrerer Patienten auf Krankentrage(n) oder -sessel(n) geeignet
- **Emergency Ambulance (Notfallkrankenwagen Typ B):** für den Transport, die Erstversorgung und Überwachung von Patienten geeignet

- **Mobile Intensiv Care Unit (Rettungswagen Typ C):** für den Transport, die erweiterte Versorgung, Behandlung und Überwachung von Patienten geeignet

13.9 Lösung: A B

Beim **Rendezvous-System** fahren Notarzt und Rettungsassistent mit dem Notarzteinsatzfahrzeug zum Einsatzort und bilden dort mit der Besatzung eines Rettungswagens ein Team. Notarztwagen werden im **Stationssystem** eingesetzt. Der Notarzt fährt als zusätzliches Besatzungsmitglied auf einem RTW mit.

Eine Sonderform stellt die **Luftrettung** dar. Sie ist Notarztzubringer und auch Transporteur. Je nach Einsatz handelt es sich um ein Rendezvous- oder Stationssystem.

Der **Ärztliche Notfalldienst** ist nicht Bestandteil des Notarztsystems, wenngleich auch viele Berührungspunkte bestehen.

Ein sog. „Bereitschaftssystem" gibt es in diesem Zusammenhang nicht.

13.10 Lösung: A B E

Die wichtigste Eigenschaft des **Rettungshubschraubers** ist in der Funktion des schnellen Notarztzubringers zu sehen. Da dies aber bei schlechten Wetterlagen und nachts nicht immer gewährleistet ist, ist die Luftrettung als Ergänzung zum bodengebundenen Rettungsdienst zu werten. Aufgrund der räumlichen Enge im Hubschrauber erfolgt der Transport von Patienten in den meisten Fällen mit dem mitalarmierten RTW.

Der Transport von Patienten auf dem Luftweg wird dann vorgenommen, wenn seine weitere Versorgung unter Zeitdruck erfolgen oder er in eine weit entfernte Schwerpunktklinik gebracht werden muss.

13.11 Lösung: A B C E

Von der ADAC-Luftrettung stammen die nachfolgenden Regeln für den Umgang mit dem **Rettungshubschrauber:**

1. Gemähtes Gras und lockerer Schnee werden bei der Landung des Hubschraubers hochgewirbelt, beeinträchtigen die Sicht und können die Sicherheit des Hubschraubers gefährden!
2. Vor der Landung herumliegende lose Gegenstände entfernen. Keine Tücher oder sonstige Zeichen auslegen.
3. Annäherung an den Hubschrauber nur von vorne mit Blickkontakt zum Piloten (sitzt auf dem rechten Sitz). Nicht laufen! Keine Gegenstände über den Kopf halten!
4. Niemals von hinten an den Hubschrauber herangehen! Der schnell drehende Heckrotor ist kaum zu sehen.
5. Wenn man auf die andere Seite will: Immer vorne um den Hubschrauber herumgehen!
6. Im schrägen Gelände auf unterschiedlichen Abstand des Rotors vom Boden achten. Immer von der Talseite her an den Hubschrauber herangehen!
7. Lose Bekleidungsstücke wie Mützen und Schals sowie Brillen bei Annäherung an den Hubschrauber festhalten.
8. Für Rettungsdienste und andere Fahrzeuge gilt: Nicht bis an den Hubschrauber heranfahren. Gefahrenbereiche beachten!

9. Bei laufendem Rotor begrenzt das Heckleitwerk den Arbeitsbereich beim Be- und Entladen. Hinter dem Heckleitwerk besteht Lebensgefahr!
10. Rauchverbot und kein offenes Feuer in der Nähe des Hubschraubers!

13.12 Lösung: A C D E

Die **Rettungsleitstelle** übernimmt die Lenkung und Koordination des Rettungsdienstes. Ihr obliegen die Annahme der Hilferufe der Anrufer und die Steuerung des kompletten Einsatzablaufs. Sie arbeitet unmittelbar mit der Polizei, der Feuerwehr, dem Katastrophenschutz, dem ärztlichen Notdienst und den Kliniken zusammen.

Die Einsatzabrechnung gehört nicht zu ihren Aufgaben, sondern ist im Bereich der Verwaltung anzusiedeln.

13.13 Lösung:

Leitstellen, die **Rettungsdienst** und **Feuerwehr** gleichermaßen koordinieren, werden als **integrierte Leitstellen** bezeichnet. In der Regel werden hier auch die Aufgaben des Katastrophenschutzes mit ausgeführt.

13.14 Lösung:

Bei den **Behörden und Organisationen mit Sicherheitsaufgaben (BOS)** handelt es sich um alle Organisationen, die der inneren Gefahrenabwehr oder Nächstenhilfe im öffentlichen Auftrag dienen. Der BOS-Funk ist ein nichtöffentlicher mobiler Landfunkdienst in Deutschland. Ursprünglich wurde er nur analog betrieben, digital wird hierfür inzwischen TETRA als Bündelfunk genutzt. Der BOS-Funk ist durch die vom Bundesministerium des Inneren erlassene der BOS-Funkrichtlinie geregelt.

13.15 Lösung: A2 B5 C4 D6 E3 F1

Organisation	Funkrufname
A) Deutsches Rotes Kreuz	2. Rotkreuz
B) Feuerwehr	5. Florian
C) Malteser Hilfsdienst	4. Johannes
D) Johanniter-Unfall-Hilfe	6. Akkon
E) Technisches Hilfswerk	3. Heros
F) Arbeiter-Samariter-Bund	1. Sama

13.16 Lösung: A B C D E

Der **Digitalfunk** der Behörden und Organisationen mit Sicherheitsaufgaben ist zum Schutz gegen Abhören verschlüsselt. Während der Gespräche über das digitale Netz können auch Daten (SDS = Short Data Service) gesendet werden, die zusätzliche Einsatzinformationen enthalten.

Mit der digitalen Technik ist auch bei längeren Entfernungen der Kontakt mit der eigenen Leitstelle möglich, während die Sicherheitskräfte im **analogen System** auf den jeweils nächsten Funkverkehrskreis umschalten müssen.

Neben dem Funkbetrieb ist auch die Möglichkeit der **Telefonie** außerhalb des BOS-Netzes technisch möglich, die in der Praxis allerdings kaum Anwendung findet.

13.17 Lösung:

Meldeinhalt	Statusziffer
Notruf	0
Einsatzauftrag übernommen	3
Einsatzbereit über Funk	1
Sprechwunschanmeldung	5
Nicht einsatzbereit	6

13.18 Lösung:

Im digitalen Funksystem wird zwischen zwei Hauptvarianten unterschieden. Unter **Trunked Mode Operation (TMO)** wird die Verbindung zwischen den Teilnehmern über eine Basisstation hergestellt. Dies ist der Regelbetrieb in einem Rettungsdienstbereich, sodass sich Einsatzkräfte und Leitstelle auch über größere Distanzen, meist im Gruppengespräch (Group Call), verständigen können. Eine direkte Kommunikation zwischen den Funkgeräten Kräften an der Einsatzstelle, ohne zwischengeschaltete Basisstation oder Netzinfrastruktur, wird **Direct Mode Operation (DMO)** genannt.

13.19 Lösung: A B D E

Bei Eintreffen an der Einsatzstelle soll bereits vor dem Verlassen des Fahrzeuges die erste **Lagemeldung** auf Sicht an die Leitstelle erfolgen. Dann sollte sofort eine **Erstabsicherung** der Einsatzstelle vorgenommen werden, um die Eigengefährdung zu minimieren.

Das Verschaffen eines ersten Überblicks über die Lage und die gezielte Alarmierung von weiteren Einsatzkräften haben höchste Priorität.

Durch die **räumliche Festlegung einer Patientenablage** wird eine frühzeitige Ordnung des Raums vorgenommen und die Einsatzstelle erhält eine erste Struktur. Da alle diese Aufgaben durch die ersteintreffenden Rettungskräfte auszuführen sind, ist in diesem frühen Stadium des Großschadensfalls keine individuelle Behandlung einzelner Schwerverletzter möglich.

13.20 Lösung:

Die **Gefahrenmatrix nach Schläfer** fast mögliche Gefahren einer Einsatzstelle zusammen und fügt sie in einer Merkregel zusammen. Anhand dieser Aufzählungspunkte kann im Rahmen des Führungsvorgangs eine Abwägung bezüglich ihrer Wirkung auf Menschen, Tiere, Umwelt und Sachwerte und auf Einsatzkräfte getroffen werden. Anhand dieser Bewertung werden die Gefahrenabwehrmaßnahmen ausgewählt.

A Atemgifte
A Ausbreitung
A Atomare Gefahren
A Angstreaktionen
C Chemische Gefahren
E Elektrizität
E Explosion
E Einsturz
E Erkrankung/Verletzung

13.21 Lösung:

Die **Schrägparkposition** ermöglicht den Rettungsmitteln das Beladen und Abfahren an der Einsatzstelle, unabhängig von der Ankunftsreihenfolge. Sie signalisiert allen nachrückenden Kräften ebenfalls so zu parken. Durch das konsequente Einhalten dieser Raumordnung kann eine Großschadensstelle flexibel abgearbeitet werden. Bei Einsätzen auf Straßen sind die Fahrzeuge so abzustellen, dass das Heck zur Straßenmitte zeigt.

13.22 Lösung:

Unter **einem Massenanfall von Verletzten/Erkrankten (MANV)** versteht man ein Schadensereignis, dessen Bewältigung die Leistungsfähigkeit des regulären Rettungsdienstes übersteigt. Um das Missverhältnis zwischen den initial verfügbaren und erforderlichen Kräften auszugleichen, werden durch entsprechende Alarmierungsstufen rückwärtige Kräfte (MANV-Einheiten, Schnelleinsatzgruppen, Freischichten) hinzualarmiert. Es handelt sich um einen Einsatz unterhalb der Katastrophenschwelle, wie z. B. der Unfall eines Reisebusses.

13.23 Lösung: B C E

Die bei **Großschadenslagen** gebildete **Technische** bzw. **Örtliche Einsatzleitung (TEL/ÖEL)** wird von einem **Gesamteinsatzleiter** geführt. Diese Funktion wird im Rahmen der Gefahrenabwehr im Regelfall von einer Führungskraft der Feuerwehr wahrgenommen. Dieser Einsatzleiter wird auf rettungsdienstlicher Seite vom leitenden Notarzt und vom organisatorischen Leiter Rettungsdienst unterstützt.

Der **Gruppenführer** einer **Schnelleinsatzgruppe (SEG)** ist Führer seiner Einheit und ist der TEL/ÖEL unterstellt. Der Hauptverwaltungsbeamte mit seinem Führungsstab tritt erst im Katastrophenfall in Erscheinung.

13.24 Lösung:

Gemäß der DV 100 ist der **Führungsvorgang** ein zielgerichteter, sich kontinuierlich wiederholender und in sich geschlossener Denk- und Handlungsablauf. Es werden Entscheidungen vorbereitet und umgesetzt.

Dieser Führungsvorgang ist nicht nur auf die Tätigkeit der Einsatzleitung beschränkt, sondern ist von den Führungskräften auf allen Führungsebenen gleichermaßen anzuwenden.

Er wird in das in ➢ Abb. 13.1 dargestellte Schema unterteilt:

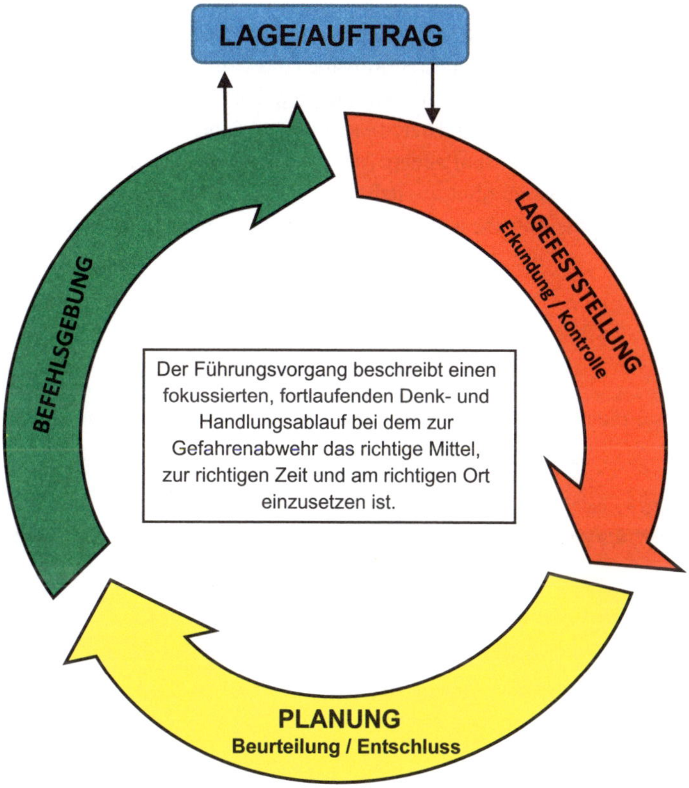

Abb. 13.1 Führungskreis [P529]

13.25 Lösung: A C E

Die **operativ-taktischen Maßnahmen** zielen v. a. auf die Bildung des Einsatzschwerpunkts, die Ordnung des Raums (Abschnittsbildung), die Ordnung der Kräfte (Bereitstellen von Einsatzkräften und Bildung von Reserven), die Ordnung der Zeit (Reihenfolge von Maßnahmen, Ablösen von Einsatzkräften durch Reserven) und die Ordnung der Information (Aufbau und Betrieb einer Kommunikationsstruktur).

Die **verwaltungsrechtliche Bewertung** zählt zu den administrativ-organisatorischen Maßnahmen. Die politische Gesamtverantwortung wird vom **höchsten Verwaltungsbeamten (Bürgermeister/Landrat)** übernommen.

13.26 Lösung: D

Im Fall einer **Großschadenslage** wird eine lokale rettungsdienstliche Einsatzleitung aus **Leitendem Notarzt (LNA)** und **Organisatorischen Leiter Rettungsdienst (OrgL)** gebildet. Sie arbeiten mit unterschiedlichen Verantwortungsbereichen, aber gleichberechtigt auf Augenhöhe zusammen. Während der LNA die medizinische Leitung zu verantworten hat, ist der OrgL für die taktischen und organisatorischen Führungsaufgaben zuständig. Hierzu zählen zunächst die rettungsdienstliche Lagefeststellung und deren Beurteilung. Als vorrangiger Schritt ist dann eine strukturierte Raumordnung umzusetzen. Hierzu gehört u. a. die Festlegung von Patientenablagen, Behandlungsplatz, Rettungsmittelhalteplatz und Bereitstellungsräumen. Rettungs- und sanitätsdienstliche Kräfte wie Schnelleinsatzgruppen, Betreuungseinheiten oder Besatzungen einzelner Rettungsmittel sind ihm als Abschnittsleiter des Abschnitts Rettungsdienst unterstellt und werden von ihm, ggf. über jeweilige Gruppenführer, geführt. Zu den anspruchsvollsten Aufgaben des OrgL zählt die Organisation des Patiententransports. Nachdem der LNA die Transportpriorität festgelegt hat, ist der OrgL für Zuordnung der Rettungsmittel, an denen es initial mangelt, zuständig. Hierzu benötigt er mindestens eine Kräfteübersicht, einen Bettennachweis und die Kenntnis der Transportzeiten. Außerdem ist eine lückenlose Dokumentation notwendig. Diese Aufgabe ist im Einsatz kaum ohne zusätzliche Führungsassistenten zu bewältigen. Die medizinische Sichtung ist natürlich ärztliche Aufgabe und obliegt keinesfalls dem Organisatorischen Leiter Rettungsdienst.

13.27 Lösung: A5 B2 C3 D1 E4

Die in einer Konsensus-Konferenz des Bundes festgelegten **Sichtungskategorien** werden wie in ➢ Tab. 13.1 definiert.

Tab. 13.1 Sichtungskategorien im Großschadensfall

Sichtungskategorie	Beschreibung	Konsequenz	Farbmarkierung
I	Vital bedroht	Sofortbehandlung	Rot
II	Schwer verletzt/erkrankt	Dringliche Behandlung	Gelb
III	Leicht verletzt/erkrankt	Nichtdringliche Behandlung	Grün
IV	Ohne Überlebenschance	Palliative Versorgung	Blau
EX	Tote	Kennzeichnung	Schwarz
B	Betroffene	Betreuung	Weiß

13.28 Lösung: B C D

Folgende Grundregeln gelten bei **Gefahrgutunfällen:**

Die **Anfahrt und Aufstellung** erfolgen entgegen der Windrichtung, um nicht in die Schadstoffwolke zu geraten. Bei unklarer Lage sind mindestens 50 m Sicherheitsabstand einzuhalten. Falls vorhanden, sind die auf der orangefarbenen Warntafel aufgeführte Gefahrenkennzahl und die Stoffnummer unverzüglich der Leitstelle durchzugeben.

Eine **Rettung aus dem direkten Gefahrenbereich** ist nur mit entsprechender Schutzausrüstung durch die Feuerwehr oder das THW möglich.

Die **„Schriftlichen Weisungen"** zum Gefahrstoff befinden sich nicht hinter den Warntafeln, sondern mit den Ladepapieren im Führerhaus. Diese sind für die Einsatzkräfte allerdings nur von nachgeordneter Bedeutung, da sie ausschließlich allgemeine Hinweise für den Fahrer enthalten und sich nicht an die Einsatzkräfte wenden. Diesen steht das **ERI-Card-System** (Emergency Response Intervention Cards) zur Verfügung, aus dem nach einer Zuordnung durch UN-Nummer oder Stoffname, entsprechende Hinweise zur Gefahrenabwehr entnommen werden können.

13.29 Lösung: A C E

Bereits vor dem Eintreffen der Feuerwehr muss eine weitere Kontaminationsausbreitung durch entsprechende Absperrung verhindert werden. Die Menschenrettung aus dem Schadensgebiet und das Auffangen von Gefahrgut dürfen nur mit geeigneter **Schutzausrüstung** erfolgen, die dem Rettungsdienst nicht zur Verfügung steht.

Das Anlegen eigener Schutzkleidung (z. B. Einwegoverall) soll der Kontaminationsverschleppung vorbeugen. Die **Notdekontamination** muss immer und sofort erfolgen. Sie schützt den Betroffenen vor weiterer Einwirkung und die Nichtbetroffenen vor Kontamination. Das Ablegen der Kleidung und ggf. das behelfsmäßige Abspülen mit Wasser gelten zunächst als ausreichend und sind von jedermann durchführbar.

13.30 Lösung:

Die Nummer zur Kennzeichnung der Gefahr, auch bekannt als **Kemler-Zahl,** ist im oberen Teil der Warntafel dargestellt (> Abb. 13.2). Bei ihr handelt es sich um ein wichtiges Hilfsmittel zur schnellen Gefahreneinschätzung aus der Entfernung. Sie ist für den Rettungsdienst besonders dann wichtig, wenn dieser als Erster an der Einsatzstelle eintrifft und noch keine Einschätzung durch die Feuerwehr oder Fachkundige vorliegt. Gemeinsam mit der im unteren Teil der Warntafel vermerkten **UN-Nummer (Stoffnummer)** lassen sich schnell erste Erkenntnisse zur Gefahrenlage ermitteln.

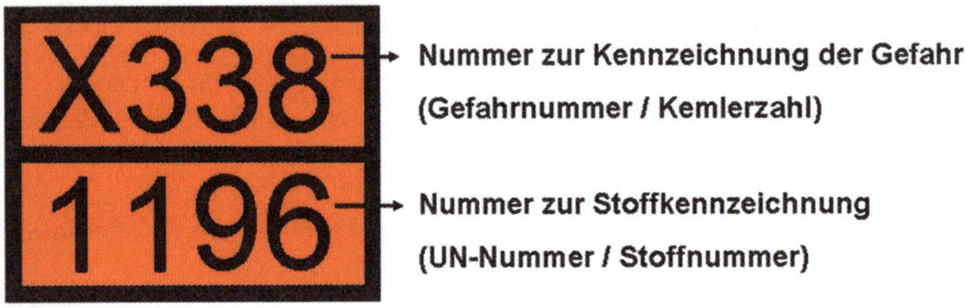

Abb. 13.2 Beispiel einer Warntafel

Die Nummer zur Kennzeichnung der Gefahr besteht aus zwei oder drei Ziffern, denen ein „X" vorangestellt sein kann. Wenn die Gefahr eines Stoffes ausreichend durch eine einzige Ziffer angegeben werden kann, wird dieser Ziffer eine Null angefügt. Die Verdoppelung einer Ziffer weist auf die Zunahme der entsprechenden Gefahr hin.

Die Ziffern weisen im Einzelnen auf folgende Gefahren hin:

2 Entweichen von Gas durch Druck oder durch chemische Reaktion
3 Entzündbarkeit von flüssigen Stoffen (Dämpfen) und Gasen oder selbsterhitzungsfähiger flüssiger Stoff
4 Entzündbarkeit von festen Stoffen oder selbsterhitzungsfähiger fester Stoff
5 Oxidierende (brandfördernde) Wirkung
6 Giftigkeit oder Ansteckungsgefahr
7 Radioaktivität
8 Ätzwirkung
9 Gefahr einer spontanen heftigen Reaktion
X Wenn der Nummer zur Kennzeichnung der Gefahr der Buchstabe „X" vorangestellt ist, bedeutet dies, dass der Stoff in gefährlicher Weise mit Wasser reagiert.

Einige Ziffernkombinationen haben eine spezielle Bedeutung, die gesondert nachgeschlagen werden kann.

13.31 Lösung:

Die beste Präventionsmaßnahme bei **Strahlennotfällen** ist der Einsatz des gesunden Menschenverstands. Sich nicht von der Panik und Unsicherheit anstecken zu lassen, sondern die Risiken einzuschätzen und adäquat zu reagieren sind die größten Herausforderungen bei einem solchen Einsatz.

Die **3-A-Regel** beschreibt diese Schlagwörter Abstand, Aufenthaltsdauer, Abschirmung:

- A Der **Abstand** zur Strahlenquelle sollte möglichst groß sei. Da die Wirkung ionisierender Strahlung mit der Entfernung stark abnimmt, ist eine sichere Entfernung der beste Schutz. Bereits in 2 m Abstand von einer punktförmigen Strahlenquelle, ist nur noch ein Viertel der Strahlungsintensität wie in 1 m messbar (➤ Abb. 13.3). Somit ist es einleuchtend, dass ein größtmöglicher Abstand zur Strahlenquelle schützt. Daher ist ebenfalls auf eine der Situation angepasste Absperrung zu achten.
- A Die Minimierung der **Aufenthaltsdauer** im Gefahrenbereich auf das absolut Notwendige sollte selbstverständlich sein. Denn je kürzer die Zeit in der Nähe der Strahlenquelle gefasst werden, umso weniger ionisierende Strahlung kann auf den Körper einwirken.
- A Deckung zu suchen hinter einer starken **Abschirmung,** wie einer Betonwand, reduziert die auf den eigenen Körper einwirkende Strahlungsintensität ebenfalls erheblich. Das Anlegen von Bleischürzen, wie sie in der medizinischen Radiologie getragen werden, scheint nur auf den ersten Blick sinnvoll. Zwei große Nachteile machen sie für Einsatzkräfte unbrauchbar. Erstens schützen sie nur von der Vorderseite und radioaktive Strahlung kommt nicht nur von vorne. Zweitens sind sie sehr schwer, dies wirkt der kurzen Aufenthaltsdauer entgegen.

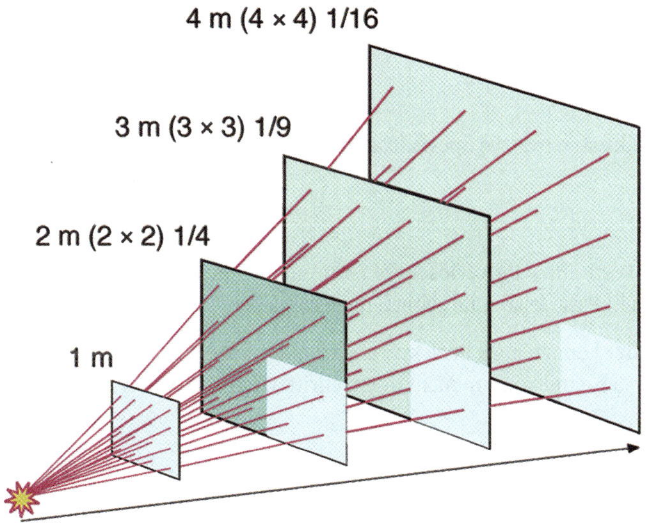

Abb. 13.3 Abstandsgesetz [L108]

13.32 Lösung: A C D E

Vermutlich handelt es sich hier um eine **Kohlendioxid-Vergiftung.** Die Nachforderung der Feuerwehr ist somit dringend geboten. Nur sie verfügt über den notwendigen, von der Umluft unabhängigen Atemschutz.

Ein Hinabsteigen ohne ein solches Isoliergerät wäre tödlich, da man in den „Kohlendioxid-See" eintaucht. Um die Gefährdung weiterer Personen auszuschließen, sollte eine Absperrung vorgenommen werden. In der Zwischenzeit sollte außerhalb des Gefahrenbereichs Reanimationsbereitschaft hergestellt werden.

13.33 Lösung: A B C D

Das frühzeitige **Nachfordern geeigneter Kräfte** kann im weiteren Einsatzverlauf eine Schlüsselstellung bilden, da eine Rettung durch Taucher oft mit hohem Vorbereitungsaufwand verbunden ist.

Parallel hierzu müssen Rettungsversuche durch das bereits eingetroffene Rettungsteam eingeleitet werden. Der **Eigenschutz** ist durch Sicherung mit einer Leine und ausreichenden Abstand zu wahren. Eventuell genügt es, dem Verunfallten eine Leine zuzuwerfen oder einen dicken Ast zu reichen. Auch kann eine Leiter zur Lastverteilung genutzt oder die Vakuummatratze als behelfsmäßiger Auftriebskörper eingesetzt werden.

Auf keinen Fall sollte man dem Eingebrochenen direkt die eigene Hand reichen. Die Gefahr, selbst in die Einbruchstelle gezogen zu werden, ist erheblich.

13.34 Lösung: A C

Die mitgeführten **Feuerlöscher Typ PG (Glutbrandpulver)** können für folgende Brandklassen eingesetzt werden:
- A – Feststoffe
- B – flüssige und flüssig werdende Stoffe
- C – Gase

Für die übrigen Brandklassen müssen Speziallöscher verwendet werden:

- D – Metalle
- F – Fette

Der einsatztaktische Wert eines **Pulverlöschers** ist immens, mit ihm lassen sich Entstehungsbrände (z. B. eingeklemmte Person in Pkw) leicht und schnell niederschlagen.

Diese sog. **ABC-Löscher** können auch in elektrischen Anlagen bis 1.000 V (Niederspannung) eingesetzt werden, wenn der Mindestabstand von 1 m nicht unterschritten wird. Das Pulver ist grundsätzlich ungiftig.

13.35 Lösung: A B C D E

Feuerlöscher sollen erst am eigentlichen Einsatzort betätigt werden, um den vollen Druck sicherzustellen. Bei Einsätzen im Freien ist eine Abhängigkeit von der Windrichtung gegeben. Der Löscherfolg ist deutlich größer, wenn mehrere Löscher gleichzeitig eingesetzt werden. Durch stoßweises Abgeben des Löschmittels legt sich das Pulver besser auf das Brandgut. Den gelöschten Brand unbedingt beobachten, da eine Wiederentzündung nicht auszuschließen ist. Hierfür sind Reservelöschmittel bereitzustellen.

Die verwendeten Feuerlöscher nicht wieder an den Aufbewahrungsort zurückstellen, sondern gleich an entsprechende Fachbetriebe zur Auffüllung weiterleiten.

KAPITEL

14

Stefan Thate

Berufskunde, Recht und Qualitätsmanagement

14.1 Lösung:

Die **Rettungsdienstgesetze** und entsprechende Verordnungen sind grundsätzlich Landesgesetze. Sie regeln die Kernaufgaben der Notfallrettung und des qualifizierten Krankentransports.

Der Bund ist nur in Teilbereichen des Rettungsdienstes gesetzgeberisch vertreten, beispielsweise im Seeaufgabengesetz, im Luftverkehrsgesetz und im Sozialgesetzbuch.

14.2 Lösung: A D

Die Voraussetzungen für eine **Straftat** sind ein Rechtsbruch (Unrecht) und das Vorliegen einer Schuld. „Sünde“ ist als religiöser Begriff nicht Bestandteil des deutschen Rechtssystems.

Bekanntermaßen schützt Unwissenheit nicht vor Strafe, womit also das Wissen um den Straftatbestand keine Voraussetzung für die Strafbarkeit einer Handlung ist. Ob eine Tat vorsätzlich ausgeführt wurde, hat Einfluss auf die Schwere der Schuld, nicht aber auf die Feststellung des Straftatbestands.

14.3 Lösung: A

Eine **Patientenverfügung** muss erkennen lassen, dass der Patient sich mit den Folgen seiner Entscheidung ausführlich und konkret auseinandergesetzt hat und ihm die Tragweite bewusst war. Natürlich muss die Einwilligungsfähigkeit zum Zeitpunkt der Dokumentation der Patientenverfügung gegeben sein.

Die Form der Verfügung ist nicht an ein bestimmtes Formular oder eine Beglaubigung gebunden, auch eine unter Zeugen mündlich abgegebene Verfügung ist gültig.

Bei einer Abwägung zwischen dem mutmaßlichen Willen des Patienten und dem Schutz des höchsten Rechtsguts „Leben“ wird im Notfalleinsatz aufgrund der fehlenden Zeit für genauere Nachforschungen für das Rechtsgut „Leben“ entschieden werden müssen.

14.4 Lösung: C

Hier geht es um Konsequenzen aus der **Garantenpflicht** des Rettungspersonals. Für das Rettungsfachpersonal entsteht diese Garantenpflicht gegenüber dem Patienten bereits mit der Übernahme des Einsatzes. Es ist verpflichtet, die gebotenen und ihm möglichen Handlungen auszuführen. Tut es dies nicht, kommt eine Strafbarkeit (z. B. Totschlag) in Betracht.

14.5 Lösung:

Durch die **Gewaltenteilung** zwischen den drei **Staatsorganen** Legislative (Parlament), Exekutive (Regierung) und Judikative (Gerichte) wird eine gegenseitige Kontrollfunktion erreicht.

14.6 Lösung:

➢ Abb. 14.1

- Krankenversicherung
- Rentenversicherung
- Pflegeversicherung
- Unfallversicherung
- Arbeitslosenversicherung

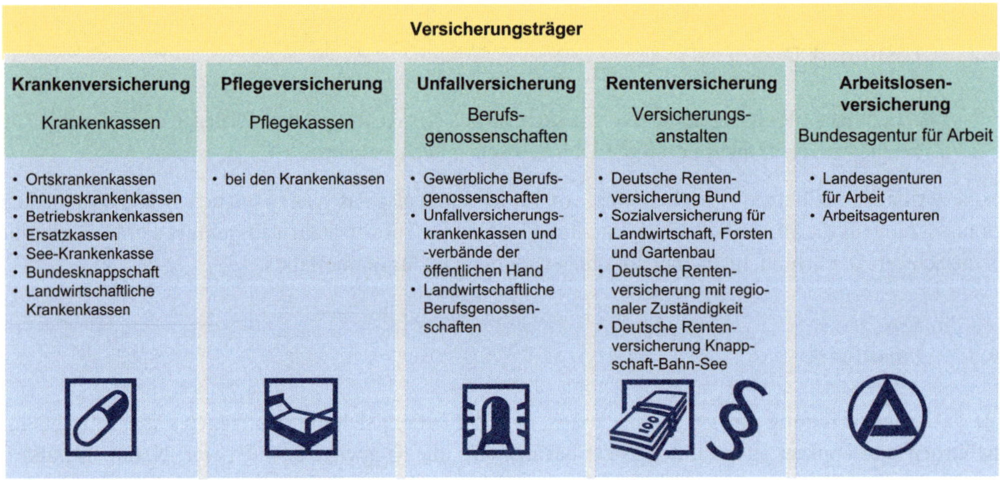

Abb. 14.1 Träger der Sozialversicherung [A400]

14.7 Lösung: C

Als **„Sonderrechte"** bezeichnet man die Befreiung von den Vorschriften der Straßenverkehrsordnung. Sie werden in §35 der Straßenverkehrsordnung beschrieben.

In §38 StVO wird das sog. Wegerecht beschrieben (Lösung ➢ 14.8).

In §1 der StVO wird als Grundregel über das Verhalten im Straßenverkehr gesetzlich festgelegt, dass *„die Teilnahme am Straßenverkehr ständige Vorsicht und gegenseitige Rücksicht erfordert und dass sich jeder Verkehrsteilnehmer so zu verhalten hat, dass kein anderer geschädigt, gefährdet oder mehr als nach den Umständen unvermeidbar behindert oder belästigt wird"*: Eigentlich eine einfache und unmissverständliche Regelung.

Im §35 des Grundgesetzes ist die Pflicht zur behördlichen Amtshilfe verankert.

§203 StGB (Strafgesetzbuch) behandelt die Schweigepflicht.

14.8 Lösung: A B C D E

Auszüge aus dem §38 StVO:

§38 Blaues Blinklicht und gelbes Blinklicht

(1) Blaues Blinklicht zusammen mit dem Einsatzhorn darf nur verwendet werden, wenn höchste Eile geboten ist, um Menschenleben zu retten oder schwere gesundheitliche Schäden abzuwenden, eine Gefahr für die öffentliche Sicherheit oder Ordnung abzuwenden, flüchtige Personen zu verfolgen oder bedeutende Sachwerte zu erhalten.

Es folgt die als „Wegerecht" bekannte Anordnung:

Alle übrigen Verkehrsteilnehmer haben sofort freie Bahn zu schaffen.

(2) Blaues Blinklicht allein darf nur von den damit ausgerüsteten Fahrzeugen und nur zur Warnung an Unfall- oder sonstigen Einsatzstellen, bei Einsatzfahrten oder bei der Begleitung von Fahrzeugen oder von geschlossenen Verbänden verwendet werden.

(3) Gelbes Blinklicht warnt vor Gefahren. Es kann ortsfest oder von Fahrzeugen aus verwendet werden. Die Verwendung von Fahrzeugen aus ist nur zulässig, um vor Arbeits- oder Unfallstellen, vor ungewöhnlich langsam fahrenden Fahrzeugen oder vor Fahrzeugen mit ungewöhnlicher Breite oder Länge oder mit ungewöhnlich breiter oder langer Ladung zu warnen.

14.9 Lösung: A E

Für die eingesetzten Geräte im Rettungsdienst müssen das **Medizinproduktegesetz** und die **Medizinprodukte-Betreiberverordnung** beachtet werden. Die Medizin-Geräteverordnung galt bis 1.1.2002 und wurde durch das Medizinproduktegesetz abgelöst.

Ein Heilmittel-Vertriebsgesetz gibt es nicht.

Das Heilpraktikergesetz hat mit der Medizintechnik nichts zu tun, sondern regelt die Ausübung der Heilkunde.

14.10 Lösung: A B

Laut §10 Medizinprodukte-Betreiberverordnung darf der Betreiber ein in der Anlage 1 aufgeführtes Medizinprodukt (z. B. Defibrillatoren) nur betreiben, wenn zuvor der Hersteller oder eine dazu befugte Person, die im Einvernehmen mit dem Hersteller handelt,

1. dieses Medizinprodukt am Betriebsort einer Funktionsprüfung unterzogen hat und
2. die vom Betreiber beauftragte Person anhand der Gebrauchsanweisung sowie beigefügter sicherheitsbezogener Informationen und Instandhaltungshinweise in die sachgerechte Handhabung, Anwendung und den Betrieb des Medizinprodukts sowie in die zulässige Verbindung mit anderen Medizinprodukten, Gegenständen und Zubehör eingewiesen hat.

Eine ärztliche Anweisung, ein Staatsexamen oder mehrjährige Berufserfahrung allein berechtigen nicht zum Betreiben eines Medizinprodukts.

14.11 Lösung:

Wenn ein Mangel oder der Verdacht für eine Funktionsstörung besteht, ist das Gerät **sofort** außer Dienst zu nehmen und als deutlich sichtbar als defekt zu kennzeichnen. Das Gerät darf unter keinen Umständen mehr eingesetzt werden. Vorgesetzte und Beauftragter für Medizinproduktesicherheit sind unmittelbar darüber in Kenntnis zu setzen.

Bei abgelaufener sicherheitstechnischer Kontrolle bzw. messtechnischer Kontrolle dürfen Geräte ebenfalls nicht mehr eingesetzt werden.

14.12 Lösung: E

Schon im ersten Absatz der **Regelung zur Schweigepflicht** sind sowohl Ärzte wie auch Angehörige eines anderen Heilberufs, der für die Berufsausübung oder die Führung der Berufsbezeichnung eine staatlich geregelte Ausbildung (z. B. Notfallsanitäter) erfordert, genannt.

Außerdem ist im weiteren Verlauf nachzulesen, dass die Pflicht zur Verschwiegenheit auch für die Gehilfen der oben genannten Berufsgruppen gilt, z. B. auch für Rettungshelfer. Von der Schweigepflicht kann man nicht durch eine entsprechende Anordnung eines Vorgesetzten entbunden werden. Eine Entbindung von der Schweigepflicht kann nur durch den betroffenen Patienten oder in bestimmten Fällen durch einen Richter erfolgen.

Die Androhung einer Freiheitsstrafe bis zu einem Jahr oder Geldstrafe gilt auch beim Verletzen von Privatgeheimnissen bereits verstorbener Patienten.

14.13 Lösung:

Die Durchführung ärztlicher Handlungen durch Rettungsdienstpersonal im Rahmen der **Notkompetenz** beruht auf dem im Strafgesetzbuch (StGB) unter §34 beschriebenen „rechtfertigenden Notstand".

Der Schutz der Gesundheit des Patienten wird beim **„rechtfertigenden Notstand"** höher bewertet als der Verstoß gegen den Arztvorbehalt bei der Durchführung einer solchen Handlung.

Im Wortlaut ist zu lesen: *„Wer in einer gegenwärtigen, nicht anders abwendbaren Gefahr für Leben, Leib, Freiheit, Ehre, Eigentum oder ein anderes Rechtsgut eine Tat begeht, um die Gefahr von sich oder einem anderen abzuwenden, handelt nicht rechtswidrig, wenn bei Abwägung der widerstreitenden Interessen, namentlich der betroffenen Rechtsgüter und des Grades der ihnen drohenden Gefahren, das geschützte Interesse das beeinträchtigte wesentlich überwiegt. Dies gilt jedoch nur, soweit die Tat ein angemessenes Mittel ist, die Gefahr abzuwenden."*

14.14 Lösung:

Ein Handeln unter Berufung auf die **Notkompetenz** setzt voraus, dass rechtzeitige ärztliche Hilfe nicht erreichbar ist und die durchgeführten Maßnahmen zur unmittelbaren Abwehr von Gefahren für das Leben oder die Gesundheit des Notfallpatienten dringend erforderlich sind. Es muss die Verhältnismäßigkeit bei der Wahl der Mittel gewahrt bleiben und die Hilfeleistung für den Rettungssanitäter zumutbar sein. Rettungssanitäter haben im Vergleich zu Rettungsassistenten und Notfallsanitätern eine erheblich kürzere Ausbildungszeit. Um die Maßnahmen fachgerecht durchzuführen, bedarf es der Beherrschung. Somit muss im Regelfall davon ausgegangen werden, dass sich diese auf die Anlage eines periphervenösen Zugangs und die Infusion von kristalloiden Infusionen beschränkt. Im Einzelfall ist noch die Gabe von Medikamenten-Sprays denkbar.

14.15 Lösung: A

In §8 des Notfallsanitätergesetzes (NotSanG) sind Zugangsvoraussetzungen für die **Ausbildung zum Notfallsanitäter** an einer staatlichen Schule festgelegt:

- Gesundheitliche Eignung zur Ausübung des Berufs
- Mittlerer Schulabschluss oder eine andere gleichwertige, abgeschlossene Schulbildung oder eine nach einem Hauptschulabschluss oder einer gleichwertigen Schulbildung erfolgreich abgeschlossene Berufsausbildung von mindestens 2-jähriger Dauer

Ein Mindestalter ist nicht benannt, viele Arbeitgeber stellen aufgrund der arbeitszeitrechtlichen Einschränkungen bei Minderjährigen, bevorzugt bereits volljährige Auszubildende ein.

Der Besitz des Führerscheins ist zwar für den Arbeitgeber relevant, aber ebenfalls keine gesetzliche Zugangsvoraussetzung für die Ausbildung zum Rettungsassistenten.

Ein unbescholtenes Führungszeugnis ist zwar kein Kriterium für den Ausbildungslehrgang zum Rettungsassistenten, wohl aber für die Erteilung der Berufserlaubnis nach §2 NotSanG.

14.16 Lösung:

Das **Patientenrechtegesetz** hat die im Bürgerlichen Gesetzbuch unter §630 a–h zusammengefassten Rechte des Patienten gegenüber dem Arzt gestärkt. Hier sind rechtlichen Regelungen zu Arzthaftungsrecht normiert. Es verbessert die Verfahrensrechte bei Behandlungsfehlern für die betroffenen Patienten und stärkt die Patientenbeteiligung und Patienteninformation.

14.17 Lösung: A B C D E

Eine vollständige und systematische Übergabe ist entscheidend für die optimale Versorgung eines Notfallpatienten. Unvollständige Informationsweitergaben können erneute Untersuchungen mit entsprechendem Zeitverlust oder das Übersehen wichtiger Diagnosen zur Folge haben.

Da es bei der **mündlichen Übergabe** in der von Zeitdruck und Anspannung geprägten frühen Versorgungsphase von Notfallpatienten im Krankenhaus häufig zu einer Konzentration auf die wesentliche Diagnose und zu einem Informationsverlust bei den weiteren Befunden kommt, ist eine **sorgfältige Dokumentation** der erhobenen Befunde und gemessenen Werte im **Einsatzprotokoll** unabdingbar und auch gemäß Patientenrechtegesetz (§630 f. BGB) gesetzliche Pflicht. Eine lückenhafte Dokumentation kann haftungsrechtliche Konsequenzen für das Rettungsfachpersonal nach sich ziehen.

Neben den Störungen, die beim Arbeiten unter Stress und zeitlicher Anspannung entstehen, kommt es bei der Übergabe nicht selten zu **Kommunikationsproblemen,** die ihre Ursache im emotionalen Bereich und in der mangelnden gegenseitigen Wertschätzung der Kommunikationspartner haben können.

Generell sollte man die Übergabe mit der Vorstellung der Person des Patienten und nicht mit dem Erkrankungsbild eröffnen. Es handelt sich um Herrn oder Frau XY und nicht um „das angemeldete akute Abdomen".

Eine Übergabe sollte natürlich vollständig, aber andererseits auch **kurz** gefasst sein. Man sollte versuchen, zwischen irrelevanten und relevanten Befunden, Messwerten und Details zu unterscheiden und nur die wichtigen Informationen anzusprechen.

14.18 Lösung:

Im §630 h des Bürgerlichen Gesetzbuches (BGB) ist die **Beweislast** beschrieben. Aus ihr geht hervor, dass wenn eine Behandlungsmaßnahme nicht dokumentiert wurde, diese auch als nicht durchgeführt anzusehen ist. Es spielt also in Haftungsfragen keine Rolle, was vermeintlich durchgeführt wurde oder „immer" gemacht wird, sondern ausschließlich, was dokumentiert wurde. Hieraus ist abzuleiten, dass eine lückenlose Dokumentation (z. B. auf dem Notfallprotokoll) grundsätzlich stattfinden muss und auch im Eigeninteresse aller an der Behandlung des Patienten beteiligten Kräfte liegen sollte.

14.19 Lösung:

- **AHA:** American Heart Association. Diese amerikanische freiwillige Gesundheitsorganisation setzt sich für die Verbesserung der Versorgung von Herz-Kreislauf-Erkrankungen und Schlaganfällen ein.
- **ERC:** European Resuscitation Council: Diese europäische Organisation befasst sich mit der Reanimation und dem instabilen kardiologischen Patienten. Sie entwickelt und verbreitet Behandlungsrichtlinien und Lehrgänge zu diesen Themen und fördert die diesbezügliche Forschung.
- **ILCOR:** International Liaison Committee on Resuscitation: Ziel dieses Komitees ist die weltweite Festlegung wissenschaftlich bewiesener notfallmedizinischer Standards. In diesem internationalen Zusammenschluss von Wiederbelebungsgremien sind unter anderem folgende Organisationen vertreten:
  - American Heart Association
  - European Resuscitation Council
  - Australian/New Zealand Resuscitation Council
  - Resuscitation Council von Südafrika
  - Heart and Stroke Foundation von Kanada
  - Inter-American Heart Foundation

14.20 Lösung: A B C D E

Alle genannten Verletzungen sind typische Verletzungsfolgen bei **nicht angeschnallten Unfallopfern.** Die Verletzungen entstehen unmittelbar nach dem Aufprall: Der Fahrer gleitet zunächst mit der unteren Körperhälfte nach vorne und prallt mit den Knien bis an das Armaturenbrett. Danach schlägt der Kopf gegen das Lenkrad, die Windschutzscheibe oder den A-Holm.

14.21 Lösung:

Kurz gesagt: der Kunde. Seine Zufriedenheit mit der erbrachten Leistung ist der Maßstab für Qualität. Somit ist eine Orientierung am Kunden auch Ausgangspunkt für Maßnahmen zur Qualitätsverbesserung.

14.22 Lösung:

Unter **Qualitätsmanagement** ist die Organisation von Maßnahmen zu verstehen, welche darauf abzielen, Produkte, Leistungen oder Prozesse zu verbessern. Die Zertifizierung eines Qualitätsmanagementsystems selbst ist kein Hilfsmittel zur Problemlösung, sondern lediglich eine externe Überprüfung, ob die selbst dokumentierten Qualitätsverfahren der zugrunde gelegten Norm (z. B. DIN EN ISO 9001) entsprechen und tatsächlich wie beschrieben umgesetzt wurden.

14.23 Lösung: B, E

Qualitätsmanagement ist ein ständiger Verbesserungsprozess. Erfolgreich wird er dann sein, wenn Mitarbeiter ihn tragen. Um für eine Akzeptanz zu sorgen, sind Maßnahmen wie das Anprangern von Schuldigen und öffentliche Benotung von Mitarbeitern eher nicht geeignet. Positiv wirken hingegen eine **aktive Fehler- und Ursachensuche** mit dem Ziel der zukünftigen Vermeidung, das Einbeziehen des Wissens und der Kreativität der Mitarbeiter, sowie ein **schnelles Umsetzen von Verbesserungsmaßnahmen** durch ein effizientes Management.

14.24 Lösung: C

In der Reihenfolge **P**lan-**D**o-**C**heck-**A**ct (Planen-Tun-Prüfen-Handeln) durchgearbeitet, nützt dieser Kreislauf bei der strukturierten Umsetzung des Qualitätsmanagements:

P Die Planung beginnt mit der Problembestimmung und endet mit dem Erarbeiten der Ziele für die Verbesserung.

D Im darauffolgenden Tun kommt es zur praktischen Umsetzung.

C Das Prüfen zeichnet sich durch das Vergleichen der nach der Umsetzung ermittelten Daten mit denen aus der Planungsphase stammenden Daten.

A Das Handeln stellt schlussendlich die Einführung von notwendigen Vorsorgemaßnahmen und der fortlaufenden Erfolgskontrolle dar. Sind noch weitere Verbesserungspotentiale erkennbar, beginnt der Zyklus wieder von vorn.

KAPITEL

15 Psychologische und kommunikative Aspekte

Georg Rohe

15.1 Lösung:

Stress bezeichnet die körperliche und psychische Reaktion auf eine Situation, die die eigenen Ziele gefährdet und für die man nicht auf eine bekannte Problemlösung zurückgreifen kann. Es entstehen eine starke körperliche Anspannung und psychische Belastung.

Nach dem **transaktionalen Stressmodell** nach Lazarus werden bei der Stressentstehung **unbewusst** mehrere Entscheidungsschritte durchlaufen: Zunächst wird eine Situation subjektiv dahingehend bewertet, ob sie für die eigene Person relevant ist und ob sie bedrohlich oder förderlich für die eigenen Ziele ist. Bei einer Bedrohung der eigenen Ziele wird unbewusst entschieden, ob man eine Problemlösung kennt oder nicht. Ist die Situation bisher unbekannt oder steht keine bekannte Lösung parat, stellt sich Stress ein.

Nun wird – weiterhin unbewusst – nach einer **situativen Problemlösung** gesucht. Kommt eine solche Problemlösung ins Bewusstsein, erfolgt eine problemorientierte Bewältigung der Situation **(problemfokussierte Bewältigung).** Gleichzeitig wird die situative Problembewältigung als Lernerfahrung für die Zukunft in den eigenen Erfahrungsschatz aufgenommen.

Gelingt keine situative Problembewältigung, wird auf die eigenen unangenehmen Emotionen fokussiert und versucht, diese zu vermindern oder zu bewältigen **(emotionsfokussierte Bewältigung).** Dieses löst zwar nicht das zugrunde liegende Problem, führt aber zu Erleichterung. Auch diese Form der Stressbewältigung wird als Lernerfahrung gespeichert.

15.2 Lösung: A C D

Die Alarmierung zu einem hochakuten und voraussichtlich fordernden Rettungseinsatz führt zur **Alarmreaktion** des Körpers mit physiologischer **Sympathikusaktivierung** und Ausschüttung der Stresshormone **Adrenalin** und **Kortisol**. Nach dem transaktionalen Stressmodell (➤ 15.1) kann die Stressentstehung dadurch erklärt werden, dass unbewusst das eigene Ziel, die bevorstehende Situation gut zu meistern, als relevant und gefährdet angesehen wird und noch keine Lösung zur Hand ist, weil die näheren Umstände der Situation noch unbekannt sind. Die Stressentstehung kann an vegetativen und psychischen Reaktionen erkannt werden und ist eine normale Reaktion. Der Organismus passt sich an die erwartete Mehrbelastung an: Der Kreislauf wird gesteigert, Gehirn und Muskulatur werden stärker durchblutet und eine erhöhte psychische Wachsamkeit wird hergestellt.

Beim Eintreffen am Notfallort und bei der Versorgung des Patienten kann eine **situative Problemlösung** gesucht werden. Damit gelingt eine **problemorientierte Stressbewältigung**. Zur gesunden physiologischen Stressreaktion gehört dann eine **Erholungsphase,** in der **parasympathische Nerveneinflüsse** überwiegen, der Organismus zur Ruhe kommt und das Erlebte psychisch verarbeitet wird. Fehlen die Erholungsphasen und kommt es zu andauernden Stressreaktionen, führt das zu psychischen **Erschöpfungsreaktionen** mit **chronischen Stresssymptomen.** Sämtliche genannten Symptome können dabei auftreten.

Bei der **emotionsfokussierten Stressbewältigung** wird keine situative Problemlösung gefunden und unbewusst versucht, die unangenehmen Emotionen loszuwerden (z. B. durch Rückzug aus der Verantwortung, Suche nach Verbündeten, Suche nach Schuldigen etc.)

15.3 Lösung:

Als **Fixierungsfehler** oder **„Tunnelblick"** bezeichnet man das psychologische Phänomen, dass man in einer Stresssituation auf eine bestimmte Maßnahme oder eine Idee fixiert ist und andere Hinweise und Symptome, die eine Änderung des Vorgehens bedeuten würden, ausblendet.

Hintergrund ist, dass der Mensch sich aufgrund der eigenen Vorstellungen und Erfahrungen ein mentales Modell von einer komplexen Situation macht. Hat er dann in einer Stresssituation zu einer für ihn stimmigen situativen Problemlösung gefunden, fällt es dem Gehirn schwer, dass vorher entwickelte mentale Modell wieder zu verlassen, selbst wenn neue Erkenntnisse und Befunde nicht zu dem Modell passen. Die nicht passenden Erkenntnisse werden ausgeblendet.

„Lautes Denken", also das Kommunizieren der eigenen Gedanken mit anderen Situationsbeteiligten und Elemente des Crew-Resource-Managements (CRM) wie **„10-Sekunden-für-10-Minuten (10-4-10)"** und das **FORDEC-Entscheidungsfindungsmodell** helfen, Fixierungsfehler zu vermeiden bzw. aus einem Fixierungsfehler wieder auszubrechen.

15.4 Lösung: D

Die **akute Belastungsreaktion** ist eine normale psychische Reaktion auf ein extremes, psychisch traumatisierendes Erlebnis. Ihre Dauer kann zwischen einigen Tagen bis zu mehreren Wochen variieren. Sie kann sehr intensive Ausmaße annehmen, bildet sich aber insbesondere unter kompetenter Hilfe rasch zurück. Das Ausmaß der akuten Belastungsreaktion gibt keinen Hinweis auf die Wahrscheinlichkeit der Entwicklung einer posttraumatischen Belastungsstörung.

Die **posttraumatische Belastungsstörung** ist eine schwere psychische Erkrankung, die sich erst Monate, manchmal sogar Jahre nach dem auslösenden Ereignis manifestiert. Die betroffenen Personen entwickeln Veränderungen in ihrem psychischen Erleben und Verhalten, die – unbewusst – überspielt und von den Betroffenen oftmals nicht als behandlungsbedürftig angesehen werden. Auch ist die Verbindung ihrer mentalen Veränderung mit dem auslösenden Ereignis für die Betroffenen oft nicht erkennbar.

Die **Psychosoziale Notfallversorgung von Einsatzkräften (PSNV-E)** kann die Entstehung einer akuten Belastungsreaktion nicht verhindern, allerdings zu einer schnelleren Zurückbildung und besseren Verarbeitung beitragen. Hierdurch wird auch das Risiko der Ausbildung einer posttraumatischen Belastungsstörung vermindert.

15.5 Lösung: B C D

Das **Crew-Resource-Management (CRM)** bevorzugt **flache Hierarchien** zwischen Teammitgliedern und Teamführer. Es gehört zu den Aufgaben eines Teamführers, für eine entsprechende Atmosphäre im Team sorgen. Auf diese Weise wird begünstigt, dass alle Teammitglieder „mitdenken" und jeder sich einbringt. Grundsätzlich ist aber eine Hierarchie entsprechend der jeweiligen Verantwortungssituation und Aufgabenverteilung gegeben. Dies bedeutet, dass Entscheidungen gemeinsam kommuniziert werden sollen, aber letztlich durch die jeweils verantwortlichen Teamführer getroffen werden.

Das **Speak-up-Prinzip** beinhaltet, dass jedes Teammitglied unabhängig von seiner hierarchischen Position aufgefordert wird, Warnungen oder Zweifel zu kommunizieren, wenn es eine Situation für potenziell gefährlich hält. Hierdurch werden besonders in der Zusammenarbeit von Teammitgliedern mit stark unterschiedlichem Erfahrungs- und Kenntnisstand Fehler vermieden.

Das **10-Sekunden-für-10-Minuten-Prinzip** hilft, Fixierungsfehler zu vermeiden (➤ 15.3).

Das **Double-Check-** oder **Vier-Augen-Prinzip** hilft, Medikamentenverwechslungen zu vermeiden oder Fehler beim Anlegen einer persönlichen Schutzausrüstung (z. B. in der Höhenrettung) zu erkennen.

Unter **geschlossener Kommunikation** versteht man eine spezielle Art der Kommunikation, die in Stresssituationen Missverständnisse und Informationsverlust zu vermeiden hilft. Dabei wird der Kommunikationspartner eindeutig mit dem Namen angesprochen und die Botschaft übermittelt. Die Botschaft wird dann vom Angesprochenen wiederholt. Wenn es sich um einen Auftrag handelt, wird die Erledigung des Auftrags oder Probleme, die die Auftragserfüllung verhindern, an den Auftraggeber zurückgemeldet.

15.6 Lösung:

„Reinige das nächste Mal den RTW, bevor du ihn mir übergibst!"

→ Appellkomponente

„Mit mir kann man's ja machen. Immer muss ich alles sauber machen … "

→ Selbstoffenbarung

„Das ist mal wieder typisch für dich, du bist einfach unkollegial!"

→ Beziehungskomponente

„Die RTW-Trage war nicht sauber."

→ Sachkomponente

Das **Vier-Seiten-Modell von Schulz und Thun** verdeutlicht die Vielschichtigkeit verbaler Kommunikation und die dadurch möglichen Interpretationen durch den Sender und den Empfänger einer verbalen Nachricht. Jede verbale Nachricht enthält Informationen aus den vier Seiten oder Komponenten Sachinformation, Appell, Selbstoffenbarung und Beziehung zwischen Nachrichtensender und -empfänger.

Der Empfänger signalisiert mit „Verstanden" den Erhalt der Nachricht. Es kann jedoch nicht davon ausgegangen werden, dass die vom Sender – zum großen Teil auch unbewusst – mitgeteilten Gedanken und Gefühle der genannten Nachrichtenkomponenten ebenfalls verstanden werden. Aussagen mit gleichem Sachinhalt können für die beiden Gesprächspartner deshalb – jeweils aus ihrer Persönlichkeit und Gefühlswelt heraus betrachtet – sehr unterschiedliche Bedeutungen haben.

15.7 Lösung: A E

Mimik, Gestik und Körperhaltung sind Elemente der **Köpersprache.** Sie werden nur zu einem geringen Teil bewusst gesteuert. Diese Elemente haben eine größere Bedeutung dafür, wie jemand von einem anderen wahrgenommen wird, als die verbale Kommunikation. Stehen verbale Kommunikation und die Elemente der Körpersprache im Widerspruch zueinander, so führt dieses zu Verunsicherung und Misstrauen.

Hieraus ergibt sich, dass ein emotional unbeteiligtes „Abarbeiten" eines Notfalls zwar medizinisch-fachlich korrekt sein kann, dem Patienten jedoch kein Gefühl von Sicherheit gibt. Die medizinische Behandlung allein ist für ihn keine Basis für Vertrauen und Beruhigung, wenn nicht auch die Elemente der Körpersprache beruhigend wirken.

Das äußere Auftreten und Erscheinungsbild und eine akzeptierende und offene Zuwendung sind für den Stressabbau eminent wichtig. Ein erhöhendes Auftreten, ein ungepflegtes Äußeres und eine verharmlosende oder von Floskeln dominierte Sprache verstärken die Angst und Verunsicherung.

Für eine **kooperationsorientierte Beziehungsgestaltung** zwischen Rettungsdienstpersonal und Patienten ist es wichtig, dass sowohl die **Arbeitsbeziehung** (Welches Behandlungsziel soll wie erreicht werden? Was kann der Rettungsdienst leisten und was kann der Patient dazu beitragen?) mit dem Patienten abgestimmt wird als auch eine **empathische und respektvolle emotionale Haltung** eingenommen wird.

KAPITEL

16 Fallbeispiele zur Prüfungssimulation

16.1 Infektionstransport

Stefan Thate

16.1.1 Lösung:

Es ist der Funkstatus 3 zu senden. Er steht für die Meldung: „Auftrag übernommen, unterwegs zum Einsatzort".

16.1.2 Lösung: A B C E

Bevor das Zimmer betreten wird, ist die geeignete Infektionsschutzkleidung anzulegen. Bei MRSA-Patienten ist hierzu folgenden Ausrüstung ausreichend:

- Einwegschutzkittel
- Einweg-Untersuchungshandschuhe
- Mund-Nasen-Schutz

Zusätzlich ist der Patientin bei einer MRSA-Besiedelung des Mund-Rachen-Raums ein Mund-Nasen-Schutz aufzusetzen, um eine Keimausbreitung z. B. beim Niesen zu verhindern.

Die Nachforderung eines Notarztes wäre nicht zielführend, da es hier nicht um ärztliche Therapiemaßnahmen geht, sondern der notwendige Infektionsschutz durch angemessene Hygienemaßnahmen gut zu bewältigen ist.

16.1.3 Lösung:

Grundsätzlich gilt, dass alle Einsatzkräfte über Grundwissen zu MRSA verfügen müssen. Das Einsatzpersonal ist vorab über den Besiedlungs- bzw. Infektionsstatus zu informieren.

Zudem ist der Patient vor dem Transport entsprechend vorzubereiten, indem er frische Körperwäsche trägt und das Bett frisch bezogen ist. Wunden sind frisch verbunden und gut abgedeckt.

Bei Besiedlung der Atemwege trägt der Patient einen Mund-Nasen-Schutz, der am Zielort mit Verlassen des Krankenwagens entfernt wird. Vor dem Transport führt der Patient eine hygienische Händedesinfektion durch.

16.1.4 Lösung:

1. Das Rettungsdienstpersonal legt vor dem Betreten des Zimmers Schutzhandschuhe, Einwegkittel und Mund-Nasen-Schutz an.
2. Im Fahrzeug legt das Personal den Mund-Nasen-Schutz ab, außer wenn Maßnahmen zu erwarten sind, bei denen mit dem Umherspritzen von Körperflüssigkeiten zur rechnen ist. Dann sind auch die Handschuhe zu wechseln und eine hygienische Händedesinfektion ist durchzuführen.
3. Der Fahrzeugführer packt die gesamte Schutzkleidung in einen Müllsack, führt eine hygienische Händedesinfektion durch und fährt das Fahrzeug in seiner Einsatzkleidung an den Zielort.
4. Dort angekommen, zieht er für den weiteren Patiententransport wieder Einwegkittel und Schutzhandschuhe an.
5. Der Patientenbegleiter behält Einwegkittel und Schutzhandschuhe bis zum Abschluss des Transports an. Das Tragen von speziellen Ganzkörperschutzanzügen ist beim Transport von MRSA-positiven Patienten aus hygienischer Sicht nicht erforderlich und verursacht erfahrungsgemäß Verunsicherungen bei allen Beteiligten.

16.1.5 Lösung: B C

- Beim Eintreffen auf der Wache ist eine Wischdesinfektion aller direkten Kontaktflächen der Patientin durchzuführen. Hierzu soll das laut Hygieneplan vorgesehene Präparat genutzt werden. Eine Begasung mit Formaldehyd kommt nur auf Anordnung des Gesundheitsamts in seltensten Fällen infrage.
- Gibt es sichtbare Verunreinigungen von Flächen, ist hier unmittelbar eine gezielte Desinfektion durchzuführen.
- Alle benutzten Materialien, Geräte und Instrumente sind ebenfalls zu desinfizieren.
- Entstandene Abfälle (z. B. benutzte Einmalartikel) können als Hausmüll entsorgt werden. Eine spezielle Behandlung oder Lagerung ist hier nicht erforderlich.
- Falls keine Einwegwäsche benutzt wurde, ist die Bettwäsche einer desinfizierenden Wäsche zuzuführen.
- Der Krankenwagen ist direkt nach Abschluss der Aufbereitungsmaßnahmen wieder voll einsatzbereit.

16.1.6 Lösung: B C E

Ein **Tracheostoma** ist eine unterhalb des Kehlkopfs liegende, künstlich geschaffene Atemöffnung, die mittels einer eingelegten Kanüle offengehalten wird. Die Verlegung der Atemwege von Tracheostomaträgern (auch Halsatmer genannt) besteht grundsätzlich als latente Gefahr. Aus diesem Grund ist eine sorgfältige Vorbereitung erforderlich. Grundsätzlich ist im Übergabegespräch zu erfragen, ob es in der Vergangenheit zu Komplikationen mit dem Tracheostoma und oder mit dem Wechsel der Trachealkanüle kam. Für den Transport sind eine sog. künstliche Nase und eine Ersatzkanüle des Patienten mitzuführen, um diese bei Verlegung wechseln zu können. Lässt sich die Kanüle nicht wechseln, kann in den meisten Fällen auch ohne Kanüle suffizient geatmet werden. Ersatzweise könnte auch ein gekürzter Endotrachealtubus eingelegt werden. Die Anwendung eines Larynxtubus oder einer Beatmungsmaske wäre erfolglos, da sie oberhalb des Tracheostoma angewendet werden. Relevant für den Patienten ist das Herstellen der Absaugbereitschaft, da sich die Kanüle durch Hustensekret verlegen kann und dann ein schnelles Freimachen der Atemwege erforderlich wird.

16.1.7 Lösung:

Beim Umgang mit Kathetern und Drainagen ist höchste Sorgfalt beim Umlagern geboten. Es kommt immer wieder zu unbeabsichtigtem Zug auf diese Ableitungen. Dies ist nicht nur schmerzhaft für den Patienten, sondern kann auch zu Lageveränderungen oder Verletzungen führen.

Bei Blasenkathetern ist besonders darauf zu achten, dass es nicht zu einem Rückfluss von Urin in die Harnblase kommt, da dies zu Infektionen führen kann. Hierzu sollte vor dem Umlagern der Zuführungsschlauch des Auffangbeutels mit einer Klemme geschlossen werden. Dies verhindert den Rückfluss, falls der Auffangbeutel beim Umlagern angehoben wird. Ist der Patient im Fahrzeug, ist der Beutel unterhalb des Patienten aufzuhängen und die Klemme zu öffnen, um den Abfluss wieder zu ermöglichen. Aus diesem Grund sollte auch ein Abknicken der Schläuche vermieden werden.

16.1.8 Lösung: A B D

Im **Alter** nimmt die Funktion der verschiedenen Organsysteme ab. Dies gilt auch für die Leistungsfähigkeit des Gehirns. Diese Minderungen können in unterschiedlichen Formen in Erscheinung treten:

- **Orientierungsstörungen** jeglicher Art: Dies kann zeitlich, örtlich zur eigenen Person oder auch zur Situation sein.
- **Denkstörungen** von der Verlangsamung des Denkprozesses bis hin zur völligen Zusammenhangslosigkeit des Sprechens
- **Gedächtnisverlust,** besonders des Kurzzeitgedächtnisses

Hieraus können Beeinträchtigungen des Urteilsvermögens, Vereinsamung und Persönlichkeitsveränderungen resultieren. Der Umgang mit alten Menschen fordert Rettungsfachkräften Geduld und Zuwendung in besonderem Maße ab. Empathie und auch Einfühlungsvermögen werden als Kompetenzen vom Helfer einzusetzen sein.

Mit dem Alter ebenfalls nichts zu tun hat die hier genannte Meningitis, eine Entzündung der Hirnhäute. Sie kann schwerwiegende Folgeschäden hervorrufen, ist jedoch auf keine Altersgruppe beschränkt.

16.2 Reanimation

Georg Rohe

16.2.1 Lösung:

- **Basischeck** (Bewusstseinskontrolle, Atemkontrolle, Kreislaufüberprüfung) oder **Verschaffung eines Ersteindrucks (General Impression)**

Den ersten diagnostischen Eindruck gewinnt man mit dem sog. Basischeck, bei dem mit wenigen Maßnahmen eine Beeinträchtigung der Vitalfunktion Bewusstsein, Atmung und Kreislauf festgestellt wird: Reagiert der Patient auf Ansprache oder Berührung? Kann er normal antworten? Ist die Atmung normal? Ist der Puls tastbar? Ist die Haut schweißig oder trocken, blass oder zyanotisch? Dieser Ersteindruck darf nicht länger als 10–15 Sek. dauern.

16.2.2 Lösung: D

Sämtliche der genannten Maßnahmen sind sinnvoll. Potenziell lebensrettend ist in diesem Moment jedoch nur das sofortige **Freimachen der Atemwege.** Wenn möglich, soll gleichzeitig, z. B. durch einen Ersthelfer, die **Notarztalarmierung** erfolgen. Ansonsten ist dies die nächste Maßnahme, sobald die Atemwege frei sind.

16.2.3 Lösung:

- Notarztruf
- Beginn einer kardiopulmonalen Reanimation (30:2-Rhythmus)

Auch wenn Sie bei einem noch atmenden Patienten die Atemwege korrekt frei gemacht haben, kann sich ein Atemstillstand einstellen. Sofern noch nicht geschehen, sollte jetzt die **Notarztalarmierung** erfolgen.

Die Feststellung der Bewusstlosigkeit und der fehlenden Atmung bedingt den Beginn von **Reanimationsmaßnahmen.** Das Tasten des Pulses ist hierfür nicht nötig und sollte nur durchgeführt werden, wenn Erfahrung darin besteht und hierdurch keine Zeit verloren geht.

16.2.4 Lösung:

Kammerflimmern.

16.2.5 Lösung: A B D E

Nach Einlegen eines Larynxtubus kann ein Beatmungsgerät angeschlossen werden. Dadurch wird ein Helfer frei für anderen Aufgaben. Die Thoraxkompressionen können jetzt ohne Beatmungsunterbrechung durchgeführt werden, was zu höheren koronaren Perfusionsdrücken führt. Zudem ist eine Kapnometrie möglich.

Bei Verwendung eines SAD (supraglottic airway device – Larynxtubus oder Larynxmaske) ist ein besserer Aspirationsschutz im Vergleich zu einer Beatmung mit Maske und Guedel-Tubus gegeben. Allerdings bietet nur die Intubation einen verlässlichen Aspirationsschutz.

Die inspiratorische Sauerstoffkonzentration beträgt bei Verwendung eines Demand-Ventils und dicht gehaltener Maske annähernd 100 % und wird durch Verwendung eines Larynxtubus nicht gesteigert.

16.2.6 Lösung:

- Größe 5 (violett)

Die Auswahl der richtigen Größe und die richtige Einführtiefe sind beim Larynxtubus sehr wichtig (➤ Abb. 16.6). Bei einem zu flach eingeführten Tubus kann der distale Cuff den Larynxeingang blockieren, bei einem zu tief eingeführten Tubus wird der proximale Cuff den Luftweg verlegen.

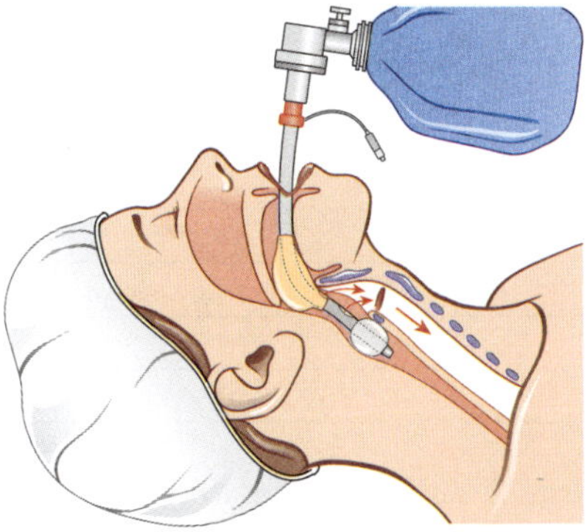

Abb. 16.6 Schematische Darstellung des Larynxtubus in situ [L108]

16.2.7 Lösung:

Es handelt sich um pulslose elektrische Aktivität (PEA). Die kardiopulmonale Reanimation wird fortgesetzt.

16.2.8 Lösung: B

Bei Asystolie oder pulsloser elektrischer Aktivität (PEA) wird nach dem Advanced Life Support (ALS)-Algorithmus Adrenalin verabreicht.

Amiodaron wird bei Kammerflimmern nach dem dritten erfolglosen Defibrillationsversuch gegeben.

Die Indikationsstellung für Natriumbikarbonat oder Atropin erfolgt durch den Notarzt. Es sind keine Medikamente, die nach dem ALS-Algorithmus standardisiert gegeben werden. Furosemid spielt in der akuten Reanimationssituation keine Rolle.

16.3 Hämorrhagischer Schock

Stefan Thate

16.3.1 Lösung:

Gemäß **Medizinprodukte-Betreiberverordnung** hat sich der Anwender vor dem Anwenden eines Medizinprodukts von der Funktionsfähigkeit zu überzeugen. Dies ist in diesem Fall nicht möglich, es handelt sich mutmaßlich um einen Defekt an einem invasiven Medizinprodukt. Das Gerät ist sofort außer Dienst zu nehmen und eindeutig als Defekt zu kennzeichnen. Es sollte in einem abschließbaren Lager untergebracht werden, um ein unbeabsichtigtes wieder Inverkehrbringen sicher auszuschließen. Dienstvorgesetzte und Beauftragter für Medizinproduktesicherheit sind unmittelbar in Kenntnis zu setzen.

Der RTW ist der Rettungsleitstelle als nicht einsatzbereit zu melden, bis dies durch das Nachrüsten mit einem Ersatzgerät wieder garantiert werden kann.

16.3.2 Lösung:

1	Abstellen des Fahrzeugs in Schrägparkrichtung
2	Lage auf Sicht übermitteln
3	Anlegen der persönlichen Schutzausrüstung
4	Ersteinschätzung der Einsatzstelle
5	Festlegung einer Patientenablage

Zunächst wird das Fahrzeug in Schrägparkrichtung in ausreichendem Abstand an der Einsatzstelle abgestellt. Dies sichert ein Beladen des Rettungswagens und Abrücken ohne komplexe Wendemanöver. Bevor das Fahrzeug verlassen wird, ist eine Lagemeldung auf Sicht abzugeben. Hier ist nur der Ersteindruck aus der Entfernung zu schildern. Dies sichert der Rettungsleitstelle einen ersten Abgleich des Lagebilds aus den Schilderungen der Anrufer mit einem optischen Vergleich und führt ggf. zur Alarmierung weiterer Kräfte. Mit dem Austeigen aus dem Fahrzeug ist die Schutzkleidung mit Warnwirkung nach DIN EN ISO 20471 durch Schutzhelm nach DIN EN 443 und Handschutz zu ergänzen. Nun ist als erstes eine schnelle Ersteinschätzung der Einsatzstelle vorzunehmen. Hier wird ein Augenmerk auf die ungefähre Anzahl der Betroffenen, die Notwendigkeit technischer Hilfeleistung und die Einschätzung der Gefahren an der Einsatzstelle gelegt. Als erste raumordnende Maßnahme ist dann die Festlegung einer, evtl. bereits spontangebildeten Patientenablage zu treffen.

16.3.3 Lösung: B C D E

Der **PRIOR-Algorithmus** (PRIOR = primäres Ranking zur initialen Orientierung im Rettungsdienst) dient zur schnellen Ersteinschätzung des Schweregrads von Patienten durch nicht-ärztliches Personal (➤ Abb. 16.7). Die bereits initiale Frage nach **CBRN-Gefahren** (CBRN = chemisch, biologisch, radioaktiv und nuklear) dient der Sensibilisierung der Einsatzkräfte und der Einleitung schnellstmöglichen Dekontamination der Betroffenen.

Weiterhin sind im Rahmen der Vorsichtung nur die lebensrettende Maßnahmen Seitenlagerung, Freimachen der Atemwege und Blutstillung als Bestandteile vorgesehen.

Die Ausgestaltung des Systems ist bewusst simpel und kann auch durch unerfahrene Einsatzkräfte eingesetzt werden.

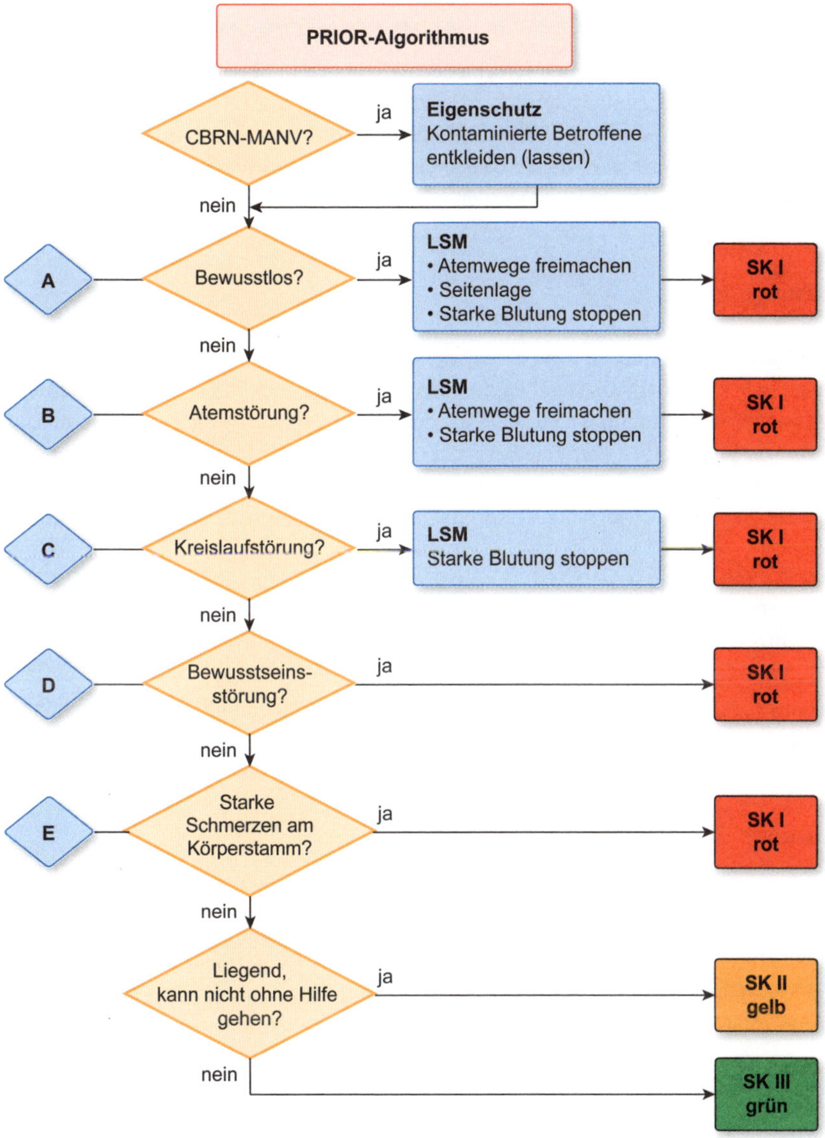

Abb. 16.7 Sichtungskategorien des PRIOR-Algorithmus [O101/L143]

16.3.4 Lösung:

Die Patientin ist aufgrund der Zeichen für einen hämorrhagischen Schock (schlecht tastbare Tachykardie, Blässe, starke Blutung) aufgrund einer Kreislaufstörung eindeutig der Kategorie SK I rot zuzuordnen.

16.3.5 Lösung:

Als **blutstillende Maßnahmen** kommen verschiedene Methoden in Betracht: Als Standard gelten die Hochlagerung der betroffenen Extremität, Abdrücken der zuführenden Arterie (z. B. A. femoralis) und das Anbringen eines Druckverbands. Wenn diese Maßnahmen nicht erfolgversprechend sind, kann durch das Abbinden mit einem Blutdruckmessgerät oder dem Anlegen eines Tourniquets die Stillung einer lebensbedrohlichen Blutung an einer Extremität sichergestellt werden.

16.3.6 Lösung:

Die Patientin sollte mittels anheben des Fußteils der Trage in eine Kopftieflage gebracht werden. Zudem ist durch Decken ein Wärmeerhalt anzustreben, um den Sauerstoffbedarf zu begrenzen. Durch intravenös verabreichte Infusionen über großlumige Zugänge soll der Volumenmangel ausgeglichen werden. Die großzügige Insufflation von Sauerstoff ist hier eine Basismaßnahme. Eine beruhigende Betreuung, gepaart mit einer ausreichenden Schmerztherapie durch den Notarzt, mindern zudem die Freisetzung von weiteren schädlichen Stresshormonen. Die fachgerechte Versorgung und Ruhigstellung der Fraktur unterstützen dies ebenfalls.

16.3.7 Lösung:

Die Insufflationsmaske ist zu bevorzugen, da sie im Vergleich zur Sauerstoffbrille deutlich höhere Sauerstoffkonzentrationen (ca. 90 %) in der Einatemluft erreichen kann.

16.3.8 Lösung:

Hier ist eine Abwägung zu treffen. Auf der einen Seite steht der für den Transport von Notfallpatienten vorgesehene **Rettungswagen.** Dieser ist umfangreich ausgestattet und mit dem besser qualifizierten Fachpersonal besetzt. Allerdings ist nicht bekannt, zu welchem Zeitpunkt er am Rettungsmittelhalteplatz eintrifft. Es ist also unklar, wie viele Minuten noch zu dem Transport in das 15 Min. entfernte Krankenhaus hinzugerechnet werden müssen.

Auf der anderen Seite steht ein sofort verfügbarer **Krankenwagen.** Die Patientin ist bereits versorgt. Auf dem Transport mit Sonderrechten sind als Maßnahmen die Betreuung, das Aufrechterhalten der Sauerstoffzufuhr und das Fortführen der Infusionstherapie durchzuführen. Dies ist im KTW gewährleistet. Bei der Abwägung zwischen einem schnellen und einem verzögerten hochqualifizierten Transport ist im Sinne der Patienten der schnelle Transport im KTW klar zu bevorzugen.

16.4 Akutes Koronarsyndrom

Georg Rohe

16.4.1 Lösung: A C D E

Ein plötzlicher Beginn von Thoraxschmerzen und Dyspnoe aus vorherigem Wohlbefinden heraus, ein ausstrahlender Charakter (oft in linke Schulter und Arm, aber auch in Oberbauch, Rücken, oder Hals und Unterkiefer) und eine fehlende Atemabhängigkeit der Thoraxschmerzen unterstützen die Verdachtsdiagnose eines **akuten Koronarsyndroms (ACS).** Ein Fehlen dieser Symptome schließt ein ACS jedoch nicht aus, da Myokardinfarkte auch **„stumm"**, d. h. ohne akute Schmerzsymptomatik ablaufen können. Dieses kann insbesondere bei **hochbetagten Patienten und Diabetikern** mit neuropathisch bedingter verminderter Schmerzwahrnehmung beobachtet werden. Bei „stummen" Infarkten sind unspezifische vegetative Symptome und auffällige Müdigkeit und Leistungsminderung oft die einzigen Hinweise.

Wenn der Patient die Beschwerden von früheren Ereignissen kennt, ist dieses natürlich ein sehr wichtiger Hinweis für die Diagnosestellung.

Die Tatsache, dass der Patient nach dem letzten Infarktereignis beschwerdefrei und ohne Angina pectoris belastbar war, spricht weder für noch gegen einen erneuten Myokardinfarkt.

16

16.4.2 Lösung:

- Lungenembolie
- Aortendissektion
- Pneumonie
- Spontanpneumothorax

Eine Lungenembolie geht häufig mit Dyspnoe, Thoraxschmerz und Tachykardie einher. In schweren Fällen kommt es zur ausgeprägten Schocksymptomatik (obstruktiver Schock ➤ 6.46) und bis zum Kreislaufstillstand.

Bei einer Aortendissektion ist ein sehr starker „reißender" Schmerzcharakter („Vernichtungsschmerz") typisch. Häufig sind im Seitenvergleich der Extremitäten Blutdruck- oder Pulsunterschiede auffällig.

Bei einer Pneumonie mit Pleuritis oder einem Spontanpneumothorax sind die Schmerzen oft atemabhängig und es besteht häufig ein Hustenreiz. Bei der Auskultation ist das Atemgeräusch auf der betroffenen Seite vermindert oder ganz fehlend.

16.4.3 Lösung: D E

Siehe Lösung ➤ 2.23.

16.4.4 Lösung:

Die Diagnose lautet: ST-Hebungsinfarkt (STEMI). Das 12-Kanal-EKG zeigt ST-Hebungen in den Ableitungen II, III und aVF sowie in den Brustwandableitungen V_2–V_5.

16.4.5 Lösung: A

Bei einem **ST-Hebungsinfarkt** und einer Erreichbarkeit einer entsprechend ausgestatteten Klinik innerhalb von 120 Min. nach Beginn der Beschwerden ist die **perkutane Koronarintervention (PCI)** die Methode der Wahl. Das verschlossene Herzkranzgefäß kann über einen Ballonkatheter aufgedehnt und durch eine Stentimplantation offengehalten werden. Für ein möglichst gutes Ergebnis ist ein rasches Vorgehen notwendig. Es soll schon präklinisch Kontakt mit dem Zielkrankenhaus aufgenommen werden, um nach Ankunft eine sofortige Intervention durchführen zu können.

Eine Anfahrt eines Krankenhauses, das über kein Herzkatheterlabor verfügt, ist als Fehler anzusehen, wenn ein Haus mit Kathetermessplatz im Zeitfenster erreichbar wäre.

Eine Lysetherapie ist nur dann indiziert, wenn im Zeitfenster keine perkutane Koronarintervention möglich ist.

16.4.6 Lösung:

- Nitro-Spray: Nitroglycerin wirkt gefäßerweiternd auf die Koronargefäße. Es senkt den Blutdruck durch Vasodilatation. Bei dem relativ hohen Blutdruck in der beschriebenen Situation könnte es nützlich sein.
- ASS: Acetylsalicyläure hemmt die Thrombozytenaggregation und wirkt dadurch einer Thrombenbildung im betroffenen Koronargefäß entgegen.
- Heparin: Heparin hindert ebenfalls die Thrombenbildung durch Hemmung der Aktivierung von Gerinnungsfaktoren.
- Morphin: Morphin wirkt analgetisch und sedierend und vermindert dadurch die Stressreaktion. Dadurch wird der Sauerstoffbedarf des Herzens gesenkt.

16.4.7 Lösung:

- Akute Herzrhythmusstörung, Kammerflimmern
- Akutes Linksherzversagen mit kardiogenem Schock

Eine **akute Herzrhythmusstörung** kann sich bei einem Myokardinfarkt auch nach initialer Besserung der Symptome jederzeit einstellen. Eine ununterbrochene EKG-Überwachung ist notwendig. Ebenso kann es rasch zu einer erneuten Verschlechterung der kardialen Pumpfunktion mit **kardiogener Schocksituation** kommen.

16.5 Exazerbierte COPD

Georg Rohe

16.5.1 Lösung:

COPD steht für Chronic Obstructive Pulmonary Disease. **„Exazerbierte COPD"** bedeutet, dass eine akute Infektion bei dieser chronisch entzündlichen Lungenerkrankung zu einer Verschlechterung der Symptome geführt hat.

Die COPD ist eine chronische und fortschreitende obstruktive Lungenerkrankung mit produktivem Husten und Luftnot durch exspiratorische Atemwegsenge infolge der Entzündung der Bronchialschleimhaut. Sie geht mit der Ausbildung eines Lungenemphysems (Überblähung der Lunge) und narbigem Umbau des funktionellen Lungengewebes einher. Eine akute Verschlechterung dieser Situation wird als „Exazerbation" bezeichnet (➤ 7.28).

16

16.5.2 Lösung:

Flascheninhalt = Volumen × Druck: 2 l × 150 bar = 300 l Sauerstoff

300 l Sauerstoff/10 l/Min. = 30 Min.

Der transportable Sauerstoff würde nur für 30 Min. reichen, wenn der Patient wirklich einen so hohen Sauerstoffbedarf haben sollte. Dieses könnte für die Transportzeiten von der Wohnung in den KTW und vom Fahrzeug in das Krankenhaus unter Umständen schon wenig sein.

16.5.3 Lösung: E

Lösung ➤ 3.1.

16.5.4 Lösung:

Bei einer **Orthopnoe** ist die Luftnot so groß, dass der Patient nur unter starker Anstrengung mit Einsatz der Atemhilfsmuskulatur (Zwischenrippenmuskulatur) atmen kann. Deshalb sitzt er aufrecht und stützt die Arme auf.

Die aufrechte Haltung und Stabilisierung des Brustkorbs durch Aufstützen und Festhalten mit den Armen erleichtert den Einsatz der Atemhilfsmuskulatur. Im beschriebenen Fall wird es die Exspiration sein, die dem Patienten schwerfällt. Der gleiche Atemtyp wird aber auch bei inspiratorischer Atembehinderung eingenommen.

Dyspnoe ist ein allgemeiner Ausdruck für Atemnot. Die Orthopnoe ist eine bedrohliche Unterform der Dyspnoe.

16.5.5 Lösung:

Es liegt eine akut bedrohliche Störung einer Vitalfunktion vor. Damit sind hier die Definitionen des Krankentransports überschritten und es besteht die **Indikation zur Alarmierung des Rettungsdienstes.** Aufgrund der bedrohlichen Situation ist auch die Alarmierung eines Notarztes indiziert.

Es ist immens wichtig (und auch rechtlich bedeutsam), die Grenzen der eigenen Kompetenz zu erkennen und rechtzeitig Hilfe anzufordern. Dies gilt auch dann, wenn der einweisende Arzt einen Krankentransport angefordert hat. Offensichtlich hat sich die Situation nach der Anwesenheit des ärztlichen Notdienstes extrem verschlechtert.

16.5.6 Lösung: B D

Durch den chronischen Gewebsumbau der Lunge bei einer COPD ist der Blutdruck in den Lungengefäßen erhöht **(pulmonale Hypertonie).** Dies führt zur chronischen Rechtsherzbelastung (Cor pulmonale). Durch die akute Exazerbation der COPD mit akuter Überblähung der Lunge infolge der entzündlichen Exspirationsbehinderung mit Schleimproduktion, Schleimhautschwellung und Bronchokonstriktion wird die schon chronisch schwierige Situation akut verschlechtert. Dies kann zu einem **akuten Rechtsherzversagen** mit **kardiogenem Schock** führen. Die schlechte Sauerstoffsättigung kann durch eine verminderte Sauerstoffversorgung des Herzens in der akuten Belastungssituation zu einem akuten Koronarsyndrom führen, insbesondere wenn neben der COPD gleichzeitig eine koronare Herzkrankheit besteht.

16.5.7 Lösung:

- **A**llergien?
- **L**etzte Mahlzeit?
- **P**räerkrankungen? (weitere Vorerkrankungen/Krankenhausaufenthalte neben der COPD)

Symptome, **M**edikamente, **E**reignisse, die zum Notfall führten und **R**isikofaktoren sind bereits genannt worden.

16.5.8 Lösung: A C D

Die Sauerstoffsättigung von 89 % entspricht zwar nicht dem Normalwert von lungengesunden Menschen, kann jedoch für einen COPD-Patienten mit chronischem Sauerstoffmangel noch akzeptabel sein. In der akuten Notfallsituation sollte jedoch die Sauerstoffzufuhr erhöht und eine normale Sauerstoffsättigung (95 % oder höher) angestrebt werden, um die Sauerstoffversorgung des Herzens zu verbessern.

Dabei muss beachtet werden, dass bei vielen COPD-Patienten mit chronisch stark erhöhten Kohlendioxidspiegeln im Blut der Atemantrieb über den Sauerstoffpartialdruck im Blut geregelt wird. Sehr hohe Sauerstoffwerte im Blut können den Atemantrieb dieser Patienten hemmen und zu einer verlangsamten Atmung (Bradypnoe) oder Apnoephasen führen. Die Atmung ist deshalb genau zu beobachten (➤ 7.25).

Der Patient braucht die **aufrecht sitzende Haltung** zum Einsatz seiner Atemhilfsmuskulatur. Eine erzwungene halb liegende Lagerung auf der Trage wird seine Situation möglicherweise verschlechtern. Er sollte bis zum Eintreffen des Notarztes in der für ihn optimalen Position verbleiben.

Die Vorbereitung einer **Inhalationstherapie mit Salbutamol** und eines **Venenzugangs** zur Verabreichung von entzündungshemmenden (z. B. Prednisolon) und bronchodilatierenden (z. B. Reproterol) Medikamenten ist sinnvoll. Eventuell wird der Notarzt auch eine nichtinvasive-Beatmung (NIV) einsetzen wollen.

16.6 Bewusstlose Person

Frank Scheinichen

16.6.1 Lösung:

- Schlaganfall/Apoplektischer Insult
- Vergiftung
- Hirnblutung
- Sturz mit SHT

16.6.2 Lösung:

Der Patient liegt auf dem Rücken. Durch das Zurückfallen der Zunge findet eine Teilverlegung der Atemwege statt. Dieser Zustand muss schnellstmöglich behoben werden, zumal sich bereits eine Zyanose entwickelt hat.

16.6.3 Lösung:

- Je nach Größe des Badezimmers sollte der Patient zu einem gut **zugänglichen Bereich** gebracht werden, z. B. der Flur.
- Anschließend erfolgt die **Sicherung der Atemwege.** Das ist über ein Anheben des Unterkiefers (Esmarch-Handgriff) möglich oder im weiteren Verlauf durch eine Seitenlagerung.
- Wegen der erkennbaren Zyanose muss rasch eine **Sauerstoffgabe** durchgeführt werden.
- Ebenso erfolgt die **Beurteilung der Atmung,** um ggf. die Entscheidung zu einer assistierten Beatmung zu treffen.
- Auch muss unverzüglich eine **Absaugbereitschaft** hergestellt werden. Dazu ist eine Absaugeinheit mit einem Yankauer oder ausreichend großlumigen Kathetern erforderlich.

16.6.4 Lösung:

Pupillenbefund	Notfallbild
Sehr enge, stecknadelkopfgroße Pupillen (Miosis)	→ Vergiftung mit Opiaten
Weite Pupillen (Mydriasis)	→ Vergiftung mit Kokain
Unterschiedlich weite Pupillen (Anisokorie)	→ Hirndruckzeichen (Hirnblutung, Hirnschwellung)

16.6.5 Lösung:

Nach den bisherigen Befunden liegt eine **Hirnblutung** mit einem raumfordernden Prozess (Hirndruck) nahe. Darauf weisen die Pupillendifferenz, der erhöhte Blutdruck (Hypertonie) und die normale Pulsfrequenz hin.

16.6.6 Lösung:

Grundsätzlich ist der Patient bei einer Hirnblutung in der präklinischen Versorgungszeit gefährdet durch:

- Erbrechen mit hoher Aspirationsgefahr. Die Schutzreflexe können eingeschränkt sein.
- Die zerebrale Durchblutung kann durch den Hirndruck verringert sein, in der Folge entwickelt sich eine Hypoxie. Die Hirnzellen können Schaden nehmen.
- Der Hirndruck kann auf die Medulla oblongata wirken, es kommt zu Atemstörungen.

16.6.7 Lösung:

Als vier typische **Hirndruckzeichen** treten auf:

- Pupillendifferenz (Anisokorie)
- Druckpuls/Cushing-Reflex
- Herdblick
- Biot-Atmung/Cheyne-Stokes-Atmung

16.6.8 Lösung: B

Die **Biot-Atmung** ist geprägt durch eine gleiche Atemzugtiefe mit kurzen Phasen, in denen die Atmung aussetzt. Diese Atemform tritt typischerweise bei Hirndruck auf.

Zum Teil ist auch eine **Cheyne-Stokes-Atmung** beim Hirndruck zu beobachten. Diese tritt dann auf, wenn durch die Ischämie ein Sauerstoffmangel erfolgt.

Beide Atemformen treten erst auf, wenn der Hirndruck recht deutlich erhöht ist.

16.6.9 Lösung:

Der **Cushing-Reflex** ist eine Reaktion des Körpers auf einen Hirndruck, der zu einer Ischämie führt. Die Minderperfusion bewirkt einen Sauerstoffmangel an den Hirnzellen.

Die zerebrale Perfusion wird maßgeblich durch den mittleren arteriellen Druck bestimmt.

Steigt der Hirndruck, z. B. durch eine Einblutung, verschlechtert sich die zerebrale Perfusion (Durchblutung). Das kann in der Folge zu einem Sauerstoffmangel in den Hirnzellen führen. Um eine ausreichende Perfusion sicherzustellen, muss entweder der Hirndruck gesenkt werden oder der mittlere arterielle Druck erhöht werden.

Über den **Cushing-Reflex** erhöht der Körper den MAP und versucht mit dieser Funktion, eine ausreichende zerebrale Perfusion zu erreichen.

16.6.10 Lösung:

Eine **Einblutung** kann in folgende Räume erfolgen:

- **Epidural:** zwischen der Dura mater und dem Schädelknochen. Die Vorsilbe „epi-“ steht für „oberhalb“.
- **Subdural :** unterhalb der Dura mater. Die Vorsilbe „sub-“ steht für „unterhalb“.
- **Subarachnoidal:** unterhalb der Arachnoidea
- **Intrakraniell:** innerhalb des Gehirns/Gehirngewebes. Die Vorsilbe „intra-“ steht für „innerhalb“.

16.6.11 Lösung:

➢ Abb. 16.8

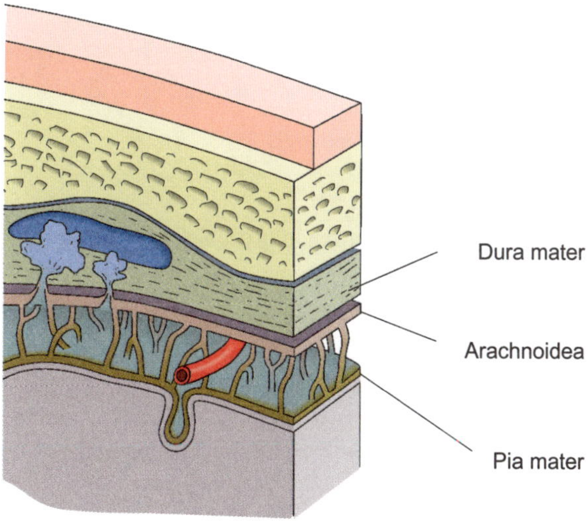

Abb. 16.8 Hirnhäute [L190]

16.6.12 Lösung:

- Eine sichere Überprüfung der Tubuslage kann über eine **Kapnometrie** erfolgen. Dabei wird der exspiratorische CO_2-Wert gemessen. Bei einer korrekten Tubuslage liegt dieser bei einer Beatmung mit normalen Beatmungswerten bei 35–45 mmHg. Bei einer Hyperventilation würde der Kapnometrie-Wert sinken. Das ist nicht ungefährlich, da in sich in der Folge die Hirngefäße verengen und damit die zerebrale Perfusion verschlechtert wird.
- Außerdem kann die Tubuslage über eine **Auskultation der Lunge** erfolgen. Die Belüftung sollte seitengleich und gut hörbar erfolgen.

16.6.13 Lösung:

Die **endotracheale Intubation** stellt eine optimale Sicherung der Atemwege dar. Gerade im Hinblick auf die hohe Aspirationsgefahr durch Erbrechen ist das sinnvoll.

Weiterhin kann durch die kontrollierte Beatmung die zerebrale Sauerstoffversorgung sichergestellt werden.

16.6.14 Lösung:

Die Zielklinik sollte in jedem Fall eine Neurochirurgie als Fachabteilung besitzen, da eine operative Versorgung der Einblutung häufig erforderlich ist.

16.7 Oberschenkelhalsfraktur

Frank Scheinichen

16.7.1 Lösung:

- Ist die Einsatzstelle sicher, z. B. Hunde, gefährliche Gegenstände? Anwendung des Gefahrenschemas (4 × A, C, 4 × E)
- Reicht die angelegte persönliche Schutzausrüstung für diesen Einsatz aus?
- Entspricht die Einsatzmeldung dem vorgefundenen Lagebild?
- Ist bereits erkennbar, ob weitere Kräfte erforderlich sind?

Grundsätzlich sollte immer, auch im häuslichen Bereich, das **Gefahrenschema** zur Anwendung kommen, bevor sich die Einsatzkräfte dem Patienten annähern. Möglicherweise ist bereits erkennbar, ob weitere Kräfte erforderlich sind.

16.7.2 Lösung:

Eine verkürzte Extremität weist im Zusammenhang mit dem Ereignis auf eine Schenkelhalsfraktur hin. Der Fuß der betroffenen Extremität ist in der Regel außenrotiert.

Zur weiteren Überprüfung kann der große Rollhügel (Trochanter major) am Oberschenkelgelenk getastet werden.

16.7.3 Lösung:

Der Patient ist nach den erhobenen Werten zunächst nicht als kritisch zu bewerten. Die beschleunigte Pulsfrequenz erklärt sich mit den Schmerzen und der Aufregung.

16.7.4 Lösung:

Wo	Untersuchung	Ergebnis	Hinweis auf
Kopf	Inspektion	Blutung, Prellmarken	SHT
	Palpation	Stufenbildung	Knöcherne Verletzungen
Hals	Inspektion	Verletzungen, gestaute Halsvenen	Spannungspneumothorax, Herzbeuteltamponade
	Palpation	HWS-Spasmus	HWS-Verletzung
Thorax	Inspektion	Verletzungen, paradoxe Atmung	Rippenfraktur, instabiles Thoraxwandfragment
	Palpation	Stufenbildung	Knöcherne Verletzungen
	Auskultation	Abgeschwächtes Atemgeräusch	(Spannungs-)Pneumothorax
	Perkussion	Klopfschall	Hämatothorax
Abdomen	Inspektion	Prellmarken, Verletzungen	Organschädigung
	Palpation	Abwehrspannung	Einblutung
Becken	Inspektion	Verletzungen	
	Palpation	Stabilität	Knöcherne Verletzungen
Extremitäten	Inspektion	Blutung, Schwellung, Fehlstellung	Knöcherne Verletzungen
	Palpation	Stufenbildung	Knöcherne Verletzungen

Die Untersuchung sollte immer systematisch **von Kopf bis Fuß** erfolgen. Um keine weiteren Verletzungen zu übersehen, sollte auch in dieser Situation die Traumauntersuchung vollständig erfolgen.

16.7.5 Lösung:

Zur schonenden Umlagerung sollte eine Schaufeltrage genutzt werden. Der Patient wird damit auf einer Vakuummatratze gelagert. Gegebenenfalls ist ein Notarzt zur Analgesie erforderlich.

16.7.6 Lösung:

Grundsätzlich können bei Frakturen folgende Gefahren auftreten:

- Schmerzen
- Einblutung durch Gefäßverletzungen
- Nervenverletzungen

Oberschenkelhalsfrakturen sind in der Regel geschlossenen Frakturen, sodass eine Infektionsgefahr nicht besteht.

16.7.7 Lösung:

Das Oberschenkelgelenk ist ein **Kugelgelenk.** Damit erlaubt es die Bewegung in 3 Achsen:

- Strecken
- Drehen
- Heben

Ein Kugelgelenk liegt mit dem Gelenkkopf in einer Gelenkpfanne des anderen Knochens.

16.7.8 Lösung:

➢ Abb. 16.9

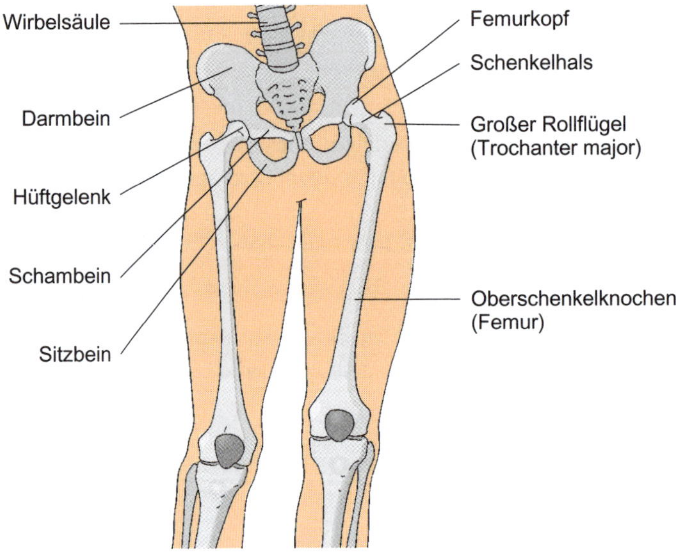

Abb. 16.9 Oberschenkelgelenk [L190]

16.7.9 Lösung:

Bei den Wunden an den Fersen scheint es sich um einen **Dekubitus** zu handeln. Dieser entsteht, wenn längere Zeit ein Hautbereich belastet ist und in der Folge die Durchblutung vermindert ist. Bei bettlägerigen Patienten geschieht dies insbesondere an Körperregionen, die eine geringe Weichteildicke aufweisen, z. B. Ferse, Steißbein.

16.7.10 Lösung:

➢ Abb. 16.10

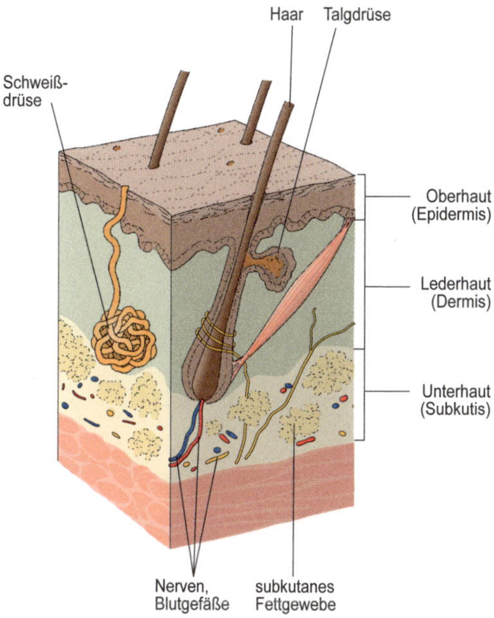

Abb. 16.10 Hautschichten [L190]

Die **Oberhaut** ist ein derber Überzug, der auch vor mechanischen Einwirkungen schützen soll. In der mittleren Schicht, der **Lederhaut,** befinden sich die Blutgefäße und Sinnesorgane. Die Unterhaut wird durch Fettgewebe gekennzeichnet.

16.7.11 Lösung:

- Sinnesorgan: In der Haut liegen Rezeptoren, die auf taktile Reize, Temperatur und Druck reagieren.
- Schutz vor Infektion
- Isolation
- Energiespeicher
- Mitbeteiligung an der Regulation der Körpertemperatur durch Schwitzen und die Steuerung der Durchblutung

16.7.12 Lösung:

Grundsätzlich kann der Transport des Patienten mit einem KTW erfolgen, da eine lebensbedrohliche Situation nicht vorliegt. Auch sind keine schwerwiegenden Komplikationen zu erwarten.

Bei Notwendigkeit sollte ein RTW/Notarzt zur Analgesie hinzugezogen werden.

16

Register